伤寒论
证候拾遗

主 编 葛建立 李德辉 张 欣

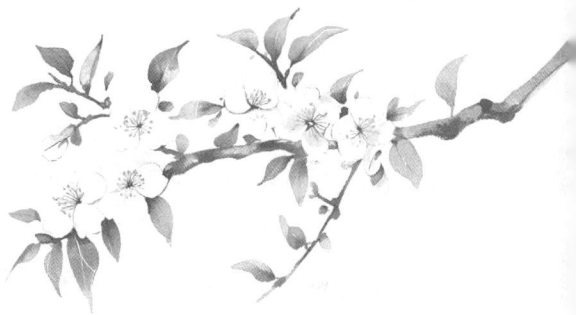

全国百佳图书出版单位
中国中医药出版社
·北 京·

图书在版编目（CIP）数据

《伤寒论》证候拾遗 / 葛建立, 李德辉, 张欣主编 .
北京 : 中国中医药出版社 , 2025. 6
ISBN 978 – 7 – 5132 – 9489 – 8

Ⅰ . R222.29
中国国家版本馆 CIP 数据核字第 2025N3G794 号

中国中医药出版社出版

北京经济技术开发区科创十三街 31 号院二区 8 号楼
邮政编码　100176
传真　010-64405721
廊坊市佳艺印务有限公司印刷
各地新华书店经销

开本 710 × 1000　1/16　印张 18.75　字数 344 千字
2025 年 6 月第 1 版　2025 年 6 月第 1 次印刷
书号　ISBN 978 – 7 – 5132 – 9489 – 8

定价　76.00 元
网址　www.cptcm.com

服 务 热 线　010-64405510
购 书 热 线　010-89535836
维 权 打 假　010-64405753

微信服务号　zgzyycbs
微商城网址　https://kdt.im/LIdUGr
官 方 微 博　http://e.weibo.com/cptcm
天猫旗舰店网址　https://zgzyycbs.tmall.com

如有印装质量问题请与本社出版部联系（010-64405510）

编 委 会

前　言

　　《伤寒论》被誉为中医四大经典之一，是中医发展史上一部具有深远影响力的医学巨著。它总结了秦汉以前的医学成就，集前贤之大成，将理论和实践相结合，以独特的视角，深入剖析了疾病发生发展及其变化规律，创立了六经辨证理论体系，并将理、法、方、药融为一体，从而奠定了中医辨证论治的基础，具有极高的科学水平和实用价值，对中医学的发展作出了重要贡献。

　　后世医家对《伤寒论》的研究颇丰，形成了错简重订派、维护旧论派及辨证论治派等不同学派，通过学术争鸣，推动了《伤寒论》的学术研究与发展，尤其是辨证论治派，着眼于对《伤寒论》辨证论治规律的探讨和发挥，从不同角度研究了《伤寒论》"方"与"证"之间的内在联系，提出了"汤证概念"和"以方类证"的方法，为后世研究和临床应用所推崇。

　　辨证论治是中医学的特点。《伤寒论》之于辨证，是对阴阳表里、寒热虚实、主症兼症等进行分析总结，从而判断疾病所在脏腑经络及其传变规律，为论治提供依据；论治，是以辨证为基础确立治法，依法而遣药组方，其创制方剂实现了理、法、方、药四者的高度统一。现今临床之辨证，应更加强调四诊资料的完整性，这样才能使四诊合参辨证准确、施治无误。然而，《伤寒论》所载 113 方虽然选药精当、组方严谨，具有"简、便、廉、验"的特点，临床应用每收桴鼓之效，被誉为"经方之祖"，但是反观仲景各方，由于历史的局限性，所治证候四诊大多不全，或以一症概之，或以或然症出现，或无舌象、脉象，为现今临床的学习应用带来了困扰。后世所倡的"汤证概念"及"以方类证"，也只是学习和编纂的方法而已，并未将113方所治证候补充阐释清楚，实为遗憾，故我等后辈不揣愚昧，将证候增补拾遗，以飨读者。

本书从临床实用出发，在前贤的基础上，以113方为纲，遵照"以方测证""以方类证"的原则，将所治证候补充拾遗，加以完善，形成症状齐全、舌脉兼具的证候体系，为临床学习和应用提供了参考。

全书共分三个部分。

第一部分原文赏析：该部分主要包括原文、原文释义、方剂组成、煎服法、方剂解析及名家诠释等，并通过分析总结概括出了方剂的主要功效，为读者学习经典、掌握经典提供了帮助，为后续辨证拾遗提供了依据。

第二部分辨证拾遗：该部分主要包括原文证候、证候拾遗、辨证分析、证候总录4个部分，是在原有主症、兼症的基础上，根据主要功效及临床实际，"以方测证"推断补充相关症状及舌象、脉象，使证候更加完善。

第三部分古方今用：该部分主要介绍了近10年来权威期刊所报道的113方临床应用经验，并注明来源，以便于不同专业读者参考查阅。

该书力求传承创新，使《伤寒论》方证更加齐全，便于学习，利于推广，但恐内容有疏漏之处，恳请读者在使用过程中提出宝贵意见或建议，以便我们今后进一步修订提高。

编　者

2024 年 9 月 10 日

目　录

第一章　桂枝汤类

第六章　陷胸汤类

第七章　泻心汤类

第八章　干姜汤类

第九章　赤石脂汤类

第十章　承气汤类

第十五章　柴胡汤类

第十六章　芍药当归汤类

第十七章　四逆汤类

第十八章　杂方类

伤
寒
论
证候拾遗

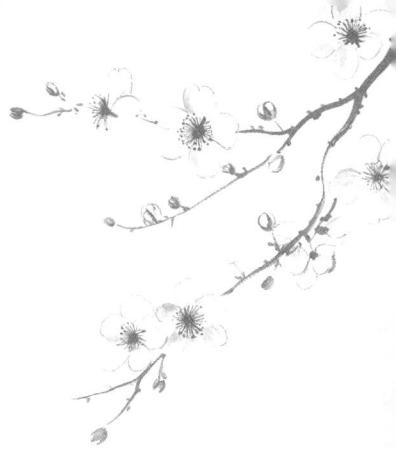

第一章

桂枝汤类

第一节　桂枝汤证

一、原文赏析

【原文】

太阳中风，阳浮而阴弱，阳浮者，热自发，阴弱者，汗自出。啬啬恶寒，淅淅恶风，翕翕发热，鼻鸣干呕者，桂枝汤主之。（12）

【原文释义】

太阳中风，脉象轻取见浮，说明卫气不足于内；重按见弱，说明营阴不足于内，即卫阳浮盛，营阴失守。营行脉中，卫行脉外，卫阳为营阴之使，营阴为卫阳之守，营卫调和，各司其职。当人体在卫阳不足的情况下，风寒外袭皮毛腠理，则体表的营卫之气受邪，卫气奋起反抗，表现卫阳浮盛，卫阳与邪相争出现发热、脉浮等亢奋的现象，故称为卫强；卫阳浮盛于外，而失于固密，则营阴相对不足，不能内守，泄露于外，则汗出。卫气为风寒所袭，失其"温分肉"之职，加之汗出肌疏，故见恶风恶寒。风性轻扬，上犯头部又可出现头痛。太阳中风为表证，其热不似阳明里热发自于内，其热势不高。人体是一个有机的整体，表里之间常相互影响，太阳中风证表气不和，每每影响里气，致里气不调，肺气不利，肺气通于鼻，则见鼻鸣；若影响胃气，胃气上逆，可见干呕。以上各症，总以风寒外袭，卫阳浮盛以抗邪，卫阳不固，营阴外泄，营卫失调为病机，故以桂枝汤主之。

【方剂组成】

桂枝三两（去皮），芍药三两，甘草二两（炙），生姜三两（切），大枣十二枚（擘）。

【煎服法】

上五味，㕮咀三味。以水七升，微火煮取三升，去滓。适寒温，服一升。服已须臾，啜热稀粥一升余，以助药力。温覆令一时许，遍身漐漐微似有汗者益佳，不可令如水流漓，病必不除。若一服汗出病瘥，停后服，不必尽剂。若不汗，更服依前法。又不汗，后服小促其间。半日许，令三服尽。若病重者，一日一夜服，周时观之。服一剂尽，病证犹在者，更作服。若汗不出，乃服至二三剂。禁生冷、黏滑、肉面、五辛、酒酪、臭恶等物。

【方剂解析】

方中桂枝辛温，为君药，温通卫阳而解肌祛风；芍药苦酸微寒，益阴敛营，既敛固外泄之营阴，又补充受损之津液，且监制桂枝之发散，使汗勿伤津，用为臣药。桂枝、芍药等量配伍，一治卫强，一治营弱，散中有收，汗中寓补，使表邪得解，营卫调和，汗不伤正。生姜辛温，佐桂枝辛甘化阳，且能降逆止呕；因脾胃为营卫生化之本，故用大枣味甘，助芍药益阴以和营，兼益气补中。姜、枣相配，是为补脾和胃，调和营卫之常用组合，为和营卫之主剂，姜以主卫，枣以主营，二药共为佐药。炙甘草味甘性温，补益中气，调和药性，合桂枝辛甘化阳以实卫，合芍药酸甘化阴以和营，伍桂、姜可化阳，功兼佐使之用。综观本方，药虽五味，结构严谨，发中有补，散中有收，邪正兼顾，阴阳并调，**诸药合用，共奏解肌发表、调和营卫之功效。**

【名家诠释】

吴谦《医宗金鉴》：名曰桂枝汤者，君以桂枝也。桂枝辛温，辛能发散，温通卫阳。芍药酸寒，酸能收敛，寒走营阴。桂枝君芍药，是于发汗中寓敛汗之旨；芍药臣桂枝，是于和营中有调卫之功。生姜之辛，佐桂枝以解表；大枣之甘，佐芍药以和中。甘草甘平，有安内攘外之能，用以调和中气，即以调和表里，且以调和诸药。以桂芍之相须，姜枣之相得，借甘草之调和，阳表阴里，气卫血营，并行而不悖，是刚柔相济以相和也。

成无己《注解伤寒论》：阳以候卫，阴以候营。阳脉浮者，卫中风也；阴脉弱者，营气弱也。风并于卫，则卫实而营虚，故发热汗自出也。经曰：太阳病，发热汗出者，此为营弱卫强者是也。啬啬者，不足也，恶寒之貌也。淅淅者，洒淅也，恶风之貌也。卫虚则恶风，营虚则恶寒，营弱卫强，恶寒复恶风者，以自汗出，则皮肤缓，腠理疏，是亦恶风也。翕翕者，熇熇然而热也，若合羽所覆，言热在表也。鼻鸣干呕者，风壅而气逆也。与桂枝汤和营卫而散风邪也。

尤在泾《伤寒贯珠集》：太阳中风者，阳受风气而未及乎阴也，故其脉阳浮而阴弱，阳浮者，不待闭郁而热自发，阴弱者，不必攻发而汗自出。所以然者？风为阳邪而上行，卫为阳气而主外，以阳从阳，其气必浮，故热自发；阳得风而自强，阴无邪而反弱，以弱从强，其气必馁，故自汗出。啬啬恶寒，淅淅恶风者，肌腠疏缓，卫气不谐，虽无寒若不能御，虽无风而常觉洒淅也。翕，越也，动也，盛也，言其热时动而盛，不似伤寒之一热至极也。鼻鸣干呕，不特风气上壅，亦邪气暴加，里气上争之象。是宜桂枝汤助正以逐邪，抑攘外以安内也。

二、辨证拾遗

【原文证候】

发热，汗出，恶风，鼻鸣干呕。

【证候拾遗】

根据桂枝汤解肌发表、调和营卫的功效，结合《伤寒论》其他条文，以方测证，还应包括以下证候：

头痛，鼻塞，流涕，打喷嚏，或伴有咽喉痒痛，咳嗽，舌淡，苔白，脉浮缓或浮弱。

【辨证分析】

本证因外感风寒，营卫不和所致。中风者，乃外受风寒，以风邪为主。肺合皮毛，肺系不利，则咳嗽，头痛，咽喉痒痛，鼻塞，流清涕或打喷嚏；舌淡苔白，不渴，脉浮缓或浮弱，俱为风邪袭表之征。

【证候总录】

发热，汗出，恶风，口淡不渴，头痛，鼻塞，流涕，打喷嚏，或伴有咽喉痒痛，咳嗽，鼻鸣干呕，舌淡，苔白，脉浮缓或浮弱。

三、古方今用

桂枝汤被誉为群方之首，除治疗外感风寒表虚证外，主要应用于以下几个方面。

1. 慢性荨麻疹

山东省青州市某医院运用桂枝汤脐疗治疗55例慢性荨麻疹患者，其中治愈36例，显效13例，好转2例，无效4例，总有效率为92.73%。（出自《中西医结合研究》）

2. 类风湿关节炎

武威市某医院开展了运用英太青胶囊联合桂枝汤类证方治疗50例类风湿

关节炎患者的研究，经过治疗后结果显示，48 例有效，总有效率为 96%。（出自《智慧健康》）

3．慢性心衰

辽宁省沈阳市某医院开展了治疗慢性心衰的相关研究，研究纳入患者 128 例，患者被分为两组，对照组予以单纯西药治疗，观察组在对照组用药的基础上给予桂枝汤加减治疗。结果显示，对照组治疗总有效率为 85.94%，观察组治疗总有效率为 96.88%，观察组总有效率明显高于对照组。（出自《当代医学》）

4．中风后肢体麻木

河南省濮阳市某医院开展了治疗中风后肢体麻木的相关研究，研究纳入患者 90 例，患者被分为两组，对照组与观察组。对照组予以常规西药治疗，观察组在对照组用药的基础上给予桂枝汤加减治疗。结果显示对照组治疗总有效率为 68.89%，观察组治疗总有效率为 93.33%，观察组疗效显著。（出自《实用中医药杂志》）

5．小儿厌食症

福建省汀州市某医院开展了治疗小儿厌食症的相关研究，研究中对照组应用胃蛋白酶颗粒治疗，观察组在接受胃蛋白酶的基础上加用桂枝汤加减治疗。结果显示对照组总有效率为 79.41%，观察组总有效率为 97.06%，观察组疗效确切。（出自《中外医学研究》）

第二节　桂枝加葛根汤证

一、原文赏析

【原文】

太阳病，项背强几几，反汗出恶风者，桂枝加葛根汤主之。（14）

【原文释义】

太阳病见汗出恶风，属太阳中风证，包括头痛、发热、脉浮缓等病证，太阳病本有头项强痛，若项强较重，紧束不舒，俯仰不能自如，是风寒之邪，侵入太阳经的表现。太阳经脉起于目内眦，上额交颠，下项背，抵腰至足，邪入其间，使经气不舒，阻滞津液不能输布，经脉失其濡养，则项背强几几。然太阳病项背强几几，多见于表实无汗的葛根汤证，今反见汗出。汗出恶风是太阳中风证的主证，故用桂枝汤，太阳经脉不利，故加葛根以宣通经脉之气，而治太阳经脉之邪。综合本证之机，当为风寒外束，营卫不和，经气不利，筋脉失养之证。故治当解肌发表，升津舒经，方以桂枝加葛根汤。

【方剂组成】

葛根四两，麻黄三两（去节），芍药二两，生姜三两（切），甘草二两（炙），大枣十二枚（擘），桂枝二两（去皮）。

【煎服法】

上七味，以水一斗，先煮麻黄、葛根，减二升，去上沫，内诸药，煮取三升，去滓。温服一升，覆取微似汗，不须啜粥，余如桂枝法将息及禁忌。

本方方中虽有桂枝汤组成，却不须啜粥，因葛根能生津以助胃气。

【方剂解析】

方中桂枝汤解肌祛风，调和营卫，以治汗出恶风之表虚。葛根甘辛而平，在此方中一则能升阳发表，解肌祛风，助桂枝汤发表解肌；二则可宣通经气，解经脉气血之郁滞；三则生津液，起阴气，以缓解经脉之拘急。芍药酸甘，益阴以和阳，助桂枝、生姜解表祛邪。生姜辛温，助桂枝辛甘化阳，且能降逆止呕。大枣味甘，助芍药益阴以和营，兼益气补中。姜、枣相配，是为补脾和胃，调和营卫之常用组合，为和营卫之主剂，姜以主卫，枣以主营。炙甘草味甘性温，补益中气，调和药性，合桂枝辛甘化阳以实卫，合芍药酸甘化阴以和营，伍桂、姜可化阳。**诸药合用，共奏解肌祛风、调和营卫、升津舒经之功效。**

【名家诠释】

丹波元简《伤寒论辑义》： 方氏以降，均以此方为太阳阳明之主，只张志聪、张锡驹之解为太阳病项背强之主剂，其说似长矣。盖以葛根为阳明之药者，昉乎张洁古，诸家未察耳。仲景用葛根者，取之于其解表生津，痉病亦用葛根，其意可见也。

张志聪《伤寒论集注》： 用桂枝汤以解太阳肌中之邪；加葛根宣通经脉之气，而治太阳经脉邪。

成无己《注解伤寒论》： 几几者，伸颈之貌也。动则伸颈，摇身而行。项背强者，动则如之。

二、辨证拾遗

【原文证候】

汗出，恶风，项背拘紧固缩，转动不灵。

【证候拾遗】

根据桂枝加葛根汤解肌发表、调和营卫、升津舒经的功效，结合《伤寒论》其他条文，以方测证，还应包括以下证候：

发热，头痛，鼻鸣干呕，鼻塞，流涕，打喷嚏，或伴有咽喉痒痛，咳嗽，不渴，舌淡苔白，脉浮缓或浮弱。

【辨证分析】

本证多因外感风寒，太阳经气不舒所致，风邪外感，风性疏泄，卫气因之失其固护之性，不能固护营阴，致令营阴不能内守而外泄，故发热；肺合皮毛，其经脉还循胃口，邪气袭表，肺胃失和，肺系不利，胃失和降，则鼻鸣干呕，咳嗽，不渴，咽喉痒痛，鼻塞，流清涕或打喷嚏；舌淡苔白，脉浮缓或浮弱，俱为风邪袭表，营卫不和，经气不舒之征。

【证候总录】

发热，汗出，恶风，头痛，鼻鸣干呕，鼻塞，流涕，打喷嚏，或伴有咽喉痒痛，咳嗽，不渴，项背拘紧固缩，转动不灵，舌淡苔白，脉浮缓或浮弱。

三、古方今用

桂枝加葛根汤除了治疗风寒客于太阳经输，营卫不和证，在现代应用于多种疾病的治疗，主要为以下几个方面。

1. 外感发热

铁岭市某医院对 50 例外感发热患儿的治疗情况进行了观察，治疗中在利巴韦林气雾剂吸入的基础上加入桂枝加葛根汤治疗。结果显示，经治疗后，治愈 20 例，显效 20 例，有效 9 例，无效 1 例，总有效率为 98%。（出自《光明中医》）

2. 周围性面瘫

佛山市某医院对 60 例急性期风寒型周围性面瘫患者的治疗进行了观察。研究分为两组，均接受常规西药治疗，治疗组在此基础上给予桂枝加葛根汤联合电针治疗，对照组则给予电针治疗。结果显示，治疗组有效率为 93.33%，明显高于对照组的 86.67%。结论：在常规西药治疗的基础上给予桂枝加葛根汤联合电针治疗急性期风寒型周围性面瘫的疗效显著，优于单纯电针治疗。（出自《中国中医急症》）

3. 神经根型颈椎病

三明市某医院开展了治疗气滞血瘀型神经根型颈椎病患者的研究，研究纳入患者 78 例，分为对照组与研究组。对照组采用常规神经松动术治疗，研究组在神经松动术治疗基础上加用桂枝加葛根汤治疗。结果显示，经过治疗后，研究组的总有效率为95%，明显高于对照组的78.95%。（出自《中外医学研究》）

4. 腰椎间盘突出症

广东省某医院应用桂枝加葛根汤联合电针治疗寒湿痹阻型腰椎间盘突出症患者108例。治疗组予桂枝加葛根汤联合电针治疗，对照组予单纯电针治疗。结论：桂枝加葛根汤联合电针治疗能有效改善寒湿痹阻型腰椎间盘突出症患者的症状、体征，降低功能障碍指数，提高患者的生存质量。（出自《广西中医药》）

第三节　桂枝加附子汤证

一、原文赏析

【原文】

太阳病，发汗，遂漏不止，其人恶风，小便难，四肢微急，难以屈伸者，桂枝加附子汤主之。（20）

【原文释义】

太阳病，本当治以发汗，但须絷絷微汗，始得邪去表解，若服药后大汗淋漓，不但病不能除，反而伤阳损液而生诸种变证。恶风本是太阳病之症，今复提出"其人恶风"，则说明其程度较前为重，一则为表邪未解，再则为过汗伤阳，腠理不固，不耐风袭之故。患者发汗后见"汗漏不止"，既是症状，又是导致小便难、四肢微急等的原因；作为症状，其反映了发汗太过，阳气受损，卫外不固之机；作为诱因，由于汗漏不止，过汗伤阳损阴，使病证由阳及阴，形成了阴阳两虚的情况。阳虚气化无力，阴虚膀胱津少，则小便少而不畅，故小便难。阳气虚不能温煦，阴津伤失于润，致筋脉失养，故见四肢微急，难以屈伸。本证表虚而兼汗漏，而脉不沉微，手足尚温，是证虽有阳虚阴亏的双重病理机制，但主要矛盾在于阳虚不固、阴津亏耗是阳虚汗漏所致，故治疗之法，当抓主要矛盾，以扶阳固表为主。观其病机无外乎营卫失调，风邪袭表，阳虚不固，治以调和营卫，解肌祛风，补阳固表，药后阳气得复，一则汗漏止，津不外泄，去除了阴耗之因；二则阳生阴长，气化功能恢复，自可化气生津，此治本之道，故主以桂枝加附子汤治之。

【方剂组成】

桂枝三两（去皮），芍药三两，甘草三两（炙），生姜三两（切），大枣十二枚（擘），附子一枚（炮，去皮，破八片）。

【煎服法】

上六味，以水七升，煮取三升，去滓，温服一升。本云，桂枝汤今加附子。将息如前法。

【方剂解析】

本方即桂枝汤加炮附子。方中桂枝汤调和营卫，解肌祛风，炮附子温经复阳，固表止汗，桂、附相合，温阳气，卫阳振奋，邪去阳旺，津液自复，诸证皆愈。诸药合用，共奏调和营卫、解肌祛风、补阳固表之功效。

【名家诠释】

尤在泾《伤寒贯珠集》：夫阳者，所以实腠理，行津液，运肢体者也。今阳已虚，不能护其外，复不能行于里，则汗出，小便难。而邪风之气，方外淫而旁溢，则恶风、四肢微急难以屈伸，是宜桂枝汤解散风邪，兼和营卫，加附子补助阳气，并御虚风也。

成无己《注解伤寒论》：太阳病，因发汗，遂汗漏不止，而恶风者，为阳气不足；因发汗，阳气益虚，而皮腠不固也。《内经》曰："膀胱者，州都之官，津液藏焉，气化则出焉。"小便难者，汗出亡津液，阳气虚弱，不能施化。四肢者，诸阳之本也，四肢微急，难以屈伸者，亡阳而脱液也。《针经》曰："液脱者，骨属屈伸不利。"与桂枝加附子汤以温经复阳。

柯韵伯《伤寒来苏集》：太阳固当汗，或不取微似汗而发之太过，阳气无所止息，而汗出不止矣。汗多亡阳，玄府不闭，风乘虚入，故复恶风。汗多于表，津弱于里，故小便难。四肢者，诸阳之本；阳气者，精则养神，柔则养筋，开阖不得，寒气从之，故筋急而屈伸不利也。此离中阳虚，不能摄水，当用桂枝以补心阳，阳密则漏汗自止矣；坎中阳虚，不能行水，必加附子加以回肾阳，阳归则小便自利矣。内外调和，则恶风自罢，而手足便利矣。

喻嘉言《伤寒尚论篇》：大发其汗，致阳气不能卫外为固而汗漏不止，即如水流漓之互词也。恶风者，腠理大开为风所袭也。小便难者，津液外泄而不得下渗，兼以卫气外脱，而膀胱之化不行也。四肢微急，难以屈伸者，筋脉无津以养，兼以风入而增其劲也。此阳气与阴津两亡，更加外风复入……故用桂枝加附子以固表祛风，而复阳敛液也。

二、辨证拾遗

【原文证候】

恶风发热，头痛，汗漏不止，四肢拘急不适，小便不利。

【证候拾遗】

根据桂枝加附子汤调和营卫、解肌祛风、补阳固表的功效，结合《伤寒论》其他条文，以方测证，还应包括以下证候：

神疲，乏力，少气懒言，气短，形寒肢冷，鼻鸣干呕，咳嗽，咽喉痒痛，鼻塞，流清涕或打喷嚏，口淡不渴，面色㿠白，浮肿，舌淡，苔白，脉浮缓或浮弱。

【辨证分析】

本证多因外感风寒，营卫不和，阳气亏虚所致。肺合皮毛，其经脉还循胃口，邪气袭表，肺胃失和，肺系不利，胃失和降，则鼻鸣干呕，咳嗽，咽喉痒痛，鼻塞，流清涕或打喷嚏；元气不足，脏腑功能减退，故神疲乏力，少气懒言，气短；阳气亏虚，机体失温，故见形寒肢冷；水湿不化，津不上承，则口淡不渴；水液内停，水气泛溢，则见面色㿠白，浮肿，舌淡，苔白，脉浮缓或浮弱，俱为风邪袭表，营卫不和，阳气亏虚之征。

【证候总录】

恶风发热，头痛，汗漏不止，四肢拘急不适，小便不利，神疲，乏力，气短，形寒肢冷，咳嗽，咽喉痒痛，鼻塞，流清涕或打喷嚏，口淡不渴，面色㿠白，舌淡苔白，脉浮缓。

三、古方今用

桂枝加附子汤能够调和营卫，解肌祛风，补阳固表，主要应用于以下几个方面。

1. 盗汗

江苏省中医院开展了治疗小儿阳虚盗汗的相关研究，研究分为两组，对照组采用口服谷维素片和维生素 B_1 片进行治疗，治疗组在对照组治疗方法的基础上口服桂枝加附子汤加减治疗。结果显示，经过治疗后，治疗组治疗总有效率为 85.29%，对照组治疗总有效率为 55.88%，治疗组疗效确切。（出自《中医儿科杂志》）

2. 慢性鼻炎

重庆市某医院使用桂枝加附子汤联合玉屏风散治疗了 120 例慢性鼻炎患

者，其中显效 67 例，有效 45 例，无效 8 例，总有效率为 93.33%。（出自《山西中医》）

3. 不稳定型心绞痛

陕西省某医院运用桂枝加附子汤合参附汤治疗不稳定型心绞痛患者 45 例，其中显效 17 例，有效 22 例，无效 6 例，总有效率为 87%。（出自《山西医药杂志》）

第四节　桂枝去芍药汤

一、原文赏析

【原文】

太阳病，下之后，脉促胸满者，桂枝去芍药汤主之。（21）

【原文释义】

本条论述了太阳病误下后胸阳不振的证治。太阳病误下有可能引起表邪内陷而发生变证的不良后果。本条太阳病误下后，除脉促胸满外，未发生其他变证，且表证未解。本证胸满，乃下后胸阳受损，失于布达所致。然胸阳虽伤，但未致大虚，仍能与邪相争，邪未全陷，仍有欲求伸展之势，其脉急促即是明证，脉促一则反映邪气由表入里，人体阳气尚能抗邪，正邪相争，僵持不下；再则反映胸阳之抗邪能力受挫，不能鼓邪外出。其证目前之机，乃为表邪不解，邪陷胸中，胸阳受挫，故治当解肌祛风，兼通心阳，方以桂枝去芍药汤。

【方剂组成】

桂枝三两（去皮），甘草二两（炙），生姜三两（切），大枣十二枚（擘）。

【煎服法】

上四味，以水七升，煮取三升，去滓，温服一升。本云，桂枝汤今去芍药。将息如前法。

【方剂解析】

方中桂枝合甘草辛甘化阳，为温通心阳之佳品。生姜合桂枝，辛温发散，以除表邪。大枣佐甘草以补中州，益中气。四药合用，辛甘发散为阳，既可解表邪，又可通心阳。芍药阴柔，有碍宣通阳气，故去之。**诸药合用，共奏解肌祛风、宣通阳气之功效。**

【名家诠释】

成无己《注解伤寒论》：脉来数，时一止复来者，名曰促。促为阳盛，则不因下后而脉促者也。此下后脉促，不得为阳盛也。太阳病下之，其脉促不结胸者，此为欲解。此下后脉促而复胸满，则不得为欲解。由下后阳虚，表邪渐入而客于胸中也。与桂枝汤以散客邪，通行阳气，芍药益阴，阳虚者非所宜，故去之。

喻嘉言《尚论篇》：误下脉促与上条同，以无下利不止、汗出等证，但见胸满，则阳邪仍盛于阳位，几与结胸同变，然满而不痛，且诸证未具，胸未结也，故取用桂枝之芳甘以亟散太阳之邪。其去芍药之意，酸收二字不足尽之，以误下故不敢用，恐其复领阳邪下入腹中也。

柯韵伯《伤寒来苏集》：促为阳脉，胸满为阳症。然阳盛则促，阳虚亦促；阳盛则胸满，阳虚亦胸满。此下后脉促而不汗出，胸满而不喘，非阳盛也，是寒邪内结，将作结胸之症。

陈修园《伤寒论浅注》：太阳之气，由胸而出入，若太阳病误下之后，阳衰不能出入于外内，以致外内之气不相交接，其脉数中一止，其名为促，气滞于胸而满者，桂枝去芍药汤主之。盖桂枝汤为太阳神方，调和其气，使出入于外内，又恐芍药之苦寒，以缓其出入之势。

二、辨证拾遗

【原文证候】

胸满，脉促。

【证候拾遗】

根据桂枝去芍药汤解肌祛风、宣通阳气的功效，结合《伤寒论》其他条文，以方测证，还应包括以下证候：

恶风，发热，心悸怔忡，胸闷气短，或心胸疼痛，畏寒肢冷，自汗，神疲乏力，面色㿠白，或面唇青紫，舌质淡胖或紫暗，舌淡，苔白滑。

【辨证分析】

本证多因胸阳不振，表邪未解所致。风邪袭表，伤人卫气，卫气不固，腠理疏松，则见恶风发热，心阳虚衰，推动、温运无力，心动失常，轻则心悸，重则怔忡；心阳虚衰，宗气衰少，胸阳不展，故见胸闷气短；心脉失其温通而痹阻不畅，故见心胸疼痛；阳虚温煦失职，故见畏寒肢冷；温运乏力，面部血脉失充，血行不畅，故见面色㿠白或面唇青紫、舌质紫暗，舌质淡胖、苔白滑为胸阳不振，寒湿内生之象，脉促为胸阳不振，表邪未解，正气与邪气相争之象。

【证候总录】

恶风，发热，心悸怔忡，胸满闷气短，或心胸疼痛，畏寒肢冷，自汗，神疲乏力，面色㿠白，或面唇青紫，舌质淡胖或紫暗，舌淡，苔白滑，脉促。

三、古方今用

桂枝去芍药汤为仲景宣通胸阳常见方，主要应用于以下几个方面。

1. 心衰水肿

广东省某医院应用桂枝去芍药汤合五苓散加减治疗 37 例心衰水肿患者，结果显示痊愈 7 例，有效 25 例，无效 5 例，总有效率为 86.49%。（出自《内蒙古中医药》）

2. 病毒性心肌炎

甘肃省某医院运用桂枝去芍药汤加味治疗病毒性心肌炎之心阳所伤者，此应用充分体现了桂枝甘草辛甘助阳的妙用之处，值得业界借鉴，同时为该病的中医药治疗提供了参考思路。（出自《中国民族民间医药》）

第五节　桂枝去芍药加附子汤

一、原文赏析

【原文】

若微寒者，桂枝去芍药加附子汤主之。（22）

【原文释义】

本条是太阳病误下后，阳损较甚，致表不解兼脉微、恶寒、胸满的证治。太阳病误下后，表证仍在。同时，因误下损伤胸阳，致邪气欲陷，正邪相争而见胸满，脉微，说明阳虚程度较重，故见恶寒加剧。综合言之，本条病因病机为太阳病误下，表证不解，邪陷胸中，胸阳受挫；因此治当解肌祛风，兼温经复阳，方以桂枝去芍药加附子汤。

【方剂组成】

桂枝二两（去皮），甘草二两（炙），生姜三两（切），大枣十二枚（擘），附子一枚（炮，去皮，破八片）。

【煎服法】

上五味，以水七升，煮取三升，去滓，温服一升。本云，桂枝汤今去芍药加附子。将息如前法。

【方剂解析】

桂枝去芍药加附子汤即桂枝汤去芍药加炮附子，其辛热之性以温经复阳，表里双解。方中以桂枝汤解肌发表，调和营卫；芍药阴柔，有碍宣通阳气，故去之，加附子振奋胸阳。桂枝合甘草辛甘化阳，为温通心阳之佳品。生姜合桂枝，辛温发散，以除表邪。大枣佐甘草以补中州，益中气。**诸药合用，共奏解肌祛风、温经复阳之功效。**

【名家诠释】

柯韵伯《伤寒来苏集》：太阳病，下之后，脉促胸满者，桂枝去芍药汤主之。若更见微恶寒者，去芍药方中加附子主之。夫促为阳脉，胸满为阳症，然阳盛则促，阳虚亦促；阳盛则胸满，阳虚亦胸满。此下后脉促而不汗出，胸满而不喘，非阳盛也，是寒邪内结，将作结胸之脉。桂枝汤阳中有阴，去芍药之寒酸，则阳气流行而邪自不结，即扶阳之剂矣。若微见恶寒，则阴气凝聚，恐姜桂之力薄不能散邪，加附子之辛热，为纯阳之剂矣。仲景于桂枝汤一减一加，皆成温剂，而更有浅深之殊也。

陈修园《伤寒论浅注》：太阳之气，由胸而出入，若太阳病误下之后，阳衰不能出入于外内，以致外内之气不相交接，其脉数中止，其名为促，气滞于胸而满者，桂枝去芍药汤主之。盖桂枝汤为太阳神方，调和其气，使出入内外，又恐芍药之苦寒，以缓其出入之势。若脉不见促而见微，身复恶寒者，为阳虚已极，桂枝去芍药方中加附子汤主之，恐桂、姜之力微，必助之附子而后可。

二、辨证拾遗

【原文证候】

脉微，恶寒。

【证候拾遗】

根据桂枝去芍药加附子汤解肌祛风、温经复阳的功效，结合《伤寒论》其他条文，以方测证，还应包括以下证候群：

发热，汗出，或鼻塞、流清涕、打喷嚏，或伴咽喉痒痛、咳嗽；或突起风团，皮肤瘙痒，瘾疹；心悸怔忡，胸闷气短，或心胸疼痛，畏寒肢冷，自汗，神疲乏力，面色㿠白，或面唇青紫；舌质淡胖或紫暗，苔白滑。

【辨证分析】

本证多因胸阳不振，表邪未解所致。风邪袭表，伤人卫气，卫气不固，腠理疏松，则见发热，汗出，脉浮；风邪袭肺，肺气失宣，鼻窍不利，则见咳嗽，咽喉痒痛，鼻塞，流清涕或打喷嚏；风邪侵袭肤表、肌腠，营卫不和，则见突起风团，皮肤瘙痒，瘾疹；胸阳不振，推动、温运无力，心动失常，轻则心悸，重则怔忡；胸阳不展，故见胸闷气短；心脉失其温通而痹阻不畅，故见心胸疼痛；阳虚温煦失职，故见畏寒肢冷；阳虚卫外不固，故见自汗；温运乏力，面部血脉失充，血行不畅，故见面色㿠白或面唇青紫，舌质紫暗；阳虚水湿不化，故舌淡胖嫩，苔白滑。

【证候总录】

发热，恶寒，汗出，或鼻塞、流清涕、打喷嚏，或伴咽喉痒痛、咳嗽；或突起风团，皮肤瘙痒，瘾疹；心悸怔忡，胸闷气短，或心胸疼痛，畏寒肢冷，自汗，神疲乏力，面色㿠白，或面唇青紫；舌质淡胖或紫暗，苔白滑，脉微。

三、古方今用

桂枝去芍药加附子汤是仲景解表温阳治疗阳虚恶寒的基础方。主要应用于以下方面：

病态窦房结综合征

甘肃省某医院使用桂枝去芍药加附子汤为基础方加味治疗病态窦房结综合征 48 例，治疗 1 个月后及治疗结束 6 个月后观察近、远期疗效。结果显示，治疗结束后患者中显效 32 例，有效 11 例，无效 5 例，总有效率为 89.6%；治疗结束 6 个月后回访疗效结果，患者中显效 28 例，有效 10 例，无效 10 例，总有效率为 79.2%。（出自《西部中医药》）

第六节　桂枝麻黄各半汤证

一、原文赏析

【原文】

太阳病，得之八九日，如疟状，发热恶寒，热多寒少，其人不呕，清便欲自可，一日二三度发。脉微缓者，为欲愈也。脉微而恶寒者，为阴阳俱虚，不可更发汗、更下、更吐也。面色反有热色者，未欲解也，以其不能得小汗出，

身必痒，宜桂枝麻黄各半汤。（23）

【原文释义】

患太阳病时日较久不愈，则阵发性恶寒发热同时并见，且发热重恶寒轻。外邪未传少阳则无呕吐；大小便尚属正常，邪未传阳明。由此可见，虽患病多日，但病仍在表。病久邪微，正气欲抗邪外出，而邪郁不解，正邪交争较为轻微则寒热一日二三度发。太阳病日久不愈，邪郁不解可能出现三种转归：其一，脉象由浮紧而渐趋和缓，反映了外邪渐退而正气抗邪外出，表里气和，故为欲愈之兆；其二，正衰里虚则脉微，表阳不足则恶寒，表里阳气皆虚，故称"阴阳俱虚"，治当急扶其阳，切不可再用汗吐下之法伤伐正气；其三，若患者见"面色反有热色者，未欲解也""其身必痒"，为当汗失汗或汗出不彻，病邪不解，邪郁日久，不得宣泄之表郁轻证。由于太阳表邪不解，阳气拂郁不伸，故患者面色发红；邪郁在表，气血周行不利，汗欲出而不得出，故身痒。治当小发其汗，宜桂枝麻黄各半汤。

【方剂组成】

桂枝一两十六铢（去皮），芍药一两，生姜一两（切），甘草一两（炙），麻黄一两（去节），大枣四枚（擘），杏仁二十四枚（汤浸，去皮尖及两仁者）。

【煎服法】

上七味，以水五升，先煮麻黄一二沸，去上沫，内诸药，煮取一升八合，去滓，温服六合。本云，桂枝汤三合，麻黄汤三合，并为六合，顿服。将息如上法。

【方剂解析】

本方取桂枝汤、麻黄汤各1/3的剂量，按1:1比例合方，或将两方各三合煎液合并，属于小汗之法。诊疗中医者一般认为无汗不得用桂枝汤，邪微不得用麻黄汤。本方取小剂量的桂枝汤与麻黄汤合方，旨在使桂枝汤调和营卫而不留邪，麻黄汤解表发汗而不伤正，吸两方之长，弃两方之短，**剂量虽小，诸药合用，共奏辛温解表、小发其汗之功效**。

【名家诠释】

成无己《注解伤寒论》： 发热恶寒，而热多寒少，为阳气进，而邪气少也。里不和者呕而利，今不呕，清便自调者，里和也。寒热……日二三发者，邪气微也……今日数多而脉微缓者，是邪气微缓也，故云欲愈。脉微而恶寒者，表里俱虚也；阳，表也，阴，里也，脉微为里虚，恶寒为表虚，以表里俱虚，故不可更发汗、更下、更吐也。阴阳俱虚，则面色青白，反有热色者，表未解也，热色为赤色也，得小汗则和，不得汗，则不得邪气外散皮肤，而为痒也，与桂枝麻黄各半汤，小发其汗，以除表邪。

许宏《金镜内台方议》：桂枝汤治表虚，麻黄汤治表实，二者均曰解表，霄壤之异也。今此二方，合而用之者，乃解其表不虚不实者也。

周扬俊《伤寒论三注》：风寒两受，即所感或轻，而邪之郁于肌表者，岂得自散，故面热、身痒之由来也，于是立各半汤，减去分两，使之小汗，岂非以邪微而正亦衰乎。

柯韵伯《伤寒来苏集》：此因未经发汗，而病已日久，故于二汤各取三合，并为六合，顿服而急汗之。两汤相合，泾渭分明……犹水陆之师，各有节制，两军相为表里，异道夹攻之义也……若其人热多寒少，面色缘缘正赤者，是阳气在表而不得越，当汗不汗，其身必痒。汗出不彻，未欲解也，可小发汗，故将桂枝麻黄汤，各取三分之一，合为半服而与之。所以然者，以八九日来，正气已虚，邪犹未解，不可更汗，又不可不汗，此和解法耳。

二、辨证拾遗

【原文证候】

发热恶寒如疟状，或伴面热、身痒。

【证候拾遗】

根据桂枝麻黄各半汤辛温解表、小发其汗的功效，结合《伤寒论》其他条文，以方测证，还应包括以下证候群：

无汗，或鼻塞、流清涕、打喷嚏；或伴咽喉痒痛、咳嗽；或突起风团、瘾疹；舌淡苔白，脉浮或紧。

【辨证分析】

本病多因表郁日久所致。邪闭阳郁而无汗；肺气失宣，鼻窍不利，则见或鼻塞、流清涕、打喷嚏，或伴咽喉痒痛、咳嗽；风邪侵袭肤表、肌腠，营卫不和，则见突起风团、瘾疹；寒邪在表则舌淡苔白，脉浮或紧。

【证候总录】

发热恶寒，无汗，或鼻塞、流清涕、打喷嚏，或伴咽喉痒痛、咳嗽，或突起风团、瘾疹，或面热、身痒，舌淡苔白，脉浮或紧。

三、古方今用

桂枝麻黄各半汤传统用于迁延多日之表郁轻证，如今应用不仅限于此，主要应用于以下几个方面。

1.寻常型银屑病

安徽省某医院使用加减桂枝麻黄各半汤联合中药熏蒸方熏蒸治疗血瘀型寻常型银屑病患者25例,治疗4周后观察发现临床痊愈2例,显效11例,有效9例,无效3例,治疗总有效率为88%;治疗8周后观察临床痊愈5例,显效14例,有效5例,无效1例,治疗总有效率为96%。(出自《安徽中医药大学学报》)

2.慢性荨麻疹

重庆市某医院使用桂枝麻黄各半汤治疗40例慢性荨麻疹患者,结果显示显效25例,有效12例,无效3例,总有效率为92.5%。(出自《当代医药论丛》)

3.寒冷性荨麻疹

辽宁省某医院开展了治疗寒冷性荨麻疹的相关研究,对照组给予西药常规方法治疗,联合组在西药常规方法治疗的基础上给予桂枝麻黄各半汤加减治疗。治疗后对照组总有效率为84%;联合组总有效率为96%,疗效优于对照组。(出自《中国医药指南》)

黑龙江省某医院使用桂枝麻黄各半汤加味联合西替利嗪治疗寒冷性荨麻疹患者60例,其中治愈18例,显效32例,有效8例,无效2例,总有效率为96.7%。(出自《世界中西医结合杂志》)

4.风寒恋肺感染后咳嗽

浙江省某医院使用桂枝麻黄各半汤治疗风寒恋肺感染后咳嗽患者46例,其中治愈23例,显效12例,有效8例,无效3例,总有效率为93.5%。(出自《浙江中医杂志》)

第七节　桂枝二麻黄一汤

一、原文赏析

【原文】

服桂枝汤,大汗出,脉洪大者,与桂枝汤,如前法,若形似疟,一日再发者,汗出必解,宜桂枝二麻黄一汤。(25)

【原文释义】

太阳病,服桂枝汤,如汗不得法,汗出太过者,则可发生种种变化。如恶寒发热，一天发作两次，为太阳病发汗后，大邪已去，余邪犹存，属太阳表郁不解之轻证，以桂枝二麻黄一汤，辛温轻剂，微发其汗。

【方剂组成】

桂枝一两十七铢（去皮），芍药一两六铢，麻黄十六铢（去节），生姜一两六铢（切），杏仁十六个（去皮尖），甘草一两二铢（炙），大枣五枚（擘）。

【煎服法】

上七味，以水五升，先煮麻黄一二沸，去上沫，内诸药，煮取二升，去滓。温服一升，日再服。本云，桂枝汤二分，麻黄汤一分，合为二升，分再服。今合为一方，将息如前法。

【方剂解析】

桂枝二麻黄一汤为桂枝汤与麻黄汤按 2∶1 比例组方而成。实为桂枝汤取原剂量的 5/12，麻黄汤取原剂量的 2/9。由于桂枝汤量较桂枝麻黄各半汤的比例增加，麻黄汤用量较之减少，故其发汗力量更小，可称微发其汗。方中白芍、甘草、大枣之酸收甘缓，配麻黄、桂枝、生姜之辛甘发散，刚柔相济，其剂量虽小，正所以发散邪气，而助正气，为发汗轻剂。**诸药合用，共奏辛温解表、微发其汗之功效。**

【名家诠释】

王晋三《绛雪园古方选注》：桂枝铢两多，麻黄铢数少，即啜粥助汗之变法。桂枝减用四分之二，麻黄汤减用四分之一，则固表护阴为主，而以发汗为辅，假麻黄开发血脉精气，助桂枝汤于卫分作微汗耳。第十六铢麻黄，不能胜一两十七铢桂枝、一两六铢白芍，则发汗之力太微，故又先煮麻黄为之向导，而以桂、芍袭其后也。

吴谦《医宗金鉴》：桂枝二麻黄一汤，治形如疟，日再发者，汗出必解，而无热多寒少，故不用石膏之凉也。桂枝麻黄各半汤，治如疟状，热多寒少，而不用石膏，更倍麻黄者，以其面有怫郁热色，身有皮肤作痒，是知热不向里而向表，令得小汗，以顺其势，表邪寒少，肌里热多，故用石膏之凉，佐麻桂以和营卫，非发营卫也。今人一见麻桂，不问轻重，亦不问温覆与不温覆，取汗与不取汗，总不敢用，皆因未究仲景之旨。

王肯堂《伤寒证治准绳》：首一节至寒少止，为自初至今之证。下文皆拟病防变之词，当分作三截看：至欲愈也，是不须治；至吐也，是宜温之；至末，是小汗之。麻黄发，桂枝止，一发一止，则汗不得大出矣。

二、辨证拾遗

【原文证候】

恶寒发热如疟状，或伴汗出。

【证候拾遗】

根据桂枝二麻黄一汤证辛温解表、微发其汗的功效，结合《伤寒论》其他条文，以方测证，还应包括以下证候群：

鼻塞、流清涕、打喷嚏，或伴咽喉痒痛、咳嗽；或突起风团，瘾疹；或有面热；舌淡苔白，脉浮或紧。

【辨证分析】

本病多因表郁日久所致。肺气失宣，鼻窍不利，则见咳嗽，咽喉痒痛，鼻塞，流清涕或打喷嚏；风邪侵袭肤表、肌腠，营卫不和，则见突起风团、瘾疹；寒邪在表则舌淡苔白，脉浮或紧。

【证候总录】

发热恶寒，或有汗出，或鼻塞、流清涕、打喷嚏，或伴咽喉痒痛、咳嗽，或突起风团、瘾疹，或面热、身痒，舌淡苔白，脉浮或紧。

三、古方今用

桂枝二麻黄一汤主要应用于以下几个方面。

1. 慢性荨麻疹

福建省某医院采用桂枝二麻黄一汤合桃红四物汤治疗慢性荨麻疹患者 32 例，其中治愈 19 例，有效 10 例，无效 3 例，治疗总有效率为 90.6%。（出自《新中医》）

2. 老年性皮肤瘙痒症

江苏省某医院采用桂枝二麻黄一汤治疗老年性皮肤瘙痒症患者 35 例，其中治愈 20 例，有效 13 例，无效 2 例，治疗总有效率为 94.3%。（出自《河北中医》）

3. 夏季慢性腹泻

广东省某医院采用桂枝二麻黄一汤方加减治疗 45 例夏季慢性腹泻患者，其中治愈 9 例，显效 26 例，有效 8 例，无效 2 例，治疗总有效率为 95.56%。（出自《中医临床研究》）

第八节　桂枝二越婢一汤

一、原文赏析

【原文】

太阳病，发热恶寒，热多寒少，脉微弱者，此无阳也，不可发汗，宜桂枝二越婢一汤。（27）

【原文释义】

太阳之邪未解，则发热恶寒，热多寒少，仲景用微发汗兼清里热之桂枝二越婢一汤治疗，推其病机为表寒里热，而表郁较轻，里热亦微，故当有口渴、心烦等里热之症。究其病机为表郁邪轻，外寒内热，以桂枝二越婢一汤小发其汗，兼清郁热。

【方剂组成】

桂枝十八铢（去皮），芍药十八铢（炙），麻黄十八铢（炙），甘草十八铢（炙），大枣四枚（擘），生姜一两二铢（切），石膏二十四铢（碎，锦裹）。

【煎服法】

上七味，以水五升，煮麻黄一二沸，去上沫，内诸药，煮取二升，去滓，温服一升。本云，当裁为越婢汤、桂枝汤，合之饮一升。今合为一方，桂枝汤二分，越婢汤一分。

【方剂解析】

本方为桂枝汤与越婢汤合方，但剂量较小，药物组成系桂枝汤剂量的1/4与越婢汤剂量的1/8相合，以直观分数约之，其比例为2：1，故名之。桂枝汤外散表邪；越婢汤为辛凉之剂，清泄里热并发越郁阳，二者合方为解表清里之轻剂。取桂枝和麻黄小发其汗，以散在表之邪；纳石膏之辛凉清泄，以解郁遏之热。芍药益阴和营生津，清泄营卫之热。生姜辛散而外越，并调和胃气。甘草、大枣益气，和营益卫，并调和药性。证因"热多寒少"，故小汗中须佐辛凉而为佳，诸药合用，共奏辛温发汗、兼清里热之功效。

【名家诠释】

方有执《伤寒论条辨》：名虽越婢之辅桂枝，实则桂枝麻黄之合剂，乃大青龙以芍药易杏仁之变制耳，去杏仁者，恶其从阳而主气也，用芍药者，以其走阴而酸收也，以此易彼而曰桂枝二，则主之以不发汗可知，而越婢一者，乃

伤寒论证候拾遗

麻黄、石膏之二物，则是寓微发于不发之中亦可识也。

章虚谷《伤寒论本旨》：此条经文，宜作两截看，"宜桂枝二越婢一汤"句，是接"热多寒少"句末，今为煞句，是汉文兜转法也。若脉微弱者，此无阳也，何得再行发汗？仲景所以禁示人曰不可发汗，宜作煞句读。经文了了，毫无纷论矣。

徐灵胎《伤寒论类方》：此无阳与亡阳不同，并与他处之阳虚亦别。盖其人本非壮盛，而邪气亦轻，故身热而脉微弱，若发其汗，必至有叉手冒心、脐下悸等症，故以此汤清疏营卫，令得似汗而解，况热多寒少，热在气分，尤与石膏为宜，古圣用药之审如此。

吴谦《医宗金鉴》：此方即大青龙汤以芍药易杏仁也。名虽越婢，辅桂枝，实则大青龙汤变制也。去杏仁，恶其从阳而辛散；用芍药，以其走阴而酸收，以此易彼，裁而用之，则主治不同矣。以桂枝二主之，则不发汗可知，越婢一者，乃麻黄、石膏二物，不过取其辛凉之性，佐桂枝二以和表而清肌热，则是寓微汗于不发之中，亦可识也。非若大青龙汤以石膏佐麻黄，而为发汗祛肌热之重剂也。

二、辨证拾遗

【原文证候】
发热恶寒，脉微弱。

【证候拾遗】
根据桂枝二越婢一汤证发汗解表、兼清里热的功效，结合《伤寒论》其他条文，以方测证，还应包括以下证候群：

无汗，或鼻塞、流清涕、打喷嚏，或伴咽喉痒痛、咳嗽；或突起风团，皮肤瘙痒，瘾疹；大便干结，小便短黄，口干口渴，心烦，舌红苔白。

【辨证分析】
本证多为表郁邪轻，外寒内热所致。风邪袭肺，肺气失宣，鼻窍不利，则见咳嗽，咽喉痒痛，鼻塞，流清涕或打喷嚏；风邪侵袭肤表、肌腠，营卫不和，则见突现风团，皮肤瘙痒，瘾疹；由于寒邪闭表，阳郁不得宣发，郁而生热，热邪上扰故心烦，热伤阴津则大便干结，小便短黄，口干口渴；外邪未解，内有郁热，则舌红苔白。

【证候总录】
发热重，恶寒轻，无汗，或鼻塞、流清涕、打喷嚏，或伴咽喉痒痛、咳嗽、或突现风团，皮肤瘙痒，瘾疹，大便干结，小便短黄，口干口渴，心烦，舌红苔白，脉微弱。

三、古方今用

桂枝二越婢一汤主要应用于以下方面：

外感热病风寒束表证

北京市某医院采用桂枝二越婢一汤治疗外感热病风寒束表证患者60例，经过治疗后，其中有效46例，无效14例，治疗总有效率为76.7%。（出自《山西中医》）

第九节　桂枝去桂加茯苓白术汤

一、原文赏析

【原文】

服桂枝汤，或下之，仍头项强痛，翕翕发热，无汗，心下满，微痛，小便不利者，桂枝去桂加茯苓白术汤主之。（28）

【原文释义】

太阳病如头项强痛，翕翕发热，无汗，为桂枝汤可汗证，故以桂枝汤发汗，又因心下满微痛为可下之证，而施以下法，然而，经汗下之后，前证仍在，是因为病在内者，可以反映于外，病在腑者，可以外证于经，综观"头项强痛，翕翕发热，无汗，心下满微痛，小便不利"，诸证既非桂枝汤证，又非里实可下之证。实乃水气内停，太阳经气不利所为。

"小便不利"是辨证的关键，因小便不利，为气化不利，水邪内停的反映。水邪内留，势必影响太阳腑气不利，膀胱气化失司，而致小便不利。若水邪郁遏太阳经中阳气，经脉不畅，则见头项强痛、翕翕发热之证；若水邪凝结，致里气不和，则可见心下满、微痛之证。从"小便不利"一证得知水饮内停为本证病本所在。水邪为患，法当利水，汗下两法均非所宜。如不利其小便则经腑之证不得解除，故取利水宣通之法，以桂枝去桂加茯苓白术汤健脾利水，宣通气化，水邪一去，诸证悉平。

【方剂组成】

芍药三两，甘草二两（炙），生姜（切）、白术、茯苓各三两，大枣十二枚（擘）。

【煎服法】

上六味，以水八升，煮取三升，去滓。温服一升，小便利则愈。本云，桂枝汤，今去桂枝，加茯苓、白术。

【方剂解析】

方由桂枝汤原方去桂枝加茯苓、白术组成。桂枝汤所以去桂，理由有二：一为表邪已解；二为汗下之后津液有伤。芍药、甘草酸甘益阴，并能解上腹部的痉挛疼痛；生姜、大枣培补中气，调和诸药；加茯苓、白术，助脾转输，淡渗利水，使内停之水尽从下去，经气通畅，则心下满，头项强痛，翕翕发热诸证皆可随之而解。**诸药合用，共奏健脾利水、宣通气化之功效。**

【名家诠释】

成无己《注解伤寒论》：头项强痛，翕翕发热，虽经汗下，为邪气仍在表也。心下满，微痛，小便利者，则欲成结胸。今外证未罢，无汗，小便不利，则心下满，微痛，为停饮也。与桂枝汤以解外，加茯苓白术利小便行留饮。

柯韵伯《伤寒来苏集》：汗出不彻而遽下之，心下之水气凝结，故反无汗而外不解，心下满而微痛也。然病根在心下，而病机在膀胱，若小便利，病为在表，仍当发汗，若小便不利，病为在里，是太阳之本病，而非桂枝证未罢也。

章虚谷《伤寒论本旨》：太阳外邪不解而无汗者，必有恶寒，里有水邪上逆，必有心悸，或咳或呕等证，如小青龙、五苓散各条之证可见也。此条外证无恶寒，内证无心悸，咳呕，其非水邪上逆，表邪不解可知矣；其心下满微痛者，由误下而邪陷三焦表里之间也，《经》云"三焦膀胱者，腠理毫毛其应"，故翕翕发热，无汗而不恶寒，非太阳之邪也；翕翕者，热在皮毛，应在三焦也，盖脾胃之气，必由三焦转输，外达营卫，三焦邪阻，脾胃之气不能行于营卫经络，故内则心下满微痛，外则头项强痛，发热无汗，中则水道不通而小便不利也。所以此方在助脾和胃，以生津液，宣化三焦之气，使津气周流，表里通达，小便自利，其邪亦解，故曰小便利即愈。不曰汗出愈者，明其邪不在表，而在三焦中道也，故其方又与小柴胡之和解表里相同，小柴胡主足少阳，此方主手少阳也，其与五苓散证治不同，亦非方之加减有错误也。

陈修园《伤寒论浅注》：太阳病服桂枝汤，服后未愈，医者不审其所以未愈之故，或疑桂枝汤之不当，而又下之，仍然表证不解，而为头项强痛，翕翕发热、无汗，且又兼见里证而为心下满微痛，小便不利者，然无汗则表邪无外出之路，小便不利则里邪无下出之路，总由邪陷于脾，失其转输之用，以致膀胱不得气化而外出，三焦不行决渎而下出，《内经》曰"三焦膀胱者，腠理毫毛其应"是言通体之太阳也。此时须知利水法中，大有转旋之妙用，而发汗亦在其中，以桂枝去桂加茯苓白术主之。所以去桂者，不犯无汗禁也，所以加茯苓白术者，助脾之转输，令小便一利，而诸病霍然矣。

二、辨证拾遗

【原文证候】

心下满微痛，小便不利，翕翕发热，无汗，头项强痛。

【证候拾遗】

根据桂枝去桂加茯苓白术汤健脾利水的功效，结合《伤寒论》其他条文，以方测证，还应包括以下证候群：

不欲食或纳少，腹胀，食后胀甚，便溏，神疲乏力，少气懒言，肢体倦怠，面色萎黄，喘促，头面、肢体甚或全身水肿，按之凹陷不易起，或为腹水而见腹部膨隆、叩之音浊，身体困重。舌淡胖，苔白滑，脉濡缓或弱。

【辨证分析】

本证多因脾虚津伤，水气内停所致。脾主运化水谷，脾气虚弱，运化无力，水谷不化，故不欲食或纳少，腹胀，便溏；食后脾气益困，故腹胀愈甚；气虚推动乏力，则神疲乏力，少气懒言；脾失健运，气血生化不足，肢体、肌肉、颜面、舌失于充养，故肢体倦怠，消瘦，面色萎黄；水为有形之邪，水液输布失常而泛溢肌肤，故以水肿、身体困重；水液停聚腹腔，而成腹水，故见腹部膨隆、叩之音浊；膀胱气化失司，水液停蓄而不泄，故见身体困重；舌淡胖，苔白滑，脉濡缓或弱，均为脾虚津伤，水气内停之象。

【证候总录】

心下满微痛，小便不利，翕翕发热，无汗，头项强痛，不欲食或纳少，腹胀，食后胀甚，便溏，神疲乏力，少气懒言，肢体倦怠，面色萎黄，喘促，头面、肢体甚或全身水肿，按之凹陷不易起，或为腹水而见腹部膨隆、叩之音浊，身体困重。舌淡胖，苔白滑，脉濡缓或弱。

三、古方今用

桂枝去桂加茯苓白术汤主要应用于以下几个方面。

1. 肩颈综合征

广西壮族自治区某医院运用桂枝去桂加茯苓白术汤治疗 60 例肩颈综合征患者，其中临床治愈 25 例，显效 22 例，有效 9 例，无效 4 例，治疗总有效率为 93.33%。（出自《新中医》）

2. 胃脘痛

山东省某医院运用桂枝去桂加茯苓白术汤治疗胃脘痛患者 200 例，其中痊愈 189 例，好转 6 例，无效 5 例，治疗总有效率为 97.5%。（出自《国医论坛》）

第十节　桂枝加厚朴杏子汤

一、原文赏析

【原文】

太阳病，下之微喘者，表未解故也，桂枝加厚朴杏子汤主之。（43）

【原文释义】

太阳病，当用汗法解表，今用攻下，是属误治。下之后，表证仍在，又见气逆作喘，是因误下伤肺，肺气上逆使然。综合本证，乃外有风寒束表，内有肺气上逆，为表里同病，而里不虚。故以桂枝加厚朴杏子汤外解风寒，内平逆气。若下后里气大虚，气喘大作，则本方不适用。

【方剂组成】

桂枝三两（去皮），甘草二两（炙），生姜三两（切），芍药三两，大枣十二枚（擘），厚朴二两（炙，去皮），杏仁五十枚（去皮尖）。

【煎服法】

上七味，以水七升，微火煮取三升，去滓，温服一升，覆取微似汗。

【方剂解析】

方中以桂枝汤解肌祛风，调和营卫。炙厚朴苦辛温，化湿导滞，降气平喘。杏仁苦温，止咳定喘。全方表里同治，标本兼顾，诸药合用，共奏解肌祛风、调和营卫、降气定喘之功效。

【名家诠释】

魏念庭《伤寒论本义·太阳经上篇》：凡病人素有喘症，每感外邪，势必作喘，谓之喘家，亦如酒家等，有一定治法，不同泛常人一例也。

黄坤载《伤寒悬解·卷四》：平素喘家，胃逆肺阻，作桂枝汤解表，宜加朴、杏降逆而破壅也。

钱天来《伤寒溯源集·太阳上篇》：此示人以用药之活法，当据理合法加减，不可率意背理妄加也。言凡作桂枝解肌之剂，而遇有气逆喘急之兼症者，皆邪壅上焦也。盖胃为水谷之海，肺乃呼吸之门，其气不利，则不能流通宣布，故必加入厚朴、杏仁乃佳。

二、辨证拾遗

【原文证候】

微喘。

【证候拾遗】

根据桂枝加厚朴杏子汤解肌祛风、调和营卫、降气定喘的功效，结合《伤寒论》其他条文，以方测证，还应包括以下证候：

发热汗出，恶风，头身疼痛，痰多色白，或喉中哮鸣，胸闷，鼻塞流清涕，舌淡，苔白腻，脉浮紧。

【辨证分析】

本证多因风寒袭表，营卫不调，兼肺寒气逆所致。风寒袭表，卫阳被遏，肌表失于温煦，故见恶风；卫阳与邪相争，则发热汗出；寒邪凝滞经脉，气血运行不畅，故头身疼痛；肺失宣降，津聚为痰，则见痰多色白；痰气搏结，上涌气道，故见喉中痰鸣；寒痰凝滞于肺，肺气不利，故见胸闷；风寒侵犯肺卫，肺气失宣，鼻窍不利，故见鼻塞流清涕。舌淡，苔白腻，脉浮紧均为风寒袭表，营卫不调，肺寒气逆之象。

【证候总录】

咳喘气逆，发热汗出，恶风，头身疼痛，痰多色白，或喉中哮鸣，胸闷，鼻塞，流清涕，舌淡，苔白腻，脉浮紧。

三、古方今用

桂枝加厚朴杏子汤为治疗太阳中风兼肺气上逆喘息之良方，在现代临床应用广泛，主要应用于以下几个方面。

1. 小儿感冒后咳嗽

河南省某医院运用桂枝加厚朴杏子汤治疗小儿感冒后咳嗽患者 42 例，其中治愈 18 例，显效 13 例，有效 7 例，无效 4 例，治疗总有效率为 90.48%。（出自《湖南中医杂志》）

2. 毛细支气管炎

江西省某医院开展了治疗毛细支气管炎的相关研究，研究分为两组，对照组 40 例采用西医综合治疗，治疗组 40 例在对照组治疗的基础上加用中药桂枝加厚朴杏子汤治疗。结果显示，治疗组痊愈 30 例，好转 8 例，无效 2 例，总有效率为95%；对照组痊愈16例，好转12例，无效12例，总有效率为70%；治疗组明显高于对照组，治疗组比对照组显效快，疗程短。（出自《中国社区医师》）

3. 小儿上呼吸道感染伴咳嗽

江西省某医院采用桂枝加厚朴杏子汤联合氨溴索口服液治疗小儿上呼吸道感染伴咳嗽患者30例，其中治愈14例，显效15例，无效1例，治疗总有效率为96.7%。（出自《基层医学论坛》）

4. 慢性咳嗽

重庆市某医院采用桂枝加厚朴杏子汤治疗慢性咳嗽患者278例，其中治愈183例，好转79例，无效16例，治疗总有效率为94.2%。（出自《实用中医药杂志》）

5. 急性心力衰竭

福建省某医院采用桂枝加厚朴杏子汤治疗急性心力衰竭患者20例，其中显效12例，有效7例，无效1例，治疗总有效率为95%。（出自《光明中医》）

第十一节　桂枝加芍药生姜各一两人参三两新加汤证

一、原文赏析

【原文】

发汗后，身疼痛，脉沉迟者，桂枝加芍药生姜各一两人参三两新加汤主之。（62）

【原文释义】

太阳病风寒束表，则伴身疼痛，若发汗，一般而言则表解，疼痛减轻抑或消失，然而，现在发汗后身体疼痛症状没有减轻，甚至更加剧烈，说明这已经不单单是表证，而是证候发生了变化。观察患者脉象沉迟无力，为气血不足，营阴耗伤之征，则其身疼痛的原因主要是气血不足，经脉失养所致；也存在发汗之余，表邪未尽的可能，总以营卫不和兼气营不足，为表里同病，但以里虚为主，故治当调和营卫，益气和营，方以桂枝新加汤，扶正祛邪并举，且以扶正为主。

【方剂组成】

桂枝三两（去皮），芍药四两，甘草二两（炙），人参三两，大枣十二枚（擘），生姜四两。

【煎服法】

上六味，以水一斗二升，煮取三升，去滓，温服一升。本云，桂枝汤，今加芍药、生姜、人参。

【方剂解析】

桂枝新加汤为桂枝汤加重芍药、生姜用量再加人参而成。方以桂枝汤调和营卫，有表者可解肌祛风，重用芍药以增加和营养血之功；加重生姜用量，使药力外走体表，协桂枝有宣通阳气之用，内则和畅中焦，以利气血生化之源；人参味甘微苦，益气生津，以补汗后之虚。诸药合用，共奏调和营卫、益气和营之功效。

【名家诠释】

成无己《注解伤寒论》：汗后身疼痛，邪气未尽也。脉沉迟，营气不足也。经曰，其脉沉者，营气微也。又曰，迟者，营气不足，血少故也。予桂枝汤以解未尽之邪，加芍药、生姜、人参以益不足之血。

方有执《伤寒论条辨》：发汗后身疼痛，脉沉迟者，邪气骤去，气血暴虚也。用桂枝汤者，和其营卫，不令暴虚易得重伤也。加人参、芍药者，收复其阴阳以益其虚也。加生姜者，健其乍回之胃，以安其谷也。

喻嘉言《尚论篇》：伤寒发汗后，身反疼痛者，乃阳气暴虚，寒邪不能尽出所致，若见脉沉迟，更无疑矣。脉沉迟者，六部皆然，与尺迟大异。尺迟乃素虚，此为发汗新虚，故于桂枝汤中倍加芍药、生姜各一两以祛邪，用人参三两以辅正。名曰新加汤者，明非桂枝汤之旧法也。

陈修园《伤寒论浅注》：发汗后邪已净矣，而身犹痛，为血虚无以营身，且其脉沉紧者，沉则不浮，不浮则非表邪矣；迟则不数紧，不数紧则非表邪之身痛矣。以桂枝加芍药生姜各一两人参三两新加汤主之，俾血运行，则病愈矣。

吴谦《医宗金鉴》：发汗后脉浮紧或浮数，乃发汗未彻，表邪未尽也，仍当汗之，宜桂枝汤。今发汗后身虽疼痛，脉见沉迟，是营卫虚寒，故宜桂枝新加汤，以温补其营卫也。

二、辨证拾遗

【原文证候】

身疼痛，脉沉迟。

【证候拾遗】

根据桂枝加芍药生姜各一两人参三两新加汤调和营卫、益气和营的功效，结合《伤寒论》其他条文，以方测证，还应包括以下证候群：

恶风寒，发热，汗出，或见鼻鸣，干呕；神疲乏力，少气懒言，自汗，面色淡白或萎黄，口唇、眼睑、爪甲颜色淡白，头晕目眩，心悸失眠，形体消瘦，肢体麻木，月经量少色淡，愆期甚或闭经，舌淡苔白。

【辨证分析】

本证多因营卫不和，气营不足所致。太阳主表，统摄营卫，风邪外袭，营卫失调，肌表失于温煦则恶风寒；风为阳邪，邪正交争于表，则发热；风性开泄，卫外不固，腠理疏松，营阴不能内守，则自汗出；鼻鸣，干呕，乃是风邪袭表，表气不利，肺胃之气不和之象。气虚，脏腑功能减退，则见神疲乏力，少气懒言；气虚，卫外不固，则见自汗；气血双亏，脑窍失养，故见头晕目眩；气血不足，不能上荣，则面色淡白或萎黄，口唇及眼睑颜色淡白；血液亏虚，冲任失养，则见月经量少色淡，愆期甚或闭经；血虚，血不养心，神不守舍，故心悸失眠；血亏，不能滋养形体、筋脉、爪甲，故见形体消瘦，肢体麻木，爪甲淡白；舌淡苔白，脉沉迟，均为营卫不和，气营不足之象。

【证候总录】

身疼痛，恶风寒，发热，汗出，或见鼻鸣，干呕；神疲乏力，少气懒言，自汗，面色淡白或萎黄，口唇、眼睑、爪甲颜色淡白，头晕目眩，心悸失眠，形体消瘦，肢体麻木，月经量少色淡，愆期甚或闭经，舌淡苔白，脉沉迟。

三、古方今用

桂枝加芍药生姜各一两人参三两新加汤主要应用于以下几个方面。

1. 神经根型颈椎病

湖南省某医院开展了神经根型颈椎病治疗的相关研究，研究纳入患者60例，患者被随机分成两组，每组各30例，对照组口服塞来昔布胶囊加甲钴胺片，观察组给予桂枝加芍药生姜各一两人参三两新加汤。结果显示在改善中医证候评分方面，观察组积分改善程度优于对照组，临床疗效总有效率方面，观察组为83.3%，对照组为76.7%，观察组优于对照组。（出自《新中医》）

2. 疲劳综合征

广东省某医院开展了疲劳综合征治疗的相关研究，研究纳入患者 60 例，患者被随机分为观察组和对照组，每组各 30 例。对照组采取西医治疗，观察组采取桂枝加芍药生姜各一两人参三两新加汤治疗。结果显示，经过治疗后，观察组患者心理焦虑和抑郁指标明显低于对照组。（出自《黑龙江中医药》）

3. 冠心病心绞痛

云南省某医院开展了冠心病心绞痛治疗的相关研究，研究纳入了患者 65 例，患者被随机分为治疗组 35 例与对照组 30 例，对照组采用西医常规治疗，治疗组在对照组治疗基础上加服用桂枝加芍药生姜各一两人参三两新加汤。结果显示对照组治疗总有效率为 76.6%，治疗组总有效率为 91.4%。（出自《云南中医中药杂志》）

4. 身痛

河南省某医院使用桂枝加芍药生姜各一两人参三两新加汤治疗了 40 例虚证身痛患者，治疗 1 个疗程后治愈者为 11 例，治疗 2 个疗程后治愈者为 15 例，治疗 3 个疗程后治愈者为 10 例，治疗的总治愈率为 90%。（出自《河南中医》）

5. 不安腿综合征

江苏省某医院开展了不安腿综合征治疗的相关研究，研究纳入患者 70 例，患者被随机分成治疗组 40 例，对照组 30 例。治疗组予正清风痛宁片，对照组予桂枝加芍药生姜各一两人参三两新加汤。结果显示治疗组痊愈 31 例，显效 5 例，有效 3 例，治疗总有效率为 97.5%，远超过对照组的 73.3%。（出自《实用中医药杂志》）

第十二节　桂枝甘草汤证

一、原文赏析

【原文】

发汗过多，其人叉手自冒心，心下悸，欲得按者，桂枝甘草汤主之。（64）

【原文释义】

本条为论述发汗过多，损伤心阳而致心悸的证治。发汗之法，原为祛除表邪而设，即使表证用汗，亦贵在适度。发汗不及，病重药轻，病邪不解；发汗过多，病轻药重，易损伤人体正气。心属火而为阳脏，汗乃心之液，为阳气所化生，过汗则心阳随汗外泄，以致心阳虚损，心阳一虚，则心脏失去阳气的鼓动，则空虚无所主持，故见心中悸动不安。因阳虚而悸，虚则喜实，内不足者求助于外，故患者两手交叉；虚则喜按，是欲借乎按，以为护持，而使稍安，此即"心下悸，欲得按"。本证除心悸外，常伴见胸闷，短气，乏力等心阳气虚之表现。综观本证以心阳不足为主要病机，故宜桂枝甘草汤温通心阳。

【方剂组成】

桂枝四两（去皮），甘草二两（炙）。

【煎服法】

上二味，以水三升，煮取一升，去滓，顿服。

【方剂解析】

桂枝甘草汤方由桂枝与甘草配伍而成。方中桂枝辛甘性温，入心助阳；炙甘草甘温，甘缓补中益气。桂、甘相伍，辛甘合化，温通心阳，心阳得复，则心悸自平。本方浓煎，顿服，意在使药物快捷取效。诸药合用，共奏温通心阳之功效。

【名家诠释】

吴谦《医宗金鉴》：发汗过多，外亡其液，内虚其气，气液两虚，中空无倚，故心下悸，惕惕然不能自主，所以叉手自冒心，欲得自按，以护庇而求定也，故用桂枝甘草汤，以补阳气而生津液，自可愈矣。

汪苓友《伤寒论辨证广注》：汗者心之液，发汗过多，则阳亡而心液虚耗，心虚则动惕而悸，故其人叉手自冒心胸之间，而欲得按也。"冒"字作"覆"字解。发汗过多，必是服麻黄汤之故，所以仲景法，用桂枝者，以固表而守其阳；用甘草者，以益气而缓其悸也。要之，阳气得守，则津液归复，渐长于心胸之分，复何悸之有焉。

钱天来《伤寒溯源集》：发汗过多者，前桂枝汤为解肌，过多尚有如水流滴之戒，若过用麻黄汤，尤为发汗过多，则阳气大虚。阳本受气于胸中，故膻中为气之海，上通于肺而为呼吸，位处于心胸之间，发汗过多，则阳气散亡，气海空虚，所以叉手自覆其心胸，而心下觉惕惕然悸动也。凡病之实者，皆不可按，按之则或满或痛而不欲也，故《素问·举痛论》云"寒气客于经脉之中，与灵气相薄则脉满，满则痛而不可按也"。又云"脉充大而血气乱，故痛甚不可按也"。此以误汗亡阳，心胸真气空虚而悸动，故欲得按也。

尤在泾《伤寒贯珠集》：心为阳脏，而汗为心之液，发汗过多，心阳则伤，其人叉手自冒心者，里虚欲为外护也。悸，心动也；欲得按者，心中筑筑不宁，欲得按而止之也，是宜补助心阳为主。

徐灵胎《伤寒论类方》：发汗不误，误在过多，汗为心之液，多则心气虚，二味扶阳补中。此乃阳虚之轻者，甚而振振欲擗地，则用真武汤矣。一症而轻重不同，用方迥异，其义精矣。

二、辨证拾遗

【原文证候】

心悸。

【证候拾遗】

根据桂枝甘草汤温通心阳的功效，结合《伤寒论》其他条文，以方测证，还应包括以下证候：

怔忡，胸闷气短，或心胸疼痛，畏寒肢冷，自汗，神疲乏力，面色㿠白，或面唇青紫。舌质淡胖或紫暗，苔白滑，脉弱或结、代。

【辨证分析】

本证多因心阳不足，心失所养所致。心阳虚衰，推动、温运无力，心动失常，轻则心悸，重则怔忡；心阳虚衰，宗气衰少，胸阳不展，故见胸闷气短；心脉失其温通而痹阻不畅，故见心胸疼痛；阳虚温煦失职，故见畏寒肢冷；阳虚卫外不固，故见自汗；温运乏力，面部血脉失充，血行不畅，故见面色㿠白或面唇青紫，舌质紫暗，脉弱或结、代。

【证候总录】

心悸怔忡，胸闷气短，或心胸疼痛，畏寒肢冷，自汗，神疲乏力，面色㿠白，或面唇青紫，舌质淡胖或紫暗，苔白滑，脉弱或结、代。

三、古方今用

桂枝甘草汤，主要应用于以下几个方面。

1. 心脏神经症

包头市某医院开展了治疗心阳虚型心脏神经症的相关研究，研究将 80 例心阳虚型心脏神经症患者，随机分为治疗组和对照组，每组 40 人，治疗组予针灸配合桂枝甘草汤加减，对照组予常规西药治疗，治疗后比较两组的临床疗效。结果显示，治疗组显效 20 例，有效 16 例，无效 4 例，治疗总有效率为

90%，对照组总有效率为65%，差异有统计学意义（$P < 0.05$）。（出自《中西医结合心血管病电子杂志》）

2. 突发性耳聋

河南省某医院开展了突发性耳聋痰火郁结证治疗的相关研究，研究将90例患者分为两组，每组45例，两组均用长春西汀及纤溶酶，研究组加用桂枝甘草汤加减。结果显示，研究组痊愈29例，显效10例，有效4例，无效2例，治疗总有效率为95.56%，对照组治疗总有效率为77.79%，差异有统计学意义（$P < 0.05$）。（出自《实用中医药杂志》）

3. 胸痹心痛

河南省某医院开展了使用桂枝甘草汤加味治疗心阳不振型胸痹心痛的相关研究，研究纳入患者115例。结果显示，经过治疗后显效46例，占40%；有效56例，占48.69%；无效13例，占11.31%；治疗总有效率为88.69%。（出自《内蒙古中医药》）

4. 慢性心力衰竭

河北省某医院开展了慢性心力衰竭治疗的相关研究，研究将76例患者随机分为2组，对照组35例给予常规西医治疗，治疗组41例在对照组治疗基础上加桂枝甘草汤联合真武汤加味治疗。结果显示，治疗组显效18例，有效19例，无效4例，治疗总有效率为90.24%，超过了对照组的71.43%。（出自《河北中医》）

5. 室性期前收缩（早搏）

山东省某医院开展了室性早搏心肾阳虚证治疗的相关研究，研究将58例患者随机分为治疗组和对照组，每组29例。两组均接受了基础对症治疗及胺碘酮治疗，治疗组在此基础上，给予了自拟桂枝甘草汤加味治疗。结果显示，治疗组显效12例，有效14例，无效3例，治疗总有效率为89.7%，超过对照组治疗总有效率（69%）。（出自《中医药导报》）

第十三节 桂枝加芍药汤证

一、原文赏析

【原文】

本太阳病，医反下之，因尔腹满时痛者，属太阴也，桂枝加芍药汤主之。（279）

【原文释义】

邪在太阳之表，当用汗法解之，禁用攻下，今医者失察不当下而误下，故曰"反"。误下易致病邪内陷，陷入太阴则伤脾，气滞络瘀。脾伤运化失职，气机壅滞则腹满；血脉不和，经络不通则腹痛，因病位在脾，故曰"属太阴也"。然此虽属太阴，却与太阴病本证不同，彼为脾阳不足，寒湿内盛所致，故除见腹满时痛外，更见食不下，呕吐，下利等，当用理中汤治疗；而本证仅见腹满时痛，余症不显，为脾伤气滞络瘀所致，故治以通阳益脾，活络止痛，方用桂枝加芍药汤。

【方剂组成】

桂枝三两（去皮），芍药六两，甘草二两（炙），大枣十二枚（擘），生姜三两（切）。

【煎服法】

上五味，以水七升，煮取三升，去滓，温服三升。本云，桂枝汤今加芍药。

【方剂解析】

本方用桂枝配合甘草辛甘化阳，通阳益脾；生姜与大枣合用亦能辛甘合化，补脾和胃；重用芍药取其双重作用，一者与甘草配伍，缓急止痛，再者活血和络，经络通则满痛止，故用于腹满时痛治疗十分恰当。诸药合用，共奏通阳益脾、活络止痛之功效。

【名家诠释】

成无己《注解伤寒论》：表邪未罢，医下之，邪因乘虚，传于太阴，里气不和，故腹满时痛，与桂枝以解表，加芍药以和里。

汪苓友《伤寒论辨证广注》：此条系太阳病传入太阴之证。太阳何以骤传入太阴，成注云"表邪未罢，医下之，邪因乘虚，传于太阴，里气不和，故腹满时痛"。此阳邪陷入阴分也，故仍用桂枝汤，以解太阳未尽之表邪，加芍药以和太阴里虚之腹痛。

程郊倩《伤寒论后条辨》：误下太阳而成腹满时痛，太阴之证见矣。然表邪内陷，留滞于太阴，非脏寒病也。仍从桂枝例升阳邪，但倍芍药以调和之。

张隐庵《伤寒论集注》：本太阳病，医反下之，因尔腹满时痛者，乃太阳之邪入于地土而脾络不通，故宜桂枝加芍药汤主之，此即小建中汤治腹中急痛之义也。

二、辨证拾遗

【原文证候】

腹满时痛。

【证候拾遗】

根据桂枝加芍药汤通阳益脾、活络止痛的功效，结合《伤寒论》其他条文，以方测证，还应包括以下证候：

纳少，腹胀，大便清稀或完谷不化，神疲乏力，少气懒言，肢体倦怠畏寒肢冷，或肢体浮肿，或小便短少。舌质淡，边有齿痕，苔白滑，脉弦。

【辨证分析】

本证多因脾伤气滞络瘀所致。脾阳亏虚，虚寒内生，寒凝气滞络瘀，故腹痛，脾阳虚衰，运化失权，则纳少，腹胀，大便清稀，甚至完谷不化；气虚推动乏力，则神疲乏力，少气懒言；脾阳亏虚，温煦失职，则见畏寒肢冷；脾阳不足，水液不化，泛溢肌肤，则肢体浮肿，小便短少；舌质淡，边有齿痕，苔白滑，脉弦，为脾气虚衰，气滞络瘀所致。

【证候总录】

腹满时痛，纳少，腹胀，大便清稀或完谷不化，神疲乏力，少气懒言，肢体倦怠畏寒肢冷，或肢体浮肿，或小便短少。舌质淡，边有齿痕，苔白滑，脉弦。

三、古方今用

桂枝加芍药汤主要应用于以下几个方面。

1. 小儿肠系膜淋巴结炎

四川省某医院开展了小儿肠系膜淋巴结炎治疗的相关研究，研究纳入80例患儿，患儿被分为2组，每组各40例。治疗组采用桂枝加芍药汤合消瘰丸加减治疗，对照组采用西医抗感染、对症治疗。结果显示，经过治疗后，治疗

组治愈 28 例，有效 12 例，无效 0 例，治疗总有效率为 100%。（出自《内蒙古中医药》）

2. 类风湿关节炎

湖南省某医院开展了类风湿关节炎治疗的相关研究，研究纳入患者 96 例，患者被分为 2 组，每组各 48 例，两组均予以甲氨蝶呤片治疗，中药组在此基础上加用桂枝芍药汤加减治疗。结果显示，经过治疗之后，中药组显效 20 例，有效 17 例，无效 11 例，治疗总有效率为 77.08%。（出自《实用中医药杂志》）

3. 肌筋膜疼痛综合征

黑龙江省某医院开展了肌筋膜疼痛综合征治疗的相关研究，研究纳入患者 60 例，患者被分为 2 组，每组各 30 例，对照组施以合谷刺法治疗，观察组施以合谷刺法联合桂枝加芍药汤治疗。结果显示，经过治疗之后，观察组中治愈 9 例，显效 13 例，有效 6 例，未愈 2 例，治疗总有效率为 93.3%。（出自《中国临床保健杂志》）

4. 十二指肠球部溃疡

广东省某医院开展了十二指肠球部溃疡治疗的相关研究，研究纳入 60 例患者，患者被分为研究组与对照组，每组各 30 例。对照组给予常规治疗，研究组在对照组常规治疗方法的基础上联合桂枝加芍药汤进行治疗。结果显示研究组中治愈 21 例，显效 4 例，有效 3 例，无效 2 例，治疗总有效率为 93.33%。（出自《亚太传统医药》）

第十四节　桂枝加大黄汤证

一、原文赏析

【原文】

大实痛者，桂枝加大黄汤主之。（279）

【原文释义】

太阳病误下后，导致邪陷太阴，若气滞络瘀较重，而见"大实痛"者，即腹满疼痛剧烈、拒按等症，比"腹满时痛"为重，则不仅有气血不和，且有阳明之实，故症见腹部胀满疼痛拒按，可伴便秘之症。此为太阴阳明同病，故此时当通阳和络，缓急止痛，兼以泻实除满，方用桂枝加大黄汤。此证腹满痛是属脾气不和，气滞络瘀兼夹积滞的虚中夹实证。此大实痛并无燥热津伤之象，彼症腹满硬痛，燥热津伤显著，故在上方基础上加大黄二两，增强化瘀通络导滞之功，名为桂枝加大黄汤。

【方剂组成】

桂枝三两（去皮），大黄二两，芍药六两，生姜三两（切），甘草二两（炙），大枣十二枚（擘）。

【煎服法】

上六味，以水七升，煮取三升，去滓，温服一升，日三服。

【方剂解析】

桂枝加大黄汤即桂枝加芍药汤再加大黄组成。本方以桂枝汤加芍药调和气血，通络止痛，加大黄亦有双重作用，其一因气血经络瘀滞较甚，腹满痛较重，故加大黄增强其活血化瘀，通经活络之功；其二因气滞不通，亦可导致大便不行，加大黄能导滞通便，邪气去则络脉和，其病自愈。芍药与大黄配伍，取其凉泻，又有桂枝、甘草、生姜、大枣配伍，又不同于单纯凉泻，**诸药合用，共奏通阳益脾、活络止痛、化瘀导滞之功效。**

【名家诠释】

成无己《注解伤寒论》：大实大满，自可除下之，故加大黄，以下大实。

汪苓友《伤寒论辨证广注》：如腹满痛甚，又为大实之证，其用桂枝汤，不可加芍药以治之，何也？以其人胃家本实，虽因太阳病误下，热邪传入太阴之经，然太阴之邪，已归阳明而入于腑，此非里虚痛，乃里实痛也。成注云："大实大满，自可下除之，故加大黄以下里实……以太阳之邪犹未尽故也。"

程郊倩《伤寒论后条辨》：倘大实而痛，于证似可急下，然阴实而非阳实，仍从桂枝例升举阳邪，但加大黄以破结滞之物。

张隐庵《伤寒论集注》：大实痛者，乃腐秽有余而不能去，故以桂枝加大黄汤主之。

二、辨证拾遗

【原文证候】

腹痛剧烈。

【证候拾遗】

根据桂枝加大黄汤通阳益脾、活络止痛、化瘀导滞的功效，结合《伤寒论》其他条文，以方测证，还应包括以下证候：

腹部胀闷走窜疼痛，甚或刺痛，或疼痛固定、拒按，纳少，腹胀，大便清稀或完谷不化，畏寒肢冷，或肢体浮肿，或白带清稀量多，或小便短少，舌淡，苔白，脉弱。

【辨证分析】

本证多因脾阳亏虚，气滞络瘀，郁滞较甚所致。气机不畅，则胀痛、窜痛；瘀血内停，则刺痛，疼痛固定、拒按；脾阳虚衰，运化失权，则纳少，腹胀，大便清稀，甚至完谷不化；脾阳亏虚，温煦失职，则见畏寒肢冷；脾阳不足，水液不化，泛溢肌肤，则肢体浮肿，小便短少。脾阳亏虚，气滞络瘀，则舌淡，苔白，脉弱。

【证候总录】

腹痛剧烈，腹部胀闷走窜疼痛，甚或刺痛，或疼痛固定、拒按，纳少，腹胀，大便清稀或完谷不化，畏寒肢冷，或肢体浮肿，或白带清稀量多，或小便短少，舌淡，苔白，脉弱。

三、古方今用

桂枝加大黄汤主要应用于以下方面：

原发性肝癌

广西壮族自治区某医院收集了接受过经导管动脉化疗栓塞术（TACE）治疗的原发性肝癌患者 46 例，患者被分为 2 组，对照组和治疗组各 23 例，对照组给予 TACE 术后患者常规西医对症处理，治疗组则在西医对症治疗的基础上，于术前第一天穴位埋线治疗及第 1~7 天桂枝加大黄汤随证加减水煎剂内服治疗。结果显示，通过比较两组的中医证候积分，治疗组改善程度明显优于对照组。（出自广西中医药大学硕士学位论文，2020 年）

第十五节 桂枝人参汤证

一、原文赏析

【原文】

太阳病，外证未除，而数下之，遂协热而利，利下不止，心下痞硬，表里不解者，桂枝人参汤主之。（163）

【原文释义】

本条为论述脾虚兼表的证治。太阳病，外证未除，本当依法汗解，医者不察，而屡用攻下之法，则不但表证不解、发热恶寒等症犹在，复因攻下损伤太阴脾土，脾阳伤，致运化失职，腐熟不能，水谷不化，寒湿内生，阻于中焦，阻碍气机流行，升降失常，浊阴不降，则心下痞硬；部分表邪随之内陷，以致里寒伴表证，发热下利，故称"协热而利"。此处之"热"乃指发热恶寒等风寒外证而言，非指病性属热；清阳不升，而见下利不止。从而形成里虚寒兼表不解的表里同病，但以太阴里虚寒为主，故用桂枝人参汤温中解表。

【方剂组成】

桂枝四两（别切），甘草四两（炙），白术三两，人参三两，干姜三两。

【煎服法】

上五味，以水九升，先煮四味，取五升，内桂，更煮取三升，去滓，温服一升，日再夜一服。

【方剂解析】

本方以理中汤加桂枝组成，桂枝辛温通阳，散肌表之邪而除表证。人参、甘草补中益气，干姜温中祛寒，白术健脾燥湿，四味相合，共奏温中散寒止利之功。后下桂，取其气薄而先解表之义。本方理中汤先煎、久煎，桂枝后下。理中汤先煎，使其发挥温中散寒、补益脾胃之用；桂枝后下，使其气先行以解表。诸药合用，共奏温中解表、祛寒化湿之功效。

【名家诠释】

成无己《注解伤寒论》：外证未除而数下之，为重虚其里，邪热乘虚而入，里虚协热，遂利不止而心下痞。若表解而下利，心下痞者，可与泻心汤；若不下利，表不解而心下痞者，可先解表，而后攻痞。以表里不解，故与桂枝人参汤和里解表。

喻嘉言《尚论篇》：误下则致里虚，里虚则外热乘之，变而为利不止者，里虚不守也。痞硬者，正虚邪实，中成滞碍，痞塞而坚满也。以表未除，故用桂枝以解之，以里适虚，故用理中汤以和之。此方即理中加桂枝，而易其名，亦治虚痞下利之圣法也。

程郊倩《伤寒论后条辨》：协热而利，向来俱作阳邪陷入下焦，果尔，安得用理中耶？不知有寒热二证，但表热不罢者，皆为协热利也。

程知《伤寒经注》：表证误下，下利不止，喘而汗出者，治以葛根芩连；心下痞硬者，治以桂枝参术。一救其表邪入里之实热，一救其表邪入里之虚寒，皆表里两解法也。

二、辨证拾遗

【原文证候】

下利不止，心下痞硬。

【证候拾遗】

根据桂枝人参汤温中解表、祛寒化湿的功效，结合《伤寒论》其他条文，以方测证，还应包括以下证候群：

恶寒发热，头身疼痛，打喷嚏，鼻塞，流涕，咽喉痒痛，微有咳嗽、气喘；食少纳呆，畏寒肢冷，腹痛喜按，口淡不渴，渴喜热饮，泛吐清水；口腻，泛恶欲呕，头身困重，或肢体浮肿，小便短少，舌淡苔白，脉弱。

【辨证分析】

本证多因脾虚寒湿兼表邪不解引起。外邪袭表，正邪相争，阻遏卫气的宣发、温煦功能，故见恶寒发热；外邪束表，经气郁滞不畅，不通则痛，故见头身疼痛；肺主皮毛，鼻为肺窍，皮毛受邪，内应于肺，鼻咽不利，故打喷嚏、鼻塞、流涕、咽喉痒痛；肺气失宣，故微有咳嗽、气喘；阳气亏虚，机体失温，故见畏寒、肢冷，阳气无以温煦中焦则腹痛喜按；水湿不化，津不上承，则口淡不渴或喜热饮，泛吐清水。水湿下渗，则便溏；寒湿内盛，湿邪上泛，则口中黏腻；脾失健运，影响胃气和降，胃气上逆，故泛恶欲呕；湿性重着，湿邪困脾，遏郁清阳，则头身困重；水湿不化，泛溢肌肤，则肢体浮肿，小便短少；舌淡苔白，脉弱为中焦虚寒之象。

【证候总录】

下利不止，心下痞硬，恶寒发热，头身疼痛，打喷嚏，鼻塞，流涕，咽喉痒痛，微有咳嗽、气喘；食少纳呆，畏寒肢冷，腹痛喜按，口淡不渴，渴喜热饮，泛吐清水；口腻，泛恶欲呕，头身困重，或肢体浮肿，小便短少，舌淡苔白，脉弱。

三、古方今用

桂枝人参汤主要应用于以下几个方面。

1. 病态窦房结综合征

河北省某医院开展了心脾阳虚型病态窦房结综合征治疗的相关研究，研究纳入患者126例，患者被分为观察组和对照组，每组各63例。对照组给予常规治疗，观察组在常规治疗基础上加服桂枝人参汤治疗。结果显示，观察组中显效31例，有效25例，无效7例，治疗总有效率为88.89%。（出自《中西医

2. 慢性心力衰竭

福建省某医院开展了慢性心力衰竭阳虚血瘀水停证治疗的相关研究，研究纳入患者 80 例，患者被分为 2 组，每组 40 例，对于慢性心力衰竭及原发病，对照组予西药规范化治疗；治疗组在对照组西药规范化治疗的基础上联合桂枝人参汤合肾气丸加味治疗。结果显示，通过对治疗后两组心功能治疗疗效的对比发现，治疗组显效 23 例，有效 13 例，无效 4 例，治疗总有效率为 90%。（出自《中国中医药现代远程教育》)

3. 心动过缓

湖南省某医院运用桂枝人参汤加味治疗心动过缓患者 42 例，结果显示显效 35 例，有效 4 例，无效 3 例，治疗总有效率为 92.86%。（出自《中国民间疗法》)

4. 泄泻

河南省某医院开展了寒湿困脾泄泻治疗的相关研究，研究纳入患者 120 例，患者被分为 2 组，每组各 60 例，治疗组用桂枝人参汤合神阙膏治疗，对照组用藿香正气散汤剂治疗。结果显示，经过治疗后，治疗组中痊愈 42 例，好转 16 例，无效 2 例，治疗总有效率为 96.7%。（出自《实用中医药杂志》)

5. 胃食管反流

广西壮族自治区某医院开展了虚寒型胃食管反流病治疗的相关研究，研究纳入患者 60 例，患者被分为 2 组，每组各 30 例，治疗组服用仲景桂枝人参汤，并行指针治疗；对照组口服雷贝拉唑和莫沙必利。结果显示，治疗组中痊愈 14 例，显效 9 例，有效 5 例，无效 2 例，治疗总有效率为 93.3%。（出自《辽宁中医杂志》)

第十六节　半夏散及汤证

一、原文赏析

【原文】

少阴病，咽中痛，半夏散及汤主之。（313）

【原文释义】

寒邪客于咽喉，邪气闭郁，痰湿阻滞，故而咽喉疼痛，因属于寒邪痰湿客阻咽喉，故咽部一般不见红肿，咽痛较甚，同时或可伴有恶寒、痰涎多、咳吐不利、气逆欲呕、舌淡苔润等，治以半夏散及汤，通阳散寒，涤痰开结。

【方剂组成】

半夏（洗），桂枝（去皮），甘草（炙）。

【煎服法】

上三味，等分，各别捣筛已，合治之。白饮和服方寸匕，日三服。若不能散服者，以水一升，煎七服，内散两方寸匕，更煮三沸，下火令小冷，少少咽之。（半夏有毒，不当散服）

【方剂解析】

半夏涤痰散结，开咽喉之痹，桂枝散风寒之结，炙甘草扶正合中，桂枝、甘草通阳散寒，缓急止痛。**诸药合用，共奏通阳散寒、涤痰开结之功效。**

【名家诠释】

成无己《注解伤寒论》：甘草汤主少阴客热咽痛，桔梗汤主少阴寒热相搏咽痛，半夏散及汤主少阴客寒咽痛也。

方有执《伤寒论条辨》：此以风邪热甚，痰上壅而痹痛者也。故主之以桂枝祛风也，佐之以半夏消痰也，和之以甘草除热也，三物者，是又为咽痛之一治法也。

柯韵伯《伤寒来苏集》：此必有恶寒欲呕证，故加桂枝以散寒，半夏以除呕，若夹相火，则辛温非所宜矣。

程扶生《伤寒经注》：此言客寒咽痛治法也。少阴病，其人但咽痛，而无烦渴、心烦、不眠诸热证，则为寒邪所客，痰涎壅塞而痛可知。故以半夏之辛温涤痰，桂枝之辛热散寒，甘草之甘平缓痛。

钱天来《伤寒溯源集》：前条云二三日咽痛，初邪尚轻，故但以甘草桔梗汤和缓阳邪，清肺下气而已。此条云咽中痛，则阳邪较重，故以半夏之辛滑，以利咽喉而开其粘饮，仍用桂枝，以解卫分之风邪，又以甘草和之。后人以半夏辛燥、桂枝温热而疑之，不知少阴咽痛，阴经之阳邪，非半夏之辛滑，不足以开咽喉之锁结，风邪在经，非桂枝之温散，不能解卫分之阳邪，况所服不过一方寸匕，即使作汤，亦一二方寸匕，煎三沸，待小冷而少少咽之耳，且半夏本滑而不燥，桂枝亦温而不热，少少用之，亦复何害。

章虚谷《伤寒论本旨》：少阴之脉，其直上者循咽喉。外邪入里，阳不得申，郁而化火，上灼咽痛，仍用辛温开达，使邪外解，则内火散……此推本而治也。若见咽痛而投寒凉，则反闭其邪，必致更重，如温病咽痛，脉证不同，治法亦异。

尤在泾《伤寒贯珠集》：少阴咽痛，甘不能缓者，必以辛散之；寒不能除者，必以温发之。盖少阴客邪，郁聚咽嗌之间，既不得出，复不得入，设以寒治，则聚益甚，投以辛温，则郁反通，《内经》"微者逆之，甚者从之"之意也。半夏散及汤甘辛合用，而辛胜于甘，其气又温，不特能解客寒之气，亦能劫散咽喉怫郁之热。

二、辨证拾遗

【原文证候】

咽痛。

【证候拾遗】

根据半夏散及汤通阳散寒、涤痰开结的功效，结合《伤寒论》其他条文，以方测证，还应包括以下证候：

恶寒，口淡不渴，咳吐不利，胸闷不舒，脘痞，纳呆，泛恶，呕吐痰涎，量多，舌淡苔白润，脉滑。

【辨证分析】

本证多因寒邪客于咽喉，邪气闭郁，痰湿阻滞所致。寒邪束表，腠理闭塞，肺卫失宣，故见恶寒；寒不消水，津液未伤，水湿不化，故口淡不渴、痰涎多；痰浊阻肺，宣降失常，肺气上逆，则见咳嗽、咳痰；肺气不利，则胸闷不舒；痰浊中阻，胃失和降，可见脘痞、纳呆、泛恶、呕吐痰涎；舌淡苔白润、脉滑为痰湿阻滞之象。

【证候总录】

咽痛，恶寒，口淡不渴，咳吐不利，胸闷不舒，脘痞，纳呆，泛恶，呕吐痰涎，量多，舌淡苔白润，脉滑。

三、古方今用

半夏散及汤主要应用于以下方面：

咽炎

四川省某医院开展了寒凝痰结型慢性咽炎治疗的相关研究，研究纳入患者60例，患者被随机分为观察组和对照组，每组各30例。对照组患者口服克拉霉素片，观察组患者采用半夏散及汤加味中药治疗。结果显示，观察组中治愈13例，有效14例，无效3例，治疗总有效率为90.0%，疗效

确切。（出自《亚太传统医药》）

第十七节　小建中汤证

一、原文赏析

【原文】

伤寒二三日，心中悸而烦者，小建中汤主之。（102）

【原文释义】

伤寒二三日，尚属病之早期，当有发热恶寒、头痛脉浮等表象。今见心中悸而烦，若心烦而喜呕，伴见往来寒热、胸胁苦满等症，则为邪传少阳，治当和解，主以小柴胡汤；若心烦口渴、高热汗多，当属邪传阳明，治宜清下，主以白虎汤、承气汤等方。若心悸而渴、饮水则呕，并见小便不利等症，则为水气停蓄，饮邪凌心，治宜温阳化饮，主以茯苓甘草汤等方。然此条既未言及诸症，亦未治以诸方，反以小建中汤方主之，以方测证，则知其必为平素气血不足，中焦虚寒，而复为外邪所感，以致表里同病，以小建中汤调补气血，内外兼顾。

【方剂组成】

桂枝三两（去皮），甘草二两（炙），大枣十二枚（擘），芍药六两，生姜三两（切），胶饴一升。

【煎服法】

上六味，以水七升，煮取三升，去滓，内饴，更上微火消解，温服一升，日三服。呕家不可用建中汤，以甜故也。

【方剂解析】

本方重用甘温质润的饴糖为君，温中补虚，和里缓急。芍药倍用，合饴糖酸甘益阴，缓急止痛；桂枝伍饴糖辛甘温阳而祛寒，两味共为臣药，一温一凉，一散一收，以调和阴阳，化生气血。卫为阳，不足者益之必以辛；营为阴，不足者补之必以甘。生姜、大枣辛甘相合，健脾益胃，调和营卫，为佐药。甘草益气健脾，调和诸药，为使药，且与桂枝相合有辛甘养阳之意，配芍药又有酸甘化阴之功。诸药相伍，使中气健，化源足，气血生，营卫调，则虚劳诸证可解。本方以桂枝汤为基础，倍芍药而重用饴糖，则变解表之剂，而为建中之方。如此甘温建中且阴阳气血双补，可使中焦之气得复，阴阳平调，营卫协和，诸药合用，共奏温中补虚、和里缓急之功效。

【名家诠释】

程郊倩《伤寒论后条辨》：可见阳去入阴，必有其先兆，善治者，急宜杜之以未萌矣。心中悸而烦，则里气虚而阳为阴袭，建中汤补虚和里，保中州，以资气血为主。虽悸与烦，皆小柴胡汤中兼见之证，而得之二三日，里证未必便具，小柴胡汤非所宜也。

汪苓友《伤寒论辨证广注》：伤寒二三日，邪当传里之时。今则别无他证，但心中悸而烦者，此外邪已微而不传，正气骤虚，不能自持也。盖阳气内虚则心悸，阴气内虚则心烦，故与小建中汤，以建其里气之虚。愚以此条病，必是太阳伤寒发汗之后所变，故建中汤，即桂枝汤小变其制也。

徐灵胎《伤寒论类方》：悸而烦，其为虚烦可知，故用建中汤以补心脾之气。盖栀子豉汤治有热之虚烦，此治无热之虚烦也。

吴谦《医宗金鉴》：伤寒二三日，未经汗下，即心悸而烦，必其人中气素虚，虽有表证，亦不可汗之。盖心悸阳已微，心烦阴已弱，故以小建中汤先建其中，兼调营卫也。

尤在泾《伤寒贯珠集》：伤寒里虚则悸，邪扰则烦。二三日悸而烦者，正虚不足，而邪欲入内也。是不可攻其邪，但与小建中汤，温养中气。中气立则邪自解，即不解，而攻取之法，亦可因而施矣。

成无己《注解伤寒论》：脾者，土也，应中央，处四藏之中，为中州。治中焦，生育营卫，通行津液。一有不调，则营卫失所育，津液失所行，必以此汤温建中脏，是以建中名焉。胶饴味甘温，甘草味甘平，脾欲缓，急食甘以缓之。健脾者，必以甘为主，故以胶饴为君，甘草为臣。桂枝辛热，辛散也，润也，营卫不足，润而散之。芍药味酸微寒，酸收也，泄也，津液不逮，收而行之，是以桂枝、芍药为佐。生姜味辛温，大枣味甘温……卫为阳，不足者益之必以辛；荣为阴，不足者补之必以甘。辛甘相合，脾胃健而营卫通，是以姜枣为使。

二、辨证拾遗

【原文证候】

心中悸而烦。

【证候拾遗】

根据小建中汤温中补虚、和里缓急的功效，结合《伤寒论》其他条文，以方测证，还应包括以下证候：

脘腹拘急疼痛，时轻时重，喜温喜按，神疲乏力，口燥咽干，舌淡苔白，脉细弦。

【辨证分析】

本证因中焦虚寒，肝脾失调，阴阳不和所致。中焦虚寒，阳气失于温煦，土虚木乘，故脘腹拘急疼痛、时轻时重、喜温喜按。中焦虚寒，化源匮乏，阴阳俱虚。阳气亏虚，不足以温养精神，故神疲乏力、心中动悸；营阴亏虚，失于濡润，故烦热、口燥咽干；舌淡苔白，脉细弦，亦为虚寒及肝脾失和之象。

【证候总录】

脘腹拘急疼痛、时轻时重、喜温喜按，神疲乏力，心中动悸，烦热，口燥咽干，舌淡苔白，脉细弦。

三、古方今用

小建中汤主要应用于以下几个方面。

1. 消化性溃疡

河南省某医院开展了脾胃虚寒型消化性溃疡治疗的相关研究，研究纳入54例患者，患者随机分为2组，每组27例，其中对照组采用常规西药四联疗法，研究组则在对照组基础上采用小建中汤加味治疗。结果显示，研究组中痊愈16例，显效6例，有效4例，无效1例，治疗总有效率为96.29%，显著高于对照组的77.78%。（出自《光明中医》）

2. 便秘

中国医科大学某附属医院开展了慢性心力衰竭合并便秘治疗的相关研究，研究纳入70例患者，患者被随机分为对照组和试验组，每组35例。对照组予以常规疗法预防及治疗便秘，试验组在对照组的基础上加用加味小建中汤治疗。结果显示，经过治疗后，试验组患者中痊愈8例，显效16例，有效10例，无效1例，治疗总有效率为97.14%。（出自《中国中医药现代远程教育》）

3. 小儿脾虚

江苏省某医院曾开展过小儿脾虚治疗的相关研究，研究纳入了100例患儿，患儿被分为对照组和观察组，每组50例，对照组予以三伏贴贴敷调理，观察组则在对照组的基础上加用小建中汤治疗。结果显示，经过治疗后，观察组中痊愈18例，显效20例，有效12例，无效0例，治疗总有效率为100%，显著优于对照组的治疗总有效率（80%）。（出自《现代医学与健康研究电子杂志》）

4. 小儿肠系膜淋巴结炎

广东省某医院开展了小儿肠系膜淋巴结炎治疗的相关研究，研究纳入60例患儿，患儿被分为对照组和试验组，每组各30例，对照组予以头孢克洛干混悬剂，试验组予以小建中汤联合艾灸治疗。结果显示，试验组中治愈12例，显效9例，有效6例，无效3例，治疗总有效率为90%。（出自《中国医药指南》）

5. 不宁腿综合征

黑龙江省某医院开展了不宁腿综合征治疗的相关研究，研究纳入60例患者，患者被分为对照组和治疗组，每组各30例，治疗组予以小建中汤联合针刺治疗，对照组予多巴丝肼片治疗。结果显示，治疗组中临床治愈3例，显效16例，有效10例，无效1例，治疗总有效率为96.7%，疗效明显。（出自《河北中医》）

第十八节　桂枝去芍药加蜀漆牡蛎龙骨救逆汤证

一、原文赏析

【原文】

伤寒脉浮，医以火迫劫之，亡阳，必惊狂，卧起不安者，桂枝去芍药加蜀漆牡蛎龙骨救逆汤主之。（112）

【原文释义】

本条为论述心阳虚惊狂的证治。伤寒脉浮，病位在表，理应发汗解表，不可以火法取汗，今医者不察，以烧针等火法强取其汗，必致大汗淋漓。大汗伤阳，心阳虚损，心神不但失于温养，且又不能潜敛于心，故致心神浮越于外，且痰饮水邪得以上乘阳位，扰乱心神，故发惊狂之证，证属心阳虚损，痰饮上乘者，治宜温通心阳，潜镇安神，兼以涤痰，方以桂枝去芍药加蜀漆牡蛎龙骨救逆汤。

【方剂组成】

桂枝三两（去皮），甘草二两（炙），生姜三两（切），大枣十二枚（擘），牡蛎五两（熬），蜀漆三两（洗，去腥），龙骨四两。

【煎服法】

上七味，以水一斗二升，先煮蜀漆，减二升，内诸药，煮取三升，去滓，温服一升。本云桂枝汤，今去芍药，加蜀漆、牡蛎、龙骨。

【方剂解析】

桂枝甘草牡蛎龙骨汤由小剂量的桂枝甘草汤加龙骨、牡蛎组成，方中桂枝合甘草，辛甘以扶心阳之虚，桂枝仅用一两，而甘草倍于桂枝，因心神浮动，用药宜甘缓，不宜过于辛散之故也；桂枝去芍药加蜀漆牡蛎龙骨救逆汤用桂枝三两，甘草二两，体现其急复心阳的救逆特性，且龙骨、牡蛎用量加倍，增强镇惊安神之力，生姜配大枣，补中中焦而调和营卫，并能助桂枝甘草温复阳气；夫胸阳不振，则阴霾内生，痰浊之邪可以迷心，故用蜀漆之辛劫痰以开窍。诸药合用，共奏温通心阳、潜镇安神，兼以涤痰之功效。

【名家诠释】

尤在泾《伤寒贯珠集》：阳者，心之阳，即神明也。亡阳者，火气通于心，神被火迫而不守。此与发汗亡阳者不同。发汗者，摇其精则厥逆、筋惕肉瞤，故当用四逆。被火者，动其神则惊狂起卧不安，故当用龙牡。其去芍药者，盖欲以甘草急复心阳，而不须酸味更益营气也。与发汗后，其人叉手自冒心，心下悸、欲得按者，用桂枝甘草汤同意。蜀漆，即常山苗，味辛，能去胸中邪结气。此证火气内迫心包，故须之以逐邪而安正耳。

二、辨证拾遗

【原文证候】

惊狂，卧起不安。

【证候拾遗】

根据桂枝去芍药加蜀漆牡蛎龙骨救逆汤温通心阳、潜镇安神，兼以涤痰的功效，结合《伤寒论》其他条文，以方测证，还应包括以下证候群：

心悸怔忡，胸闷气短，自汗，心烦、失眠，或心胸疼痛，畏寒肢冷，面色㿠白，或面唇青紫，咳嗽，气喘，恶心、呕吐、痰涎，不寐，烦躁不宁，舌淡，苔白滑，脉弱或结代。

【辨证分析】

此证多因心阳虚，心神不敛，复被痰扰所致。心阳虚衰，推动、温运无力，心动失常，轻则心悸，重则怔忡；心阳虚衰，宗气衰少，胸阳不展，故见胸闷气短；心脉失其温通而痹阻不畅，故见心胸疼痛；阳虚温煦失职，故见畏寒肢冷；阳虚卫外不固，则自汗；温运乏力，血脉失充，寒凝而血行不畅，则面色㿠白，或面唇青紫；痰阻于肺，肺气失宣，则咳嗽，气喘；痰停于胃，胃失和降，则恶心、呕吐、痰涎；胆郁痰扰，则不寐，烦躁不宁。舌淡，苔白滑，脉弱或结代为心阳虚痰扰之象。

【证候总录】

惊狂，卧起不安，心悸怔忡，胸闷气短，自汗，心烦，失眠，或心胸疼痛，畏寒肢冷，面色㿠白，或面唇青紫，咳嗽，气喘，恶心、呕吐、痰涎，不寐，烦躁不宁，舌淡，苔白滑，脉弱或结代。

三、古方今用

桂枝去芍药加蜀漆牡蛎龙骨救逆汤主要应用于以下方面：

心脏神经症

成都中医药大学某附属医院开展了心脏神经症治疗的相关研究，研究纳入74例患者，患者被分为对照组和观察组，每组各37例，对照组行常规西药治疗，观察组在对照组治疗基础上使用桂枝去芍药加蜀漆牡蛎龙骨救逆汤治疗。结果显示，观察组中痊愈29例，好转6例，无效2例，好转率为94.59%。（出自《当代医药论丛》）

第十九节　桂枝加桂汤证

一、原文赏析

【原文】

烧针令其汗，针处被寒，核起而赤者，必发奔豚。气从少腹上冲心者，灸其核上各一壮，与桂枝加桂汤，更加桂二两也。（117）

【原文释义】

本条为论述心阳虚奔豚的证治。误用烧针强令发汗，汗出则腠理开，外寒从针处内入，则致气血凝涩，卫阳郁结，故局部出现"核起而赤"；强责发汗，损伤心阳，心阳不足，无以下温肾水，阳虚阴乘，下焦水寒之气乘虚上犯心胸，发为奔豚之证。气从少腹上冲胸咽，烦闷欲死，片刻冲逆平息而复常；从用桂枝加桂汤来看，是证当伴有心悸心慌，胸闷气短，神疲肢凉，舌白脉弱等诸般阳气不足征象。由于本条所述之证系内外为患，外为寒闭阳郁而见"核起而赤"；内为心阳虚致下焦水寒之气上冲而发为奔豚。故外宜温灸散寒；内宜温通心阳，平冲降逆，方用桂枝加桂汤。

【方剂组成】

桂枝五两（去皮），芍药三两，生姜三两（切），甘草二两（炙），大枣十二枚（擘）。

【煎服法】

上五味，以水七升，煮取三升，去滓，温服一升。本云，桂枝汤加桂满五两。所以加桂者，以能泄奔豚气也。

【方剂解析】

桂枝加桂汤由桂枝汤重用桂枝而成。桂枝可疏肝解郁，且能通心阳而平冲逆，加重桂枝剂量而制大其服，则外可散寒，内可平冲，而奔豚自已，配以甘草，更佐姜、枣辛甘合化，温通心阳，强壮君火，以镇下焦水寒之气而降冲逆，即方后注所言"能泄奔豚气"；芍药破阴结，利小便，去水气。诸药合用，**共奏温通心阳、平冲降逆之功效。**

【名家诠释】

陈修园《长沙方歌括》：少阴上火而下水，太阳病以烧针令其汗，汗多伤心，火衰而水乘之，故发奔豚。用桂枝加桂，使桂枝得尽其量，上能保少阴之火脏，下能温少阴之水脏，一物而两扼其要也。

徐灵胎《伤寒论类方》：重加桂枝，不特御寒，且制肾气，又味重则能达下。凡奔豚证，此方可增减用之。

二、辨证拾遗

【原文证候】

气从少腹上冲心。

【证候拾遗】

根据桂枝加桂汤温通心阳、平冲降逆的功效，结合《伤寒论》其他条文，以方测证，还应包括以下证候群：

心悸怔忡，胸闷气短，或心胸疼痛，畏寒肢冷，自汗，神疲乏力，面色㿠白，或面唇青紫；腹痛拘急，心胸不舒，恶心、呕吐、咳唾、吐血，或妊娠恶阻，舌质淡胖或紫暗，苔白滑，脉弱或结、代或沉弦或紧。

【辨证分析】

本证多因心阳虚，下焦阴寒之气乘虚上逆所致。心阳虚衰，推动、温运无力，心动失常，轻则心悸，重则怔忡；心阳虚衰，宗气衰少，胸阳不展，故见胸闷气短；心脉失其温通而痹阻不畅，故见心胸疼痛；阳虚温煦失职，故见畏寒肢冷；阳虚卫外不固，故见自汗；温运乏力，面部血脉失充，血行不畅，故见面色㿠白或面唇青紫；冲脉气机升降失司，则气从少腹上冲，或呕吐、恶心、咳唾、吐血；冲脉起于胞中，冲脉气逆，则腹内拘急疼痛，妊娠恶阻。舌质紫暗，脉弱或结、代为心阳虚之象；脉沉弦或紧为气上冲逆之象。

【证候总录】

本证多因气从少腹上冲心所致，心悸怔忡，胸闷气短，或心胸疼痛，畏寒肢冷，自汗，神疲乏力，面色㿠白，或面唇青紫；腹痛拘急，心胸不舒，恶心、呕吐，咳唾、吐血，或妊娠恶阻；舌质淡胖或紫暗，苔白滑，脉弱或结、代或沉弦或紧。

三、古方今用

桂枝加桂汤主要应用于以下几个方面。

1. 房室传导阻滞

河南省某医院使用桂枝加桂汤治疗了 286 例房室传导阻滞的患者，其中治愈 157 例，显效 78 例，有效 32 例，无效 19 例，治疗总有效率为 93.66%。（出自《国医论坛》）

2. 胆汁反流性胃炎

西安市某医院开展了胆汁反流性胃炎治疗的相关研究，研究纳入 72 例患者，患者被分为 2 组，每组各 36 例，治疗组予桂枝加桂汤加减治疗，对照组予铝碳酸镁咀嚼片和枸橼酸莫沙必利分散片治疗。结果显示，治疗组中显效 15 例，有效 18 例，无效 3 例，治疗总有效率为 91.67%，疗效确切。（出自《山西中医》）

3. 胸口发冷

浙江省某医院曾运用桂枝加桂汤治疗 51 例胸口发冷的患者，经过治疗后，36 例显效，12 例有效，3 例无效，治疗总有效率为 94.1%。（出自《江西中医药》）

4. 腹痛

陕西省某医院运用桂枝加桂汤治疗 50 例虚寒型腹痛的患者，经过治疗后，有效 29 例，显效 18 例，无效 3 例，治疗总有效率为 94%。（出自《陕西中医函授》）

第二十节　桂枝甘草龙骨牡蛎汤证

一、原文赏析

【原文】

火逆下之，因烧针烦躁者，桂枝甘草龙骨牡蛎汤主之。(118)

【原文释义】

本条为论述心阳虚烦躁的证治。太阳病，病在表，当用汗法，但汗法之施，只可以辛温辛凉发汗解表，不可以火法取汗，否则，烧针劫汗，迫津外泄，心阳必耗，加之火邪内迫，不但劫其阴，津液受创，反伤其阳，心神被扰，可产生类似阳明里热之证。医者不察，又妄投攻下之剂，盖已因火疗致逆，又行攻下之法，则虚其所虚，一误再误，必使心阳受伤。心阳虚损，心神不但失于温养，且又不能潜敛于心，故致心神浮越于外，神气不宁，而生烦躁之症。烧针发汗，损伤心阳，其机理与桂枝甘草证相似，患者可见心悸。烦躁因于心阳虚，心神不敛，非热邪所为，患者还当见舌淡、苔白等。治宜温通心阳，潜镇安神，方以桂枝甘草龙骨牡蛎汤。

【方剂组成】

桂枝一两（去皮），甘草二两（炙），牡蛎二两（熬），龙骨二两。

【煎服法】

上四味，以水五升，煮取二升半，去滓，温服八合，日三服。

【方剂解析】

桂枝甘草龙骨牡蛎汤由小剂量的桂枝甘草汤加龙骨、牡蛎组成。方中桂枝甘草辛甘合化，温通心阳，桂枝仅用一两，而甘草倍于桂枝，以心神浮动，用药宜甘缓，不宜过于辛散之故也；龙骨、牡蛎，质重沉降，镇敛心神以治烦躁。全方相配，标本同治，**诸药合用，共奏温通心阳、潜镇安神之功效**。

【名家诠释】

陈修园《伤寒论浅注》：火逆之证，颇类胃家病象。医者误认为里实证而下之，下之不愈，因复烧针，是下既夺其里阴，烧针复逼其虚阳，阴阳两相乖离而烦躁者，以桂枝甘草龙骨牡蛎汤主之。

吕震名《伤寒寻源》：经云：火逆下之，因烧针烦躁者，此汤主之。此证较上条稍轻，以元阳尚未至飞越，故无取蜀漆迅疾之性急追以滋扰，但下后烧针，误而再误，因致烦躁，则此烦躁非太阳病汗不出之烦躁，又非少阴病吐利后之烦躁，是已具起卧不安之象，而为惊狂之渐，即伏亡阳之机，故主桂枝入心助阳，而加甘草、龙骨、牡蛎，以安中而镇逆也。

二、辨证拾遗

【原文证候】

烦躁。

【证候拾遗】

根据桂枝甘草龙骨牡蛎汤温通心阳、潜镇安神的功效，结合《伤寒论》其他条文，以方测证，还应包括以下证候：

心悸怔忡，胸闷气短，或心胸疼痛，畏寒肢冷，自汗，面色㿠白，或面唇青紫，舌质淡胖或紫暗，苔白滑，脉弱或结、代。

【辨证分析】

本证多因心阳虚弱，心神不敛所致。心阳虚衰，推动、温运无力，心动失常，轻则心悸，重则怔忡；心主失煦，神气不宁，轻则心悸，重则烦躁难安；心阳虚衰，宗气衰少，胸阳不展，故见胸闷气短；心脉失其温通而痹阻不畅，故见心胸疼痛；阳虚温煦失职，故见畏寒肢冷；阳虚卫外不固，故见自汗；温运乏力，面部血脉失充，血行不畅，故见面色㿠白或面唇青紫；舌质紫暗，脉弱或结、代均为心阳失于温煦之象。

【证候总录】

心悸怔忡，胸闷气短，或心胸疼痛，烦躁，畏寒肢冷，自汗，面色㿠白，或面唇青紫，舌质淡胖或紫暗，苔白滑，脉弱或结、代。

三、古方今用

桂枝甘草龙骨牡蛎汤主要应用于以下几个方面。

1. 室性早搏

安徽省某医院开展了心阳不振型室性早搏治疗的相关研究，研究纳入70例患者，患者被随机分为治疗组和对照组，每组各35例，对照组予以琥珀酸美托洛尔缓释片治疗，治疗组在对照组基础上联合加味桂枝甘草龙骨牡蛎汤治疗。结果显示，治疗组中显效20例，有效11例，无效4例，治疗总有效率为88.57%。（出自《湖南中医杂志》）

2. 心悸

重庆市某医院开展了心悸治疗的相关研究，纳入患者126例，患者被分为

2 组，每组 63 例，对照组采用西医治疗，观察组采用加味桂枝甘草龙骨牡蛎汤治疗。结果显示，观察组显效 46 例，有效 15 例，无效 2 例，治疗总有效率为 96.8%。（出自《系统医学》）

3. 不寐

湖南省某医院曾开展过治疗不寐的相关研究，研究纳入患者 90 例，患者被分为 2 组，每组 30 例，两组均给予常规西药治疗，治疗组在常规西药治疗基础上加用桂枝甘草龙骨牡蛎汤合交泰丸加减治疗。结果显示，治疗组中显效 19 例，有效 7 例，无效 4 例，治疗总有效率为 86.67%。（出自《实用中医药杂志》）

第二十一节　桂枝附子汤证

一、原文赏析

【原文】

伤寒八九日，风湿相搏，身体疼烦，不能自转侧，不呕，不渴，脉浮虚而涩者，桂枝附子汤主之。（174）

【原文释义】

本条为论述风湿的脉证治法。本证感受风寒而引发，得之八九日，日久不愈，风寒湿三气相搏，闭阻于肌表，阻碍气血流行。风淫所胜，则周身疼烦；湿淫所胜，则身重不能自转侧；风寒湿邪留着于肌表，未干于里，故不呕，是无少阳之证；不渴，是无阳明之证。风邪在表，卫气不足，故脉浮而虚，寒湿郁滞于表，经脉不利，故兼涩象。症还可见恶寒、发热、汗出等，总由风寒湿留着肌表所致，故以桂枝附子汤，温经散寒，祛风除湿。"其人大便硬，小便自利"是风去湿存之象。考《金匮要略》所说"湿痹之候，小便不利，大便反快"，推之，本证原有小便不利，大便稀溏之症，今服桂枝附子汤后，阳气得振，风邪得除，而湿邪犹存，湿困脾阳，运化失职，脾不能为胃行其津液，水液偏渗膀胱，以致气化已行，故大便硬而小便自利，治以去桂加白术汤。于桂枝附子汤中去桂者，是因风邪已去故也；加白术者，以湿邪仍存也。

【方剂组成】

桂枝四两（去皮），附子三枚（炮，去皮，破），生姜二两（切），大枣十二枚（擘），甘草二两（炙）。

【煎服法】

上五味，以水六升，煮取二升，去滓，分温三服。

【方剂解析】

桂枝附子汤以桂枝辛温，以疏通经脉，祛风散寒；附子辛温大热，力大功专，温经扶阳，逐寒湿而止痛，助卫阳以固表，二药大制其量，合为温经散寒除湿之主药；本证是风寒湿邪，痹阻于肌表，故重用桂枝、附子，温经通阳，祛风散寒胜湿，尤可止痛。生姜、大枣、甘草辛甘发散，调营和卫，助正以祛邪，**诸药合用，共奏温经散寒、祛风除湿之功效**。

【名家诠释】

成无己《注解伤寒论》：伤寒与中风家，至七八日再经之时，则邪气多在里，身必不苦疼痛，今日数多，复身体疼烦，不能自转侧者，风湿相搏也。烦者风也；身疼不能自转侧者湿也。经曰：风则浮虚。《脉经》曰：脉来涩者，为病寒湿也。不呕不渴，里无邪也；脉得浮虚而涩，身有疼烦，知风湿但在经也，与桂枝附子汤，以散表中风湿。桂，发汗走津液。此小便利，大便硬为津液不足，去桂加术。

钱天来《伤寒溯源集》：大凡中风伤寒之邪，至八九日，设不传入他经，亦必入里而不在表矣。寒为阴邪，在表则当体痛，风为阳邪，热郁则必发烦，至八九日之久，烦则或有，体痛者绝少矣。此证虽属伤寒，因又湿邪搏聚，湿亦阴邪，流于关节，所以身体烦疼，而身重不能转侧也；不呕不渴，邪不在胃，未入于里也；脉浮虚而涩者，浮则为风，浮则按之无力，即所谓浮则为虚也，寒邪在营，血脉不得流利则涩；湿流关节，气血不快于流行亦涩，正风寒湿三气所著之脉，名为湿痹者是也。法当兼治，故以桂枝附子汤主之。

吴谦《医宗金鉴》：伤寒八九日，不呕不渴，是无伤寒里病之证也；脉浮虚涩，是无伤寒表病之脉也。脉浮虚主在表，虚风也；涩者主在经，寒湿也。身体疼烦属风也，不能转侧属湿也，乃风湿相抟之证，非伤寒也，与桂枝附子汤温散其风湿，使从表而解也。

二、辨证拾遗

【原文证候】

身体疼烦，不能自转侧。

【证候拾遗】

根据桂枝附子汤温经散寒、祛风除湿的功效，结合《伤寒论》其他条文，以方测证，还应包括以下证候：

肌肉、筋骨、关节等部位麻木、酸痛、重着、肿痛、晨僵、屈伸不利，患处畏冷，遇寒痛剧，得热痛减，呈游走性发作或进行性加重，可伴见恶风、恶寒，四肢不温。舌质淡红或暗红，舌苔薄白，脉浮紧或弦紧。

【辨证分析】

本证多因寒湿相搏，经脉痹阻所致。寒湿邪侵袭肢体关节，痹阻筋骨关节，故见肌肉、筋骨、关节等部位麻木、酸痛、重着、肿痛；寒性收引、凝滞，则晨僵、屈伸不利；寒邪侵袭，阳气被遏，故患处畏冷，遇寒痛剧，得热痛减；风邪游走，故见疼痛呈游走性发作或进行性加重；风寒袭表，肺卫失调，卫气不固，可伴见恶风、恶寒，四肢不温等。舌质淡红或暗红，舌苔薄白，脉浮紧或弦紧为寒湿痹阻之象。

【证候总录】

肌肉、筋骨、关节等部位麻木、酸痛、重着、肿痛、晨僵、屈伸不利，不能转侧，患处畏冷，遇寒痛剧，得热痛减，呈游走性发作或进行性加重，可伴见恶风、恶寒，四肢不温。舌质淡红或暗红，舌苔薄白，脉浮紧或弦紧。

三、古方今用

桂枝附子汤主要应用于以下几个方面。

1. 急性痛风性关节炎

山东省某医院开展了急性痛风性关节炎治疗的相关研究，研究纳入患者80例，患者被分为2组，每组各40例，对照组给予常规西药治疗，研究组给予加味桂枝附子汤加常规西药治疗。结果显示，研究组中痊愈14例，显效18例，有效6例，无效2例，治疗总有效率为95%，疗效确切。（出自《中国医学创新》）

2. 急性期冻结肩

山东省某医院开展了急性期冻结肩治疗的相关研究，研究纳入患者126例，患者被分为2组，每组各63例，对照组给予动痛点针刀松解术治疗，观察组给予动痛点针刀松解术联合桂枝附子汤加减治疗。结果显示，观察组痊愈18例，显效32例，有效9例，无效4例，治疗总有效率为93.65%，疗效确切。（出自《中华中医药学刊》）

3. 糖尿病周围神经病变

浙江省某医院开展了糖尿病周围神经病变治疗的相关研究，研究纳入患者56例，患者被分为2组，每组各28例，两组均口服甲钴胺片及依帕司他片治疗，观察组加用桂枝附子汤合当归四逆汤合方颗粒制剂治疗。结果显示，观察

组中显效 8 例，有效 15 例，无效 5 例，治疗总有效率为 82.1%。（出自《实用中医药杂志》）

4.痛经

上海市某医院开展了寒凝胞宫型痛经治疗的相关研究，研究纳入患者 82 例，患者分为 2 组，每组各 41 例，对照组给予布洛芬缓释片治疗，观察组在对照组治疗的基础上给予加味桂枝附子汤治疗。结果显示，观察组中治愈 21 例，显效 14 例，有效 4 例，无效 2 例，治疗总有效率为 95.12%。（出自《中国中医药现代远程教育》）

第二十二节 白术附子（去桂加白术）汤证

一、原文赏析

【原文】

若其人大便硬，小便自利者，去桂加白术汤主之。（174）

【原文释义】

"其人大便硬，小便自利"是风去湿存之象。考《金匮要略》所说"湿痹之候，小便不利，大便反快"。推之，本证原有小便不利，大便稀溏之症，今服桂枝附子汤后，阳气得振，风邪得除，而湿邪犹存，湿困脾阳，运化失职，脾不能为胃行其津液，水液偏渗膀胱，以致气化已行，故大便硬而小便自利，故治以去桂加白术汤。于桂枝附子汤中去桂者，是因风邪已去故也；加白术者，以湿邪仍存也。

【方剂组成】

附子三枚（炮去皮，破），白术四两，生姜三两（切），甘草二两（炙），大枣十二枚（擘）。

【煎服法】

上五味，以水六升，煮取二升，去滓，分温三服。初一服，其人身如痹，半日许复服之，三服都尽，其人如冒状，勿怪，此以附子、术并走皮内，逐水气未得除，故使之耳。法当加桂四两，此本一方二法，以大便硬，小便自利，去桂也；以大便不硬，小便不利，当加桂。附子三枚恐多也，虚弱家及产妇，宜减服之。

【方剂解析】

方由桂枝附子汤去桂加白术四两而成。方中炮附子温经助阳散寒，加白术者，以用其健脾燥湿之力著，术附合用，并走皮间，以逐寒湿之邪。姜枣培补中气，调和营卫，炙甘草和中安正。**诸药合用，共奏温经散寒、除湿止痛之功效。**

【名家诠释】

成无己《注解伤寒论》：桂，发汗走津液。此小便利，大便硬为津液不足，去桂加术。

钱天来《伤寒溯源集》：湿在里则小便不利，大便反快，大便硬则湿不在里，小便利则湿气已去，不须汗泄，故去桂枝。想风湿之后，寒湿之余气未尽，身体尚疼，转侧未便，故仍用去桂枝之白术附子汤也。

吴谦《医宗金鉴》：如其人有是证，虽大便硬，小便自利，而不议下者，以其非邪热入里之硬，乃风燥湿去之硬，故仍以桂枝附子汤去桂枝，以大便硬，小便自利，不欲其发汗，再夺津液也；加白术，以身重著，湿在肉分，用以佐附子，逐湿气于肌也。

陈修园《伤寒论浅注》：若患前证（指桂枝附子汤证），其人脾受湿伤，不能为胃行其津液，故大便硬，愈硬而小便愈觉其自利者，脾受伤而津液不能还入胃中故也。此为湿多于风而相搏于内，即于前方去桂枝加白术汤主之。湿若去，则风无所恋而自解矣。

二、辨证拾遗

【原文证候】

大便硬，小便自利。

【证候拾遗】

结合白术附子汤温经散寒、除湿止痛的功效，以方测证，还应包括以下证候：

关节肿胀冷痛，固定不移，遇寒痛剧，甚或关节僵硬、畸形，伴见患处皮色不红，触之冰冷，脘腹痞闷，腹痛便溏，口腻纳呆，泛恶欲呕，头身困重，舌质淡或暗，舌苔白或滑腻，脉沉弦或弦紧。

【辨证分析】

本证多因寒湿痹阻，经脉失养所致。寒湿侵袭，痹阻经脉关节，不通则痛，故见关节肿胀冷痛，固定不移，遇寒痛剧；寒性收引，寒湿痹阻日久，关节失于濡养，则关节僵硬、畸形；寒湿痹阻，阳气被遏，则患处皮色不红，触之冰冷。寒湿内盛，脾阳受困，运化失职，气滞中焦，故轻则脘腹痞闷，重则腹胀腹痛；脾失健运，水谷不化，故纳呆；水湿下渗，则便溏；寒湿内盛，湿邪上泛，则口中黏腻；脾失健运，影响胃气和降，胃气上逆，故泛恶欲呕；湿性重着，湿邪困脾，遏郁清阳，则头身困重；舌质淡或暗，舌苔白或滑腻，脉沉弦或弦紧，均为寒湿痹阻之征。

【证候总录】

大便硬，小便自利，关节肿胀冷痛，固定不移，遇寒痛剧，甚或关节僵硬、畸形，伴见患处皮色不红，触之冰冷，脘腹痞闷，腹痛便溏，口腻纳呆，泛恶欲呕，头身困重，舌质淡或暗，舌苔白或滑腻，脉沉弦或弦紧。

三、古方今用

白术附子汤主要应用于以下几个方面。

1. 坐骨神经痛

福建省某医院开展了青少年坐骨神经痛治疗的相关研究，研究纳入患者96例，分为2组，每组各48例。研究组予以双阳针刺法配合白术附子汤治疗，对照组予以双氯芬酸二乙胺乳胶和甲钴胺片治疗。结果显示，治疗后两组患者的直腿抬高试验角度均逐渐升高，末次随访研究组的直腿抬高试验角度明显高于对照组；治疗后两组的生活质量评分均明显提高，研究组明显高于对照组。（出自《医学理论与实践》）

2. 慢性心功能不全

河南省某医院开展了慢性心功能不全阳虚水泛证治疗的相关研究，研究纳入76例患者，患者被分为2组，对照组36例仅用常规西药治疗，观察组40例则采用常规西药结合白术附子汤治疗。结果显示，治疗后观察组患者的有效率及各项心功能参数，左室收缩末期内径（LVESD）、左室舒张末期内径（LVEDD）、左室射血分数（LVEF）与对照组相比有明显统计学差异（$P < 0.05$）。（出自《云南中医中药杂志》）

3. 乳腺癌骨转移

山西省某医院开展了乳腺癌骨转移治疗的相关研究，研究纳入患者120例，患者被分为2组，每组各60例。对照组采用唑来膦酸注射液治疗，观察组采用白术附子汤加味治疗。结果显示，观察组中后完全缓解3例，部分缓解25例，疾病稳定17例，疾病恶化15例，治疗有效率为46.67%。（出自《光明中医》）

4. 老年功能性便秘

广西壮族自治区某医院开展了阳虚性老年功能性便秘治疗的相关研究，研究纳入患者 84 例，患者被分为 2 组，每组各 42 例，对照组口服酚酞片，治疗组口服白术附子汤并进行穴位注射治疗。结果显示，治疗组中痊愈 20 例，显效 13 例，有效 5 例，无效 4 例，治疗总有效率为 90.5%。（出自《中国医药科学》）

第二章

麻黄汤类

第一节　麻黄汤证

一、原文赏析

【原文】

太阳病，头痛发热，身疼腰痛，骨节疼痛，恶风，无汗而喘者，麻黄汤主之。（35）

【原文释义】

本条阐述了太阳伤寒的证治，病在太阳，症见头痛发热、恶风无汗，属太阳伤寒。寒邪束表，卫阳被遏，失其温煦之职，故恶风。被束缚之卫气，求其伸展而抵抗之，则邪正交争剧烈，是以发热。寒为阴邪，寒性收引，营阴郁闭故无汗。头项腰脊为太阳经脉循行之处，寒邪侵袭太阳经脉，经气运行不畅，故见头痛、腰痛、身疼、骨节疼痛。肺主气，外合皮毛，毛窍闭塞，肺失宣降，肺气不利，故气喘。营阴郁滞，毛窍闭塞，故无汗。由于其喘与毛窍闭塞相关，故言"无汗而喘"。太阳病本有头项强痛，而以伤寒为明显，然头项强痛，不同于项背强几几。盖头项强痛者，头连项痛，不甚柔和，其程度尚轻；项背强几几者，乃项背强痛较重，拘急难舒，顾盼不能自如，以此别之。本条病机为风寒束表，卫阳被遏，营阴郁滞，经气不利，肺气失宣，故以麻黄汤发汗解表，宣肺平喘。

【方剂组成】

麻黄三两（去节），桂枝二两（去皮），甘草一两（炙），杏仁七十个（去皮尖）。

【煎服法】

上四味，以水九升，先煮麻黄，减二升，去上沫，内诸药，煮取二升半，去滓，温服八合。覆取微似汗，不须饮粥，余如桂枝汤将息。

【方剂解析】

方中麻黄辛温，主入肺经，既开腠理、透毛窍，发汗以祛在表之风寒；又开宣肺气，宣散肺经风寒而平喘，为君药。风寒外束，卫闭营郁，仅以麻黄开表散寒，恐难解营郁之滞，遂臣以辛温而甘之桂枝解肌发表，通达营卫，既助麻黄发汗散寒之力，又可温通营卫之郁。麻黄、桂枝相须为用，发汗之力较强，可使风寒去而营卫和。肺主宣降，肺气郁闭，宣降失常，故又佐以杏仁利肺平喘，与麻黄相伍，一宣一降，以复肺气宣降之权而平喘，又使邪气去而肺气和。使以炙甘草，既调和药性，又缓麻、桂峻烈之性，使汗出而不致耗伤正气。**诸药合用，共奏辛温发汗、宣肺平喘之功效。**

【名家诠释】

成无己《注解伤寒论》：此太阳伤寒也，寒则伤营，头痛身疼腰痛，以至牵连骨节疼痛者，太阳经营血不利也。《内经》曰：风寒客于人，使人毫毛毕直，皮肤闭而为热者，寒在表也。风并于卫，卫实而营虚者，自汗出而恶风寒也；寒并于营，营实而卫虚者，无汗而恶风也。以营强卫弱，故气逆而喘，与麻黄汤以发其汗。

方有执《伤寒论条辨》：此条申上条（指第3条）而更互言之，所以致其详而出其治也。头痛已见太阳病，而此犹出者，以其专太阳而主始病也。上条先言或已发热，或未发热，而此先言头痛，次言发热者，则是以其已发热者言也……上条言必恶寒，而此言恶风者，乃更互言之，与上篇（指桂枝汤证）啬啬恶寒，淅淅恶风，双关互文之意同。无汗乃对上篇之有汗而言，以见彼此两相反，所以为风寒之辨别，不然无是证者，则不言也。然所以无汗者，汗乃血之液，血为营，营强则腠理闭密，虽热，汗不出也。喘，气逆也，卫主气，卫弱则气乏逆，呼吸不利而声息所以不遂也。然上条言呕而此言喘，呕与喘皆气逆，亦互言以明互见之意……

吴谦《医宗金鉴》：此承上条而详言其证，以出其治也。太阳经起于目内眦，上额交颠，入络脑还出，别下项，循肩膊内，挟脊抵腰中，至足小趾出其端。寒邪客于其经，则营血凝涩，所伤之处无不痛也。营病者恶寒，卫病者恶风，今营病而言恶风者，盖以风动则寒生，恶则皆恶，未有恶寒而不恶风，恶风而不恶寒者。所以仲景于中风、伤寒证中，每互言之，以是知中风、伤寒，不在恶风、恶寒上辨，而在微甚中别之也。无汗者，伤寒实邪，腠理闭密，虽发热而汗不出，不似中风虚邪，发热而汗自出也。阳经被寒邪所遏，故逆而为喘，主之以麻黄汤者，解表发汗，逐邪安正也。

柯韵伯《伤寒来苏集》：太阳主一身之表，风寒外束，阳气不伸，故一身尽疼；太阳脉抵腰中，故腰痛。太阳主筋所生病，诸筋者，皆属于节，故骨节疼痛。从风寒得，故恶风。风寒客于人则皮毛闭塞，故无汗。太阳为诸阳主气，阳气闭郁于内，故喘。太阳为开，立麻黄汤以开之，诸证悉除矣。麻黄八症，头痛、发热、恶风同桂枝证，无汗、身疼同大青龙证，本证重在发热、身疼、无汗而喘。

二、辨证拾遗

【原文证候】

头痛，发热，身疼，腰痛，骨节疼痛，恶风，无汗，喘。

【证候拾遗】

根据麻黄汤辛温发汗、宣肺平喘的功效，结合《伤寒论》其他条文，以方测证，还应包括以下证候：

头项强痛，恶寒重，发热轻，鼻塞声重，或鼻痒打喷嚏，鼻流清涕，咽痒咳嗽，咳痰清稀，口不渴，或渴喜热饮，舌质淡，舌苔薄白，脉浮紧。

【辨证分析】

本证多因外感风寒所致，风寒外袭，寒凝经脉，可见头项强痛；肺气失宣，上窍不利，寒凝鼻咽，故见鼻塞、咽痒、咳嗽；寒性清澈，故鼻流清涕，痰液清稀；寒邪在表，口不渴，阳气郁闭，阻滞气机，气不布津，津不上承，而见口渴不欲饮水。舌质淡，苔薄白，脉浮紧，乃风寒在表之象。

【证候总录】

头痛或头项强痛，恶寒重，发热轻，无汗，腰痛，肢节酸痛，鼻塞声重，或鼻痒打喷嚏，鼻流清涕，咽痒咳嗽，咳痰清稀，口不渴，或渴喜热饮。舌质淡，舌苔薄白，脉浮紧。

三、古方今用

麻黄汤以辛温发汗，宣肺平喘为主，主要应用于以下几个方面。

1. 慢性肺源性心脏病

广西壮族自治区某医院开展了慢性肺源性心脏病急性期治疗的相关研究，研究纳入患者 80 例，患者被分为 2 组，每组各 40 例，参照组患者实行常规的一般西医治疗，观察组患者则在此基础上加用中药麻黄汤治疗。结果显示，观察组中显效 19 例，有效 19 例，无效 2 例，治疗总有效率为 95%。（出自《光明中医》）

2. 急性喘息性支气管炎

湖北省某医院开展了风寒闭肺型急性喘息性支气管炎治疗的相关研究，研究纳入患者100例，患者被随机分为对照组与研究组，每组各50例。对照组予以常规西药治疗，研究组在对照组治疗的基础上予以麻黄汤加减治疗。结果显示，经过治疗后，研究组中痊愈20例，显效20例，有效8例，无效2例，治疗总有效率为96%，这表明研究组临床疗效优于对照组。（出自《临床合理用药》）

3. 感冒

江苏省某医院开展了感冒发热治疗的相关研究，研究纳入患儿240例，患儿被分为2组，每组各120例，治疗组予麻黄汤加减药浴治疗，对照组予以口服小儿柴桂退热颗粒。结果显示，经过治疗后，治疗组中脱落5例，痊愈16例，显效46例，有效33例，无效20例，治疗总有效率为82.61%。（出自《内蒙古中医药》）

4. 遗尿症

河南省某医院开展了遗尿症治疗的相关研究，研究纳入患儿68例，患儿被分为2组，每组各34例，对照组给予甲氯芬酯治疗，观察组给予麻黄汤治疗。结果显示，观察组中痊愈17例，有效12例，无效5例，治疗总有效率为85.29%。（出自《临床医学研究与实践》）

第二节　大青龙汤证

一、原文赏析

【原文】

太阳中风，脉浮紧，发热恶寒，身疼痛，不汗出而烦躁者，大青龙汤主之。若脉微弱，汗出恶风者，不可服之。服之则厥逆，筋惕肉瞤，此为逆也。（38）

【原文释义】

"太阳中风"是病因概念，系指风寒之邪伤人肌表，非太阳中风证。发热恶寒，身痛，脉浮紧是典型的伤寒表实证，应与麻黄汤治疗。然"烦躁"一症又与麻黄汤证有别。从"不汗出而烦躁"分析，"不汗出"既为症状，又为"烦躁"之因。由于寒邪闭表，阳郁不得宣泄，郁而生热，热邪上扰故"烦躁"。大青龙汤证为表寒里热，表里俱实之证，大青龙汤为发汗峻剂。若表里俱虚者，不得与之。原文言"脉微弱"示其里虚，"汗出恶风者"又为表虚，表里俱虚，则为大青龙汤之禁例。若误服，则亡阳损阴，产生"厥逆，筋惕肉瞤"之变证。由于大青龙汤证为风寒束表，卫阳被遏，营阴郁滞，内有郁热所致，证属表寒里热，表里俱实，故宜表里两解，重在解表，兼以清热。

【方剂组成】

麻黄六两（去节），桂枝二两（去皮），甘草二两（炙），杏仁四十枚（去皮尖），生姜三两（切），大枣十枚（擘），石膏（碎，如鸡子大）。

【煎服法】

上七味，以水九升，先煮麻黄，减二升，去上沫，内诸药，煮取三升，去滓，温服一升，取微似汗。汗出多者，温粉扑之。一服汗者停后服。若复服，汗多亡阳，遂虚恶风，烦躁不得眠也。

【方剂解析】

方中麻黄为君，发汗解表、宣肺平喘、利水消肿，其量为麻黄汤之倍，则开泄腠理，发汗散寒之力尤峻。桂枝辛温，解肌发汗，助麻黄解表而和营卫；石膏辛甘而寒，清里热并透郁热，二者同为臣药。麻黄得石膏，辛温发表而无助热之弊；石膏得麻黄，大寒清热而无凉遏之虞。杏仁降利肺气，与麻黄相合，宣降肺气，以适肺性；生姜、大枣合用则和脾胃、调营卫，兼助解表、益汗源，共为佐药。甘草益气和中，既缓辛温峻散之力，又调和诸药，且防石膏寒凉伤中，为佐使药。诸药同用，发汗散寒之中又兼清解里热之效。

本方麻黄发汗解表，桂枝温阳化气，生姜温胃散水，皆助麻黄发汗行水。麻黄、杏仁宣降肺气以通调水道；石膏清泄溢饮郁热；姜、枣、草益气和中，和营卫，运化水湿。**诸药合用，共奏外散风寒、内清郁热之功效。**

【名家诠释】

吴谦《医宗金鉴》： 太阳中风，脉当浮缓，今脉浮紧，是中风之病而兼伤寒之脉也。中风当身不痛，汗自出，今身疼痛，不汗出，是中风之而兼伤寒之证也。不汗出而烦躁者，太阳郁蒸之所致也。风，阳邪也。寒，阴邪也。阴寒郁于外则无汗，阳热蒸于内则烦躁，此风寒两伤，营卫同病，故合麻、桂二汤加石膏，制为大青龙汤，用以解营卫同病之实邪也。若脉微弱，汗出恶风者，即有烦躁，乃少阴之烦躁，非太阳之烦躁也。禁不可服，服之厥逆，筋惕肉瞤之患生，而速其亡阳之变矣。故曰此为逆也。

程郊倩《伤寒论后条辨》： 脉则浮紧，证则发热恶寒，身疼痛，不汗出而烦躁，是阴寒在表，郁住阳热之气在经而生烦热，热则并扰其阴而作躁也。烦躁须汗出而解，汗剂无如麻黄汤，然而辛热之性，散寒虽有余，而壮热愈甚，一用而黄斑狂闷之证，随汗势燎然奈何？故加石膏于麻黄汤中，名曰青龙汤，使辛热之剂变为辛凉，则寒得麻黄之辛热而外出，热得石膏之辛凉内解，龙升雨降，郁热顿除矣。然此非为烦躁设。为不汗出之烦躁设，若脉微弱，汗出恶风者，虽有烦躁证，乃少阴亡阳之象，全非不汗出而郁蒸者比。误服之，遂有厥逆筋惕肉瞤之变。

尤在泾《伤寒贯珠集》：此治中风而表实者之法，表实之人，不易得邪，设得之，则不能泄卫气，而反以实阳气，阳气既实，表不得通，闭热于经，则脉紧身痛，不汗出而烦躁也。是当以麻黄姜桂之属，以发汗泄表实，加石膏以除里热而止烦躁，非桂枝所得而治者矣。盖其病已非中风之常病，则其法亦不得守桂枝之常法，仲景特举此者，欲人知常知变，不使拘中风之名，而拘解肌之法也。若脉微弱，汗出恶风，则表虚不实，设与大青龙汤发越阳气，必致厥逆筋惕肉瞤，甚则汗多而亡阳矣，故曰此为逆。逆者，虚以实治，于理不顺，所以谓之逆也。

二、辨证拾遗

【原文证候】

恶寒发热，身疼痛或重，不汗出而烦躁，脉浮紧。

【证候拾遗】

根据大青龙汤外散风寒、内清郁热的功效，结合《伤寒论》其他条文，以方测证，还应包括以下证候群：

1. 外感风寒，内有郁热证：鼻塞，流涕，咳嗽咳痰，咽喉肿痛，气喘，口渴，大便秘结，小便短赤。舌淡红，苔白兼黄。

2. 外感风寒，水饮内郁化热之溢饮证：身体沉重，四肢浮肿，舌淡，苔白兼黄。

【辨证分析】

1. 外感风寒，内有郁热证候分析

鼻塞，流涕，乃风寒束表，卫阳被遏，营阴郁滞，毛窍闭塞引起，属风寒表实证。阳盛之体，外受风寒，寒邪较甚，表闭较重，阳郁为热，热伤津液，但见口渴，大便秘结，小便短赤；肺热上熏咽喉，气血壅滞，故见咽喉肿痛；热邪壅肺，肺失清肃，气逆于上，故见咳嗽，气喘；热邪无以宣泄，扰于胸中，可见心烦，烦甚则躁。表寒外束，内有郁热则舌淡，苔白兼黄。

2. 外感风寒，水饮内郁化热证候分析

风寒外束，肺失宣降，水津不能外布于表，下行膀胱，则聚而为饮，水饮溢于四肢，则身体沉重或浮肿；表寒外束，内有郁热则舌淡，苔白兼黄。

【证候总录】

1. 外感风寒，内有郁热证

恶寒发热，头身疼痛，无汗，鼻塞，流涕，咳嗽咳痰，咽喉肿痛，气喘，烦躁，口渴，大便秘结，小便短赤。舌淡红，苔白兼黄，脉浮紧。

2. 外感风寒，水饮内郁化热之溢饮证

发热恶寒，头痛，身体疼重，或四肢浮肿，无汗，烦躁。舌淡，苔白兼黄，脉浮紧。

三、古方今用

大青龙汤在现代临床颇丰，主要应用于呼吸系统疾病、儿科疾病、皮肤疾病、免疫系统疾病等方面：

1. 支气管哮喘急性发作

广东省某医院开展了支气管哮喘急性发作治疗的相关研究，研究纳入患者100例，患者被分为试验组和参照组，每组各50例，参照组进行常规西医治疗，实验组接受大青龙汤联合穴位敷贴治疗。结果显示，通过比较两组治疗后中医证候积分发现，实验组哮喘、咳嗽、胸闷、咳痰、咽痒和哮鸣音证候积分均明显低于参照组。（出自《内蒙古中医药》）

2. 甲型流感

浏阳市某医院采用回顾性研究的方法对儿科治疗的90例甲型流感表寒里热证患儿进行研究，其中中医组采用大青龙汤加味治疗，中西医结合组在西医组治疗方法的基础上予以大青龙汤加味治疗。结果显示，中医组、中西医结合组头痛、肢体酸痛症状评分差值显著高于西医组，差异有统计学意义（$P < 0.05$）。（出自《中医儿科杂志》）

第三节　小青龙汤证

一、原文赏析

【原文】

伤寒表不解，心下有水气，干呕，发热而咳，或渴，或利，或噎，或小便不利、少腹满，或喘者，小青龙汤主之。（40）

伤寒心下有水气，咳而微喘，发热不渴。服汤已渴者，此寒去欲解也。小青龙汤主之。（41）

【原文释义】

当存在发热，恶寒，无汗，头痛，身痛等症即"伤寒表不解"者，41 条"伤寒"二字，与此同义。"心下有水气"，即水饮停蓄心下胃脘部。心下与肺，以一膈而相邻，今水停其所，又为外感之风寒相激，必致气逆水升，水寒射肺，肺气失宣则咳；水饮扰胃，胃气上逆则呕，是为主证。所需申言者，40条以喘为或然证，而 41 条以喘为主证之一，可视为相互补充，都是外寒内饮所致之咳喘。然从临床而论，因寒饮而喘者，必兼咳嗽，而咳者，未必兼喘，故但求病机之一致，则小青龙汤既治咳，又治喘，或咳喘并作，不必拘泥。

40 条自"或渴"以下，皆或有之证，不必悉具。凡水饮为患，常因气机升降而变动不居，可随三焦气机升降出入，或壅于上，或积于中，或滞于下，随所伤部位不同，而有不同见证。水饮属阴，其为患也，一般不渴，若因水饮停聚阻碍气机，以致气不化津者，亦间有渴象。其渴为频呷热汤，饮量不多，以求舒适；水饮下趋，浸渍肠道，清浊不分则为下利；水寒滞气，气机不利，则小便不利，甚则小腹胀满；水气上逆，有碍肺气之清肃，则喘而咽喉有梗塞感。诸或然症，并非必然出现，然病机关键为水饮内停。

如上所述，水饮证一般不渴，若服小青龙汤后渴者，是病机向愈之佳兆，盖以发热之后，温解之余，饮邪渐化，而津液一时敷布不周，故生渴象，待病愈之时，气机通畅，正气恢复，必能水津四布，口渴自除。40 条渴见于服药之前，是水气不化，津不上乘之或然症；41 条渴见于服药后，是寒饮消解的反映，不可混淆。本证总以伤寒表不解，心下有水气，即外寒内饮的证候、病机，并以辛温解表，温化水饮为治法，以小青龙汤为主方。

【方剂组成】

麻黄三两（去节），芍药三两，细辛三两，干姜三两，甘草三两（炙），桂枝三两（去皮），五味子半升，半夏半升（洗）。

【煎服法】

上八味，以水一斗，先煮麻黄，减二升，去上沫，内诸药，煮取三升，去滓，温服一升。若渴，去半夏，加栝楼根三两；若微利，去麻黄，加荛花如一鸡子，熬令赤色。若噎者，去麻黄，加附子一枚，炮；若小便不利，少腹满者，去麻黄，加茯苓四两；若喘，去麻黄，加杏仁半斤，去皮尖。且荛花不治利，麻黄主喘，今此语反之，疑非仲景意也。

【方剂解析】

方以辛温之麻黄、桂枝相须为君，发汗解表，且麻黄兼能开宣肺气以解喘咳之证，桂枝化气行水以利内饮之化。臣用辛热之干姜、辛温之细辛，温肺化饮，兼协麻黄、桂枝解表祛邪。佐用辛苦而温之半夏，燥湿化痰，和胃降逆。然患者素有痰饮，脾肺本虚，纯用辛温，恐辛散耗气，温燥伤津，故伍酸甘之五味子敛肺止咳、芍药和营养血，二药与辛散之品相配，既令散中有收，以利肺气开阖，增强止咳平喘之功，又可防诸辛散温燥之药耗气伤津之虞，亦为佐药。炙甘草益气和中，兼调和辛散酸收之性，为佐使之药。**诸药合用，共奏辛温解表、温化水饮之功效。**

【名家诠释】

成无己《注解伤寒论》：伤寒表不解，心下有水饮，则水寒相搏，肺寒气逆，故干呕发热而咳。《针经》曰：形寒饮冷则伤肺，以其两寒相感，中外皆伤，故气逆而上行，此之谓也。与小青龙汤发汗散水，水气内渍，则所传不一，故有或为之证，随证增损，以解化之。咳而微喘者，水寒射肺也；发热不渴者，表证未罢也，与小青龙汤发表散水。服汤已，渴者，里气温，水气散，为欲解也。

柯韵伯《伤寒来苏集》：发热是表未解，干呕而咳，是水气为患。水气者，是太阳寒水之气也。太阳之化，在天为寒，在地为水，其伤人也，浅者皮肉筋骨，重者害及五脏。心下有水气，是伤脏也。水气未入胃，故干呕。咳者，水气射肺也。皮毛者，肺之合，表寒不解，寒水已留其合矣。心下之水气，又上至于肺，则肺寒，内外合邪，故咳也。水性动，其变多，水气下而不上，则或渴或利；上而不下，则或噎或喘；留而不行，则小便不利，而小腹因满也。

尤在泾《伤寒贯珠集》：伤寒表不解，而心下有水饮，饮寒相搏，逆于肺胃之间，为干呕发热而咳，乃伤寒之兼证也。夫饮之为物，随气升降，无处不到，或壅于上，或积于中，或滞于下，各随其所之而为病，而其治法，虽各有加减，要不出于小青龙汤一法。内饮外寒，相得不解，气凌于肺为咳而微喘，发热不渴，如上条之证也，是必以小青龙汤内消水饮为主矣。若服汤已渴者，是寒外解而水内行也，故为欲解，小青龙汤主之六字，当在发热不渴下。或问：水饮之证，或渴或不渴云何？曰：水积于中，故不渴也。其渴者，水积一处，而不得四布也，然而不渴者常也，其渴者，变也。服小青龙汤已而渴者，乃寒去饮消之常道也。

李培生《柯氏伤寒论附翼笺正》：伤寒表不解，当指有头痛、恶寒、发热、无汗等太阳表证；心下有水气，当括干呕而咳等里证。病因心下素蕴寒饮，又因风寒束表，遂致肺气不利，胃气上逆，实即外寒内饮所致。因水饮变动不居，故有或渴、或利等或然证。其喘当属主证，细参《伤寒论》《金匮要略》自知。

二、辨证拾遗

【原文证候】

干呕发热而咳，咳而微喘，不渴，或渴，或利，或噎，或小便不利、少腹满，或喘。

【证候拾遗】

根据小青龙汤辛温解表、温化水饮的功效，结合《伤寒论》其他条文，以方测证，还应包括以下证候：

恶寒，头身疼痛，无汗，痰涎清稀而量多，胸痞，或痰饮喘咳，不得平卧，或身体疼重，头面四肢浮肿。舌淡红，苔白滑，脉浮紧。

【辨证分析】

风寒束表，皮毛闭塞，卫阳被遏，营阴郁滞，故见恶寒发热，无汗，头身疼痛。素有水饮之人，一旦感受外邪，每致表寒引动内饮，水寒相搏，内外相引，饮动不居，水寒射肺，肺失宣降，故咳喘痰多而稀；肺失肃降，通调失常，津液敷布障碍，则又可加重饮停；水停心下，阻滞气机，故胸痞；水饮溢于肌肤，故浮肿身重；饮为阴邪，故苔白滑；脉浮紧，亦为风寒束表，水饮内停之象。

【证候总录】

恶寒，发热，头身疼痛，无汗，喘咳，痰涎清稀而量多，胸痞，或干呕，或痰饮喘咳，不得平卧，或身体疼重，或小便不利，或少腹满，头面四肢浮肿。舌淡红，苔白滑，脉浮紧。

三、古方今用

小青龙汤是效果可靠的止咳平喘剂，在临床上多有应用。主要见于呼吸系统疾病、耳鼻喉科疾病及儿科疾病的治疗，具体如下：

1. 咳嗽

广东省某医院开展了外寒内饮型变应性咳嗽治疗的相关研究，研究纳入患者68例，患者被分为对照组和试验组，每组各34例。对照组给予复方甲氧那明胶囊治疗，试验组给予加味小青龙汤联合隔姜灸治疗。结果显示，试验组中治愈7例，显效18例，有效6例，无效3例，治疗总有效率为91.3%。（出自《广州中医药大学学报》）

河南省某医院开展了风痰恋肺型上气道咳嗽综合征治疗的相关研究，研究纳入患者80例，患者被分为2组，每组各40例，对照组采用常规西医治疗，观察组在对照组治疗的基础上给予加味小青龙汤。结果显示，观察组中治愈18例，显效13例，有效8例，无效1例，治疗总有效率为97.5%。（出自《中医学报》）

云南省某医院开展了慢性咳嗽治疗的相关研究，研究纳入患者67例，研究人员根据治疗方案将患者分为治疗组35例和对照组32例。治疗组患者接受中医小青龙汤辨证治疗，对照组患者接受硫酸特布他林雾化液、地氯雷他定干混悬剂、阿莫西林克拉维酸钾分散片联合治疗。结果显示，治疗组治愈25例，有效8例，无效2例，治疗总有效率为94.29%，疗效确切。（出自《中国当代医药》）

2. 鼻炎

广东省某医院开展了变应性鼻炎治疗的相关研究，研究纳入患者63例，患者被分为2组，对照组31例，观察组32例，对照组予布地奈德鼻喷雾剂治疗，而观察组则在对照组治疗的基础上加用小青龙汤治疗。结果显示，观察组中显效18例，有效13例，无效1例，治疗总有效率为96.88%。（出自《中医临床研究》）

3. 咳嗽变异性哮喘

河南省某医院开展了咳嗽变异性哮喘治疗的相关研究，研究纳入患儿92例，患儿被分为2组，每组各46例，对照组患儿给予常规治疗，观察组患儿在对照组治疗的基础上给予小青龙汤联合三子养亲汤加减治疗。结果显示，观察组中痊愈24例，显效12例，有效6例，无效4例，治疗总有效率为91.3%。（出自《深圳中西医结合杂志》）

第四节　麻黄杏仁甘草石膏汤证

一、原文赏析

【原文】

发汗后，不可更行桂枝汤，汗出而喘，无大热者，可与麻黄杏仁甘草石膏汤。（63）

【原文释义】

太阳伤寒发汗后，表证仍在者，可与桂枝汤调和营卫，解肌祛风。服桂枝汤后，表证仍在者，仍可使用桂枝汤以解外。太阳病既汗且下后表证不解者，亦可用桂枝汤解散其外。综合上述而论，汗下后仍可用桂枝汤者，在于太阳表证未解，亦未生他变，否则应观其脉证，知犯何逆，随证治之。今日汗下后"不可更行桂枝汤"，知表证不复存在，纵使尚存轻微表证，必处于次要地位，既然如此，则主要证候，所当仔细辨析。主要证候为何？曰"汗出而喘，无大热"，是汗下后引邪深入，邪入化热，肺热炽盛，宣降失司，气逆发喘。又因肺合皮毛，肺热熏蒸，逼迫津液外走毛窍，故汗出而喘。无大热，是表无大热，而热壅于里，并非热势不甚。此为本条主要证候，若结合临床，其与咳嗽、口渴、苔薄黄、脉数等并见者恒多。因本证不在太阳之表，而是汗下后外邪入里化热，热壅于肺，故治当清宣肺热，用麻杏甘石汤。

【方剂组成】

麻黄四两（去节），杏仁五十个（去皮尖），甘草二两（炙），石膏半斤（碎，面裹）。

【煎服法】

上四味，以水七升，煮麻黄，减二升，去上沫，内诸药，煮取二升，去滓，温服一升。

【方剂解析】

方中麻黄辛温，宣肺平喘，解表散邪。《本草正义》曰："麻黄轻清上浮，专疏肺郁，宣泄气机，是为治外感第一要药。虽曰解表，实为开肺；虽曰散寒，实为泄邪。风寒固得之而外散，即温热亦无不赖之以宣通。"石膏辛甘大寒，清泄肺热以生津。二药相伍，一以宣肺为主，一以清肺为主，合而用之，既宣散肺中风热，又清宣肺中郁热，共为君药。石膏倍于麻黄，相制为用。全方主以辛凉，麻黄得石膏，宣肺平喘而不助热；石膏得麻黄，清解肺热而不凉遏。杏仁苦温，宣利肺气以平喘咳，与麻黄相配则宣降相因，与石膏相伍则清肃协同，是为臣药。炙甘草既能益气和中，又防石膏寒凉伤中，更能调和于寒温宣降之间，为佐使药。**诸药合用，共奏清热宣肺、降气平喘之功效。**

【名家诠释】

方有执《伤寒论条辨》：更行，犹言再用。不可再用桂枝汤，则是已经用过，所以禁止也。盖伤寒当发汗，不当用桂枝，桂枝固卫，寒不得泄，而气转上逆，所以喘益甚也。无大热者，郁伏而不显也，以伤寒之表犹在，故用麻黄以发之。杏仁下气定喘，甘草退热和中，本麻黄正治之佐使也。石膏有彻热之功，尤能助下喘之用，故易桂枝以石膏，为麻黄汤之变制，而太阳伤寒，误汗转喘之主治，所以必以四物者，而后可行也。发汗后不可更行桂枝汤云云，与此只差"下"字，余皆同。夫以汗下不同而治同者，汗与下虽殊，其为反误而致变喘则一，唯其喘一，所以同归于一治也。

吴谦《医宗金鉴》：今太阳病发汗后，汗出而喘，身无大热而不恶寒者，知邪已不在太阳之表；且汗出而不恶热，知邪已不在阳明之里。其所以汗出而喘，既无大热，又不恶寒，是邪独在太阴肺经，故不可更行桂枝汤，可与麻黄杏仁甘草石膏汤，发散肺邪，而汗、喘止矣。此详上条，受病两途，同乎一治之法也。又有下后身无大热、汗出而喘者，知邪不在表而在肺，故亦不可更行桂枝汤，可与麻黄杏仁甘草石膏汤以治肺也。彼之汗后喘，此之下后喘，虽其致病之因不同，而其所见之证不异，所以从其证，不从其因，均用此汤，亦喘家急则治其标之法也。

尤在泾《伤寒贯珠集》：发汗后，汗出而喘，无大热者，其邪不在肌腠，而入肺中，缘邪气外闭之时，肺中已自蕴热，发汗之后，其邪不从汗而出之表者，必从内而入之肺耳，故以麻黄杏仁之辛而入肺者，利肺气，散邪气。甘草之甘平，石膏之甘辛而寒者，益肺气，除热气，而桂枝不可更行矣。盖肺中之邪，非麻黄、杏仁不能发，而寒郁之热，非石膏不能除，甘草不特救肺气之固，抑以缓石膏之悍也。此与汗后不可更行桂枝汤条大同，其为邪入肺中则一，故其治亦同。

二、辨证拾遗

【原文证候】

汗出而喘，无大热。

【证候拾遗】

根据麻黄杏仁石膏甘草汤清热宣肺、降气平喘的功效，结合《伤寒论》其他条文，以方测证，还应包括以下证候：

身热不解，不恶寒，咳逆气急，甚则鼻扇，痰色黄，口渴，有汗或无汗，烦躁，舌苔薄白或黄，脉浮数或浮。

【辨证分析】

风寒之邪郁而化热入里，邪热充斥内外，故身热不解；邪热壅肺，肺失宣降，故咳逆气急，甚则鼻扇；热邪伤津，故口渴；热性升散，迫津外泄，故见有汗，当表邪未尽时，卫气被郁，毛窍闭塞而无汗；舌苔薄白或黄，脉浮数或浮均为寒邪犯表，肺热炽盛之象。

【证候总录】

身热不解，不恶寒，咳逆气急，甚则鼻扇，痰色黄，口渴，有汗或无汗，烦躁，舌苔薄白或黄，脉浮数或浮。

三、古方今用

麻黄杏仁甘草石膏汤除治疗邪热壅肺外，在现代还可应用于多种疾病，主要为以下几个方面。

1. 肺炎

四川省某医院开展了病毒性肺炎合并心肌损伤治疗的相关研究，研究纳入患者64例，患者被分为2组，每组各32例，对照组给予盐酸莫西沙星、利巴韦林及盐酸氨溴索等常规治疗；观察组在对照组常规治疗的基础上口服麻杏石甘汤合小陷胸汤加减治疗。结果显示，经过治疗后，观察组治愈16例，显效7例，有效5例，无效4例，治疗总有效率为87.5%，疗效确切。（出自《中国中医急症》）

河北省某医院开展了老年重症肺炎治疗的相关研究，研究纳入患者96例，患者被分为2组，每组各48例，对照组使用注射胸腺法新治疗，治疗组在对照组治疗的基础上加用千金苇茎汤合麻杏石甘汤加减治疗。结果显示，经过治疗后，治疗组中显效20例，有效22例，无效6例，治疗总有效率为87.5%。（出自《河北中医》）

2. 流行性感冒

辽宁省某医院曾开展热毒袭肺型流行性感冒治疗的相关研究，研究纳入患者60例，患者被随机为2组，每组各30例；对照组给予磷酸奥司他韦治疗，试验组给予麻杏石甘汤加减治疗。结果显示，经过治疗后，试验组显效17例，

有效 10 例，无效 3 例，治疗总有效率为 90%，疗效确切。（出自《中医药临床杂志》）

3. 小儿支原体肺炎

广东省某医院开展了痰热闭肺型小儿肺炎支原体肺炎治疗的相关研究，研究纳入患儿 90 例，患儿被分为 3 组，每组各 30 例，3 组均给予常规对症治疗，在此基础上，西药组给予阿奇霉素治疗，中药组给予麻杏石甘汤加减治疗，联合组给予麻杏石甘汤加减联合阿奇霉素治疗。结果显示，联合组痊愈 12 例，好转 16 例，无效 2 例，治疗总有效率为 93.33%，高于西药组及中药组。（出自《新中医》）

4. 咳嗽变异性哮喘

江西省某医院曾开展痰热壅肺型咳嗽变异性哮喘治疗的相关研究，研究纳入患儿 80 例，患儿被分为 2 组，每组各 40 例，西药组予以孟鲁司特钠片、氨溴特罗口服溶液治疗，中西结合组在西药组治疗的基础上加用麻杏石甘汤加味治疗。结果显示，经过治疗后，中西结合组痊愈 23 例，显效 12 例，有效 3 例，无效 2 例，治疗总有效率为 95%，相对于西药组，疗效较佳。（出自《临床合理用药》）

第五节　麻黄连轺赤小豆汤证

一、原文赏析

【原文】

伤寒，瘀热在里，身必黄，麻黄连轺赤小豆汤主之。（262）

【原文释义】

伤寒，指外感风寒表邪未尽，当见发热、恶寒、无汗、身痒等症。瘀热，指热邪郁阻于里，症见发黄，提示热与湿合，互结于里，当见目黄、身黄、小便黄而短少等症。本汤证多见于湿热发黄的早期，由于病邪郁表，腠理闭塞而无汗；水湿郁热不得泄越而蓄积于内影响三焦气化，水道不通则小便不利，致使湿无出路，与热相合，熏蒸肝胆而导致发黄。发黄初期，往往表未尽解，则部分病邪已入里化热与湿相合，熏蒸肝胆，胆热液泄而发黄。本汤证发黄，湿热弥漫全身，上、中、下三焦均波及，中焦积滞不明显，故无腑气壅滞之象。治疗当以祛邪为要，解表发汗以散在表之寒，清利小便以泄在里之热，而发汗、利小便均是除湿祛水之途径，即开鬼门、洁净府之意。以麻黄连轺赤小豆汤清热利湿，解表散邪，湿热既除，身黄得退。

【方剂组成】

麻黄二两（去节），连轺二两（连翘根），杏仁四十个（去皮尖），赤小豆一升，大枣十二枚（擘），生梓白皮一升（切），生姜二两（切），甘草二两（炙）。

【煎服法】

上八味，以潦水一斗，先煮麻黄再沸，去上沫，内诸药，煮取三升，去滓，分温三服，半日服尽。

【方剂解析】

麻黄连轺赤小豆汤，方中麻黄、杏仁、生姜具有发汗、辛散表邪的作用，麻黄、生姜又有散水气的作用，杏仁宣散肺气而通便，有利祛邪，三味相配既能发汗又能开提肺气以利水湿；连轺、生梓白皮苦寒能清热解毒（梓白皮现多以桑白皮代之），与赤小豆同用可起清热利水除湿之效；甘草、大枣调和诸药，并和脾胃。全方具有清热利湿兼以解表发汗的功能。方用潦水煎药，盖雨水味薄，不助湿热之邪。原方取雨水煎药，现多用普通水代之。**诸药合用，共奏清热利湿、解表散邪之功效。**

【名家诠释】

吴谦《医宗金鉴》：湿热发黄无表里证，热盛者清之，小便不利者利之，里实者下之，表实者汗之，皆无非为病求去路也。用麻黄汤以开其表，使黄从外而散；去桂枝者，避其湿热也；佐姜枣者，和其营卫也；加连轺、梓皮以泻其热，赤小豆以利其湿，同成治表实发黄之效也。连轺，即连翘根，无梓皮以茵陈代之。

尤在泾《伤寒贯珠集》：瘀热在里者，汗不得出而热瘀于里也，故与麻黄、杏仁、生姜之辛温，以发越其表；赤小豆、连轺、梓白皮之苦寒甘，以清热于里；大枣、甘草甘温悦脾，以为散湿祛邪之用；用潦水者，取其味薄，不助水气也。合而言之，茵陈蒿汤是下热之剂，栀子柏皮汤是清热之剂，麻黄连轺赤小豆汤是散热之剂也。

二、辨证拾遗

【原文证候】

身黄。

【证候拾遗】

根据麻黄连轺赤小豆汤清热利湿、解表散邪的功效，结合《伤寒论》其他条文，以方测证，还应包括以下证候：

发热，恶寒，无汗，目黄，小便不利而色黄，皮肤瘙痒，舌质红，苔薄黄，脉浮数或滑数。

【辨证分析】

发热、恶寒、无汗乃风寒束表的表现。水湿郁热不得泄越，而蓄积于内，影响三焦气化，水道不通则小便不利，致使湿无出路，与热相合，熏蒸肝胆，而导致发黄，胆汁不循常道而泛溢肌肤，则见面目发黄，如橘子色；湿热熏蒸则尿少色黄；湿热泛溢肌肤，则皮肤瘙痒。风寒犯表，则脉浮，苔薄；热邪在内，而脉数，苔黄；湿毒相合则舌质红，脉滑。因此可见舌质红，苔薄黄，脉浮数或滑数。

【证候总录】

发热，恶寒，无汗，目黄，身黄如橘子色，小便不利而色黄，皮肤瘙痒。舌质红，苔薄黄，脉浮数或滑数。

三、古方今用

麻黄连轺赤小豆汤是治疗诸病湿热的著名方剂，在临床多系统均有应用。主要包括以下几个方面。

1. 肾病综合征

广东省某医院开展了原发性肾病综合征治疗的相关研究，研究纳入患者102例，患者被分为对照组50例，联合组52例，对照组给予麻黄连翘赤小豆汤治疗，联合组在对照组治疗的基础上加以防己黄芪汤加减方治疗。结果显示，联合组完全缓解14例，基本缓解25例，稳定11例，无效2例，治疗总有效率为96.15%。（出自《四川中医》）

2. 支气管哮喘

甘肃省某医院开展了对湿热型支气管哮喘急性发作治疗的相关研究，研究纳入患者80例，患者被分为2组，每组各40例，对照组采用布地奈德加沙丁胺醇治疗，观察组在对照组治疗的基础上采用麻黄连翘赤小豆汤随症加减治疗。结果显示，与治疗前比，治疗后两组患者咳嗽、咳痰、喘息、哮鸣音、胸闷症状积分均显著降低，且观察组中医证候积分均显著降低。（出自《现代医学与健康研究》）

3. 小儿紫癜性肾炎

河南省某医院开展了小儿紫癜性肾炎治疗的相关研究，研究纳入患儿 92 例，患儿被分为 2 组，每组各 46 例，两组均用福辛普利治疗，联合组加用麻黄连翘赤小豆汤加减治疗。结果显示，联合组痊愈 7 例，显效 19 例，有效 17 例，无效 3 例，治疗总有效率为 93.48%，疗效确切。（出自《实用中医药杂志》）

4. 肛周湿疹

云南省某医院开展了肛周湿疹治疗的相关研究，研究纳入患者 70 例，患者被分为 2 组，剔除脱失病例后得到治疗组 31 例与对照组 30 例，共观察 61 例。治疗组予以麻黄连翘赤小豆汤配合针灸治疗，观察组口服依巴斯汀片配合曲安奈德益康唑乳膏外擦治疗。结果显示，治疗组治愈 2 例，显效 15 例，有效 11 例，无效 3 例，治疗总有效率为 90.3%。（出自云南中医药大学硕士学位论文，2023 年）

第六节　麻黄细辛附子汤证

一、原文赏析

【原文】

少阴病，始得之，反发热，脉沉者，麻黄细辛附子汤主之。（301）

【原文释义】

少阴寒化不应发热，今始得之即出现发热，故谓之"反发热"。发热一般多为太阳表证，太阳病其脉当浮，现脉不浮而沉，沉脉主里，为少阴里虚，脉证合参，是证当属少阴阳虚兼太阳表寒证，亦即后世所谓太阳与少阴两感证。此少阴阳虚复感外邪而兼夹表证，故除发热外，当有无汗恶寒、身痛等症。此为两经兼病，亦即表里同病，其治当视表里证之轻重缓急而确定是先表后里，还是先里后表，或表里同治。然太阳病发热，其脉当浮，今脉不浮而沉，知非纯为表证，是证见少阴里虚之脉，但尚未见下利清谷、手足厥冷等少阴阳虚阴盛之证，即少阴病阳虽虚而尚不太甚，所以用表里同治，温阳发汗法，方用麻黄细辛附子汤温阳解表。

【方剂组成】

麻黄二两（去节），细辛二两，附子一枚（炮，去皮，破八片）。

【煎服法】

上三味，以水一斗，先煮麻黄，减二升，去上沫，内诸药，煮取三升，去滓。温服一升，日三服。

【方剂解析】

方以麻黄为君，取其辛温，发汗散寒解表。以制附子为臣，取其大辛大热之性，温补阳气，助麻黄鼓邪外出。因麻黄发汗之力较峻，阳虚之人用之则恐损耗其阳，且阳虚更无力助其辛散表邪，遂与附子同用则无伤阳之弊，相辅相成，为助阳解表之常用配伍。细辛归肺肾二经，芳香气浓，性善走窜，通彻表里，既能祛风散寒以助麻黄解表，又可鼓动阳气以协附子助阳散寒，为佐助之用。三药并用，使外感风寒之邪得以表散，在里之阳气得以振奋，则阳虚外感可愈，诸药合用，共奏温经解表之功效。

【名家诠释】

成无己《注解伤寒论》：少阴病，当无热，恶寒；反发热者，邪在表也。虽脉沉，以始得，则邪气未深，亦当温剂发汗以散之。

尤在泾《伤寒贯珠集》：此寒中少阴之经，而复外连太阳之证。以少阴与太阳为表里，其气相通故也。少阴始得本无热，而外连太阳则反发热，阳病脉当浮而紧，少阴则脉不浮而沉，故与附子、细辛，专温少阴之经，麻黄兼发太阳之表，乃少阴温经散寒，表里兼治之法也。

程郊倩《伤寒论后条辨》：一起病便发热，兼以阴经无汗，世有计日按证者，类能恣意于麻黄，而所忌在附子，不知脉沉者，由其入肾经素寒，虽表中阳邪，而里阳不能协应，故沉而不能浮也。沉属少阴，不可发汗，而始得即发热属太阳，又不得不发汗，须以附子温经助阳，托住在里，使真阳不致随汗而升，其麻黄始可合细辛用耳。

徐灵胎《伤寒论类方》：少阴病三字，所该者广，必从少阴诸现症，细细详审，然后反发热，知为少阴之发热，否则，何以知其非太阳、阳明之发热耶？又必候其脉象之沉，然后益知其为少阴无疑也。凡审证皆当如此。附子、细辛，为少阴温经之药，夫人知之。用麻黄者，以其发热，则邪犹连太阳，未尽入阴，犹可引之外达。不用桂枝而用麻黄者，盖桂枝表里通用，亦能温里，故阴经诸药皆用之。麻黄则专于发表，今欲散少阴始入之邪，非麻黄不可，况已有附子，足以温少阴之经矣。

二、辨证拾遗

【原文证候】

发热，脉沉。

【证候拾遗】

根据麻黄附子细辛汤温经解表的功效，结合《伤寒论》其他条文，以方测证，还应包括以下证候：

神疲欲寐，体虚，恶寒甚剧，虽厚衣重被，其寒不解，身痛、无汗，舌淡，苔白腻或白滑。

【辨证分析】

恶寒，身痛，无汗，均为外感风寒的表现。素体阳虚，复感风寒，正邪交争，可见恶寒甚剧，虽厚衣重被，其寒不解，而发热较轻；阳虚无以温煦，气血运行不畅，脑失所养，故见神疲欲寐。舌淡，苔白腻或白滑，脉沉为里虚之象。

【证候总录】

发热，神疲欲寐，体虚，恶寒甚剧，虽厚衣重被，其寒不解，身痛、无汗，舌淡，苔白腻或白滑，脉沉。

三、古方今用

麻黄附子细辛汤能温经解表、散寒通阳，主要应用于治疗以下疾病：

1. 阿尔茨海默症

河南省某医院曾开展了阿尔茨海默症治疗的相关研究，研究共纳入患者92例，患者被分为2组，每组各46例，对照组口服多奈哌齐治疗，观察组加用麻黄附子细辛汤与电针治疗。结果显示，经过治疗后，两组中医证候积分均低于治疗前，且观察组的中医证候积分改善情况优于对照组。（出自《临床研究》）

2. 过敏性鼻炎

山东省某医院开展了虚寒性过敏性鼻炎发作期治疗的相关研究，研究纳入患者76例，患者被分为2组，每组各38例，对照组患者采取常规药物治疗，观察组患者采取理中汤加麻黄附子细辛汤治疗。结果显示，观察组无效1例，显效9例，有效28例，治疗总有效率为97.37%。（出自《中国医学文摘耳鼻咽喉科学》）

3．支气管哮喘

河南省某医院开展了老年寒哮证支气管哮喘治疗的相关研究，研究纳入患者129例，对照组64例，实验组65例，对照组给予布地奈德气雾剂治疗，实验组在对照组治疗的基础上增加麻黄附子细辛汤加减治疗。结果显示，实验组中治愈10例，显效23例，有效27例，无效5例，治疗后总有效率为92.31%。（出自《实用中西医结合临床》）

4．慢性心律失常

广东省某医院曾开展了慢性心律失常治疗的相关研究，研究纳入患者80例，患者被分为2组，每组40例。对照组患者实施常规治疗，观察组患者在常规治疗的基础上加用麻黄附子细辛汤加减治疗。结果显示，观察组中显效25例，有效14例，无效1例，治疗总有效率为97.5%。（出自《临床合理用药杂志》）

5．肾病综合征

河南省某医院开展了肾病综合征太少两感证治疗的相关研究，研究纳入患者82例，患者被分为2组，每组各41例，两组均用常规西药治疗，观察组加用麻黄附子细辛汤治疗。结果显示，观察组临床痊愈8例，显效18例，有效12例，无效3例，治疗总有效率为92.68%，疗效确切。（出自《实用中医药杂志》）

第七节　麻黄附子甘草汤证

一、原文赏析

【原文】

少阴病，得之二三日，麻黄附子甘草汤微发汗。以二三日无证，故微发汗也。（302）

【原文释义】

虽因少阴寒化阳虚为本，病亦有自表起者，但少阴表证发热多轻浅，病程多较短，邪迅即传里，出现典型的少阴里虚寒证。病至二三日，未出现厥、利、吐等虚寒证，说明本证一是感邪程度轻，二是阳虚程度不甚，"微发汗"提示此证二三日后表证比始得之的发热衰减，发热只是"身微热"而已。病未进，也就"无里证"了。

"无里证"是本证的辨证要点，所谓"无里证"，是针对无吐利等典型的里虚寒证而言。只有在无里证的情况下，才能采用表里同治的发汗与温经并用之法治疗，否则，如见吐利典型的里虚寒证，说明里虚寒已盛，其治疗则当采用先里后表之法，麻黄附子甘草汤证也是少阴病兼表证，只是证较麻黄细辛附子汤证为轻，本条言"得之二三日"，是指证情稍缓，而正气较虚，故用温经微发汗法。所以在用药上，本条以甘草之缓，取其微汗，且可益气和中，保护正气。总以麻黄附子甘草汤温经解表，微发其汗。

【方剂组成】
麻黄二两（去节），甘草二两（炙），附子一枚（炮，去皮，破八片）。

【煎服法】
上三味，以水七升，先煮麻黄一两沸，去上沫，内诸药，煮取三升，去滓，温服一升，日三服。

【方剂解析】
麻黄附子甘草汤为麻黄细辛附子汤去细辛加炙甘草而成。方中麻黄解表邪，附子温肾阳；炙草之用，既可扶中益气，又可缓麻黄之发散，以求微微得汗而解，不致过汗，使之成为温阳解表，微发汗而又不伤正气的平和之方。**诸药合用，共奏温经发汗之功效。**

【名家诠释】
成无己《注解伤寒论》：麻黄、甘草之甘，以散表寒，附子之辛，以温寒气。

赵嗣真《伤寒论集注》：少阴发汗二汤，其第一证，以附子温经，麻黄散寒，而热须汗解，故加细辛，是汗剂之重者。第二证得之二三日，病尚浅，比之前证亦稍轻，所以去细辛加甘草，是汗剂之轻者。

黄坤载《伤寒悬解》：麻黄发太阳之表，附子、甘草温癸水而培己土。少阴禁汗，此微发汗者，以二三日尚无少阴之里证，故微发汗也。

王晋三《绛雪园古方选注》：少阴无里证，欲发汗者，当以熟附固肾，不使麻黄深入肾经劫液为汗，更妙在甘草缓麻黄，于中焦取水谷之津为汗，则内不伤阴，邪从表散，必无过汗亡阳之虑矣。

张隐庵《伤寒论集注》：此麻黄附子甘草汤，主开通心肾之精血，合于中土而为汗，故此则曰微发汗，而上文不言也。

二、辨证拾遗

【原文证候】

无。

【证候拾遗】

根据麻黄细辛附子汤温经发汗功效，结合《伤寒论》其他条文，以方测证，还应包括以下证候：

恶寒，身痛，无汗，微发热，或身面浮肿，气短，小便不利。舌淡胖，苔白，脉沉。

【辨证分析】

发热，恶寒，身痛，无汗，均为外感风寒的表现。阳虚气化失司，则气短，水邪泛溢肌肤，则全身浮肿，小便不利。舌淡胖，苔白，脉沉，均为阳虚而感受外寒之征。

【证候总录】

恶寒，身痛，无汗，微发热，或身面浮肿，气短，小便不利。舌淡胖，苔白，脉沉。

三、古方今用

麻黄附子甘草汤有温经回阳兼以解表之功效，现代临床主要应用于以下方面：

荨麻疹

江苏省某医院开展了荨麻疹治疗的相关研究，研究纳入患者50例，患者被随机分为对照组与试验组，每组各25例，对照组患者采用西药治疗，试验组患者采用麻黄附子甘草汤加减联合雷火灸治疗。结果显示，试验组痊愈20例，显效3例，有效2例，无效0例，治疗总有效率为100%。（出自《亚太传统医药》）

第八节　麻黄升麻汤证

一、原文赏析

【原文】

伤寒六七日，大下后，寸脉沉而迟，手足厥逆，下部脉不至，咽喉不利，唾脓血，泄利不止者，为难治，麻黄升麻汤主之。（357）

【原文释义】

伤寒六七日，表证未解，部分邪气入里成实，此时当遵守表里先后原则进行治疗。表证未解者，当先解其表，表解后乃可攻里。若只见其上热而妄用寒凉攻伐之品，不唯病不得愈，反使表邪内陷，阳气郁遏，伤阴损阳，上热下寒之证更趋严重。下后津伤，阳气内郁，故寸脉沉而迟。阳虚气抑，不达四末，故手足厥逆。下后阴阳两伤，阴伤则热愈炽而上灼，痹阻咽喉，灼伤络脉，故咽喉不利、唾脓血。阳伤则脾更寒而气下陷，故下部脉不至、下利不止。此属阳郁不伸，上热下寒，虚实互见之证，若单治寒则遗其热，单治热则碍其寒，补其虚则助其实，泻其实则伤其虚，故曰"难治"。证属正虚邪陷，肺热脾寒，阴阳错杂，但关键在于阳郁不伸，故治以麻黄升麻汤发越郁阳为主，兼顾清上温下、滋阴和阳，则诸症可迎刃而解，厥逆自回。

【方剂组成】

麻黄二两半（去节），升麻一两一分，当归一两一分，知母十八铢，黄芩十八铢，葳蕤十八铢（一作菖蒲），芍药六铢，天门冬六铢（去心），桂枝六铢（去皮），茯苓六铢，甘草六铢（炙），石膏六铢（碎，绵裹），白术六铢，干姜六铢。

【煎服法】

上十四味，以水一斗，先煮麻黄一两沸，去上沫，内诸药，煮取三升，去滓，分温三服。相去如炊三斗米顷，令尽，汗出愈。

【方剂解析】

麻黄升麻汤中，麻黄、升麻为君，二者用量最大，发越郁阳；麻黄能发越肺经火郁，升麻可升散解毒，使阳郁得伸，邪能外达，则肢厥等症可解。石膏、知母、黄芩泻火解毒，清解肺热，桂枝、干姜温运脾阳，祛除下寒，两组药一清上热，一温下寒，清肺温脾为臣，葳蕤、天冬、当归、芍药清金润肺，滋阴养血为佐；白术、茯苓、炙甘草健脾益气为使。方中药物虽多，但重点突出，剂量虽小，但主次分明，配伍严谨有序，乃是有制之师，具有清上、温下、和中，发越郁阳，祛邪扶正的综合作用。本方以发越内陷之阳为主，药后可使汗出邪去，阳气得伸而解，故方后曰"汗出愈"。"相去如炊三斗米顷令尽"，是强调药物要在短时间内服完，旨在药力集中，作用持续，以达祛除病邪之目的。**诸药合用，共奏解表和里、清上温下之功效。**

【名家诠释】

成无己《注解伤寒论》：大下之后，下焦气虚，阳气内陷，寸脉迟而手足厥逆，下部脉不至也。厥阴之脉，贯膈，上注肺，循喉咙。邪在厥阴随经射肺。因亡津液，遂成肺痿，咽喉不利而唾脓血也。《金匮要略》曰："肺痿之病，从何得之？被快药下利，重亡津液，故得之。"若泄利不止者，为里气大虚，故云难治。与麻黄升麻汤，以调肝肺之气。

喻嘉言《尚论篇》：按寸脉沉而迟，明是阳去入阴之故，非阳气衰微可拟，故虽手足厥逆，下部脉不至，泄利不止，其不得为纯阴无阳可知。况咽喉不利，唾脓血，又阳邪搏阴上逆之征验，所以仲景特于阴中提出其阳得汗出，而错杂之邪尽解也。

柯韵伯《伤寒来苏集》：寸脉沉迟，气口脉平矣，下部脉不至，根本已绝矣。六腑气绝于外者，手足寒，五脏气绝于内者，利下不禁。咽喉不利，水谷之道绝矣，汁液不化而成脓血，下濡而上逆，此为下厥上竭，阴阳离决之候，生气将绝于内也。旧本有麻黄升麻汤，其方味数多而分量轻，重汗散而畏温补，乃后世粗工之伎，必非仲景方也。此证此脉，急用参附以回阳，尚恐不救。以治阳实之品，治亡阳之证，是操戈下石矣。敢望其汗出而愈哉？绝汗出而死，是为可必。

刘渡舟《伤寒论校注》：误下之后，表邪遏于胸中，阴寒逆于腹内，寒盛于中，乃是本证的病机特点。麻黄升麻汤，擅于发越胸中阳郁之邪，此乃寒热并用而又能透邪外出的一种治疗方法。

二、辨证拾遗

【原文证候】

咽喉不利，吐脓血，泄利不止，手足厥逆，寸脉沉迟，下部脉不至。

【证候拾遗】

根据麻黄升麻汤解表和里、清上温下的功效，结合《伤寒论》其他条文，以方测证，还应包括以下证候：

咳嗽气喘，痰多色白，或喉中哮鸣，胸闷，形寒肢冷，舌淡，苔白腻或白滑。

【辨证分析】

寒痰阻肺，宣降失司，肺气上逆，故见咳嗽，气喘；肺失宣降，津聚为痰，则见痰多色白；痰气搏结，上涌气道，故见喉中痰鸣；寒痰凝滞于肺，肺气不利，故见胸闷；阴寒凝滞，阳气郁而不达，肌肤失于温煦，故见形寒肢冷。舌淡，苔白腻或白滑，均为阳郁肺热之象。

【证候总录】

手足厥逆，咽部不利，唾脓血，泄利不止，咳嗽气喘，痰多色白，或喉中哮鸣，胸闷，形寒肢冷，舌淡，苔白腻或白滑，寸脉沉迟，下部脉不至。

三、古方今用

麻黄升麻汤现代临床主要应用于以下几个方面。

1. 慢性阻塞性肺疾病合并阻塞性睡眠呼吸暂停低通气综合征

山东省某医院开展了慢性阻塞性肺疾病合并阻塞性睡眠呼吸暂停低通气综合征治疗的相关研究，研究纳入患者66例。对照组32例，给予一般治疗和常规西医对症治疗；治疗组34例，除给予对照组治疗方案外，还加用麻黄升麻汤治疗。结果显示，治疗后组间比较，咳痰积分、夜间睡眠打鼾伴呼吸暂停积分、憋醒积分和日间嗜睡积分差异有统计学意义（$P < 0.05$）。（出自《上海中医药杂志》）

2. 慢性肺源性心脏病

黑龙江省某医院开展了慢性肺源性心脏病治疗的相关研究，研究纳入患者56例，参照组28例，给予常规西医方法进行治疗；观察组28例，在常规西医治疗基础上给予麻黄升麻汤辨证加减治疗。结果显示，治疗后，观察组中显效15例，有效12例，无效1例，治疗总有效率为96.4%。（出自《中西医结合心脑血管病杂志》）

3. 肾病综合征

吉林省某医院开展了肾病综合征治疗的相关研究，研究纳入患者108例，患者被分为2组，每组各54例，对照组采取基础治疗的同时联合中药渍渍治疗，研究组患者在对照组治疗的基础上联合麻黄升麻汤加减治疗。结果显示，治疗后，研究组患者中10例完全缓解，25例明显缓解，17例部分缓解，2例无效，总有效率为96.30%。（出自《中医临床研究》）

第三章

葛根汤类

第一节 葛根汤证

一、原文赏析

【原文】

太阳病，项背强几几，无汗，恶风，葛根汤主之。(31)

【原文释义】

本条所言太阳病，为"无汗恶风"，而所用方剂为葛根汤，故知其证为太阳伤寒之属，即有发热、恶风寒、头痛、无汗、脉浮紧等，其主要病机为风寒束表，卫阳被遏，营阴郁滞。另一主要症状为"项背强几几"，即项背拘紧不舒，活动不能自如。究其机理，为风寒之邪兼犯太阳经脉，经气不利，经脉失养所致。本条与14条桂枝加葛根汤证相比较，同中有异，所同者，均为太阳风寒表证，均有发热恶风寒、头痛、脉浮、项背强几几等。所异者，桂枝加葛根汤证，是在太阳中风证中见项背强几几，故脉浮而兼缓，自汗乃必然之势；本证是在太阳伤寒证中见项背强几几，故"无汗恶风"乃画龙点睛之笔，其脉浮紧，亦在情理之中。

【方剂组成】

葛根四两，麻黄三两（去节），桂枝二两（去皮），生姜三两（切），甘草二两（炙），芍药二两，大枣十二枚（擘）。

【煎服法】

上七味，以水一斗，先煮麻黄、葛根，减二升，去白沫，内诸药，煮取三升，去滓，温服一升，覆取微似汗。余如桂枝法将息及禁忌，诸汤皆仿此。

【方剂解析】

本方由桂枝汤减轻桂枝、芍药剂量，加麻黄、葛根而成。其方以葛根为主药，性味甘辛微凉，有解肌退热之功，常与解表剂发挥协同效应；能生津液，舒经脉，以疗项背拘急；能入脾胃，升发清阳而止泻利。桂枝汤中减轻桂枝、芍药而加麻黄者，一则调和营卫，以利太阳经气运行，再则欲其发汗解表，以治恶风无汗之表实，然则经脉既已受阻，津液难以升达，故不能峻汗，此即于麻、桂二方临床运用中，根据病情差异，而产生的新法，亦即以桂枝汤为基础，加葛根、麻黄，而不以麻黄汤加葛根为由来。**诸药合用，共奏发汗解表、升津舒经之功效。**

【名家诠释】

成无己《注解伤寒论·辨太阳病脉证并治中》：太阳病项背强几几，汗出恶风者，中风表虚也。项背强几几，无汗恶风者，中风表实也。表虚宜解肌，表实宜发汗，是以葛根汤发之也。

方有执《伤寒论条辨》：太阳病项背强几几与上篇同者，风寒过太阳之营卫，初交阳明之经络，经络同，所以风寒皆然也。无汗者，起自伤寒，故汗不出，乃上篇有汗之反对，风寒之辨别也。恶风乃恶寒之互文，风寒皆通恶，而不偏有无也。夫以太阳中风，项背强几几，汗出，恶风，用桂枝加葛根汤论之，则此太阳伤寒，项背强几几，无汗恶风，当用麻黄加葛根，而用葛根汤者何哉？盖几几乃加阳明之时，喘已不作，故去杏仁，不用麻黄汤之全方，不可以麻黄加为名，而用麻黄、桂枝、甘草、葛根以为汤者，实则是麻黄加之规制也。用姜、枣、芍药者，是以阳明属胃，胃为中宫，姜枣皆和中之物，芍药有缓中之义也。不须啜粥，麻黄类例也。

张隐庵《伤寒论集注》：自此以下凡四节皆论太阳分部之表阳，邪薄之而下入也。夫邪薄于太阳之表而为太阳病，项背强几几，则循于太阳之分部矣。邪拒于表，故无汗；从表而入于肌故恶风，葛根汤主之。

二、辨证拾遗

【原文证候】

项强，无汗，恶风。

【证候拾遗】

根据葛根汤发汗解表、升津舒经的功效，结合《伤寒论》其他条文，以方测证，还应包括以下证候：

头痛，发热，下利或呕，小便反少，口噤不得语，欲作刚痉，舌苔薄白，脉浮紧。

【辨证分析】

本证多因风寒外束，太阳经输不利所致，风寒束表，故见头痛；卫阳被遏，营阴郁滞，可见发热；感邪过重，太阳之邪内迫阳明犯胃，胃失和降则呕；下迫大肠，传导失职则下利；风寒邪气与卫气相搏，气机郁闭，津液不足，输布障碍，故小便反少；津液不能濡养筋脉，可见口噤不得语，欲作刚痉。舌苔薄白，脉浮紧均为外感风寒，太阳经输不利之象。

【证候总录】

项强，无汗，恶风，头痛，发热，下利或呕，小便反少，口噤不得语，欲作刚痉，舌苔薄白，脉浮紧。

三、古方今用

葛根汤除治疗外感风寒、太阳经输不利外，在现代还可应用于多种疾病，主要为以下几个方面。

1. 发热

北京市某医院以加减葛根汤合复方伪麻黄碱胶囊治疗了 66 例上呼吸道感染发热患者，治疗 3 天后，与对照组相比，中药组解热时间及痊愈时间明显较短。（出自《北京中医药》）

河南省某医院曾开展了葛根汤加减配合针刺治疗外感发热的相关研究，研究分为 2 组。研究中观察组用针刺大椎穴、合谷穴配合葛根汤治疗，结果显示，观察组治疗后中医证候评分、体温、白细胞介素 –6（IL–6）、环氧化酶 –2（COX–2）、前列腺素 E2（PGE2）均明显降低，总有效率达 98%。这说明葛根汤加减配合针刺治疗外感发热效果较好，且无严重不良反应。（出自《实用中医药杂志》）

2. 过敏性鼻炎

内蒙古某医院曾应用葛根汤治疗过敏性鼻炎，诊疗中紧抓了太阳阳明合病的病因病机，依据病情，临床应用中侧重于发表或侧重于清里，皆可取得较好的临床疗效。（出自《中国民族医药杂志》）

3. 落枕

河南省某医院曾开展了葛根汤治疗落枕的研究，招募 38 例患者，采用葛根汤加减治疗落枕。结果显示，痊愈 22 例，显效 15 例，好转 1 例，总有效率为 100%，这表明葛根汤加减治疗落枕疗效确切。（出自《内蒙古中医药》）

第二节　葛根加半夏汤证

一、原文赏析

【原文】

太阳与阳明合病，不下利，但呕者，葛根加半夏汤主之。（33）

【原文释义】

33条承32条（太阳与阳明合病者，必自下利，葛根汤主之）而来，此与前条以太阳伤寒为主，同时影响胃肠之证候、病机大体一致。所不同者，33条为外感风寒之邪不解，内犯胃腑，使胃气上逆，故兼呕逆。两条均可见太阳阳明合病，风寒之邪兼犯胃肠，有重在胃、重在肠之区分，前者（32条）重在肠，故兼下利；后者重在胃（33条），故兼呕。若胃肠俱受其累者，即在太阳伤寒之同时呕利并作，此证既符合中医学理论之逻辑推理，亦为临床所常见，仍可投葛根加半夏汤治疗。

【方剂组成】

葛根四两，麻黄三两（去节），甘草二两（炙），芍药二两，桂枝二两（去皮），生姜二两（切），半夏半升（洗），大枣十二枚（擘）。

【煎服法】

上八味，以水一斗，先煮葛根、麻黄，减二升，去白沫，内诸药，煮取三升，去渣，温服一升，覆取微似汗。

【方剂解析】

太阳伤寒而兼呕者，乃风寒之邪兼犯阳明胃腑，胃气上逆所致，上条解释葛根汤方义明晰，兹不重复。其加半夏者，须知葛根汤解散外感之风寒，则胃肠不受其累，即为治呕治利之大端也，况方中本有生姜，再加半夏，不但不减发散之功，反更增止呕之效。**诸药合用，共奏发汗解表、降逆止呕之功效。**

【名家诠释】

成无己《注解伤寒论·辨太阳脉证并治中》：邪气外甚，阳不主里，里气不和，气下而不上者，但下利而不呕；里气上逆而不下者，但呕而不下利，与葛根汤以散其邪，加半夏以下逆气。

尤在泾《伤寒贯珠集》：夫邪盛于外而之内者，仍当先治其邪。葛根汤合用桂枝、麻黄而加葛根，所以解经中两阳相合之邪。其不下利而但呕者，则加半夏以下逆气。而葛根汤解外，法所不易矣。

柯韵伯《伤寒论注》：太阳阳明合病、太阳少阳合病、阳明少阳合病，必自下利，则下利似乎合病当然之症。今不下利而呕，又似乎与少阳合病矣。于葛根汤加半夏，兼解少阳半里之邪，便不得为三阳合病。

二、辨证拾遗

【原文证候】

呕逆。

【证候拾遗】

根据葛根加半夏汤发汗解表、降逆止呕的功效，结合《伤寒论》其他条文，以方测证，还应包括以下证候：

发热、恶寒、无汗、项背强，水粪杂下，而无臭秽及肛门灼热感，舌苔白，脉浮紧。

【辨证分析】

本证多因外邪内迫阳明，胃气上逆所致。风寒束表，卫阳被遏，营阴郁滞，故见发热、恶寒、无汗、项背强；风寒未解，内迫阳明，下迫大肠，传导失职，故见水粪杂下，而无臭秽及肛门灼热感，舌苔白，脉浮紧均为外感风寒，胃气上逆之象。

【证候总录】

呕逆，发热、恶寒、无汗、项背强，水粪杂下，而无臭秽及肛门灼热感，舌苔白，脉浮紧。

三、古方今用

葛根加半夏汤除治疗外感风寒、胃气上逆外，在现代还可应用于多种疾病，主要为以下几个方面。

1. 腹泻

四川省某医院开展了葛根加半夏汤治疗儿童轮状病毒腹泻的相关研究，研究纳入患者60例。结果显示，总有效率方面治疗组为93.33%，对照组为83.33%；两组治疗后大便轮状病毒抗原转阴率治疗组为63.33%，对照组为30.00%。这表明加味葛根加半夏汤治疗儿童轮状病毒腹泻风寒夹湿证疗效较好。（出自《实用中医药杂志》）

2. 眶上神经痛

确山县某医院运用葛根加半夏汤治疗18例眶上神经痛患者，治疗1个疗

程后治愈率为 45.0%，治疗 2 个疗程后治愈率为 72%。（出自《河南中医学院学报》）

第三节　葛根黄芩黄连汤证

一、原文赏析

【原文】

太阳病，桂枝证，医反下之，利遂不止，脉促者，表未解也；喘而汗出者，葛根黄芩黄连汤主之。（34）

【原文释义】

太阳病，桂枝证，本当汗解，而误用下法，是反其道而行之，故曰"医反下之"，是指误用下法，伤及胃肠，因而下利不止。此时下利属性为何，当据证而辨。从后文"脉促者，表未解也"来看，说明虽经误下，而表证仍在，邪正相争仍较明显，故其下利仍以表证为主，治法当以解表为要，结合治利。第二部分是说表病误下之后，病情发生变化，表证不复存在，即令尚存轻微之表证，亦在次要地位，而以肠热下利为主，揣摩后文"喘而汗出者，葛根芩连汤主之"，可得其详。盖误下之后，见"喘而汗出"，而不言"表未解"，知外邪入里化热，热邪逼迫，使大肠传导太过，此热性下利之由来。肺与大肠为表里，且热性炎上，肺气受其熏蒸，故见喘象；蒸于体表，逼液外泄，是为汗出。病情如此，恰与解表清里之葛根芩连汤相合。本条下利，与葛根汤证下利不同：其一，彼证未经误治，而起病便是太阳伤寒，因外受之风寒同时内犯肠道而下利，故曰"太阳与阳明合病"；此证乃表证误下后，外邪入里化热，热逼大肠而下利。其二，彼为太阳表实无汗，此为热邪在里，喘而汗出。

【方剂组成】

葛根半斤，甘草二两（炙），黄芩三两，黄连三两。

【煎服法】

上四味，以水八升，先煮葛根，减二升，内诸药，煮取二升，去滓，分温再服。

【方剂解析】

本方以清热坚阴止利为主，兼以透表，为表里双解之剂。方中葛根用至半斤，为本方剂量之最，其性清轻升发，既能生津止利，又有透邪外出之功，是一物而二任也，故为君药。黄芩、黄连苦寒直清里热，犹且厚胃肠，坚阴止利，是为臣药。炙甘草和中缓急，协调诸药，为佐使之品。本方重在清热止利，故无论表证有无，恒可用之，亦不论泄泻或痢疾，但以肠热为主者，亦可用之。诸药合用，共奏清热坚阴止利、透表之功效。

【名家诠释】

许宏《金镜内台方议》：用葛根为君，以通阳明之津而散表邪。以黄连为臣，黄芩为佐，以通里气之热，降火清金而下逆气。甘草为使，以缓其中而调和诸药也。且此方亦能治阳明大热下利者，又能治嗜酒之人热喘者，取用不穷也。

尤在泾《伤寒贯珠集》：葛根黄芩黄连汤，葛根解肌于表，芩、连清热于里，甘草则合表里而并和之耳。盖风邪初中，病为在表，一入于里，则变为热矣。故治表者，必以葛根之辛凉；治里者，必以芩、连之苦寒也。古法汗者不以偶，下者不以奇，故葛根之表，则数多而独行；芩、连之里，则数少而并须，仲景矩镬，秩然不紊如此。

陆九芝《世补斋医书》：阳明之有葛根芩连汤，犹太阳之有大青龙，少阳之有小柴胡。太阳以麻、桂解表，石膏清里；少阳以柴胡解表，黄芩清里；阳明以葛根解表，芩、连清里。表里各不同，而解表清里之法一也。

汪昂《医方集解·表里之剂》：此足太阳、阳明药也。表证尚在，医反误下，邪入阳明之腑，其汗外越，气上奔则喘，下陷则利。故舍桂枝而用葛根，专治阳明之表，加芩、连以清里热，甘草以调胃气，不治利而利自止，不治喘而喘自止矣。又太阳表里两解之变法也。

二、辨证拾遗

【原文证候】

下利不止，喘而汗出，或兼有表证。

【证候拾遗】

根据葛根黄芩黄连汤清热坚阴止利，兼以透表的功效，结合《伤寒论》其他条文，以方测证，还应包括以下证候：

发热，腹痛，小便黄赤，大便稠黏，气味臭秽，肛门灼热，舌红，苔黄，脉数。

【辨证分析】

本病多因太阳病误下，里热夹表邪下利所致，表邪未解，可兼见表证，入里化热，故见发热；气机阻滞中焦，可见腹痛；邪热下移，内迫肠道，下注肛门，则小便黄赤，大便稠黏，气味臭秽，肛门灼热。舌红，苔黄，脉数均为里热夹表邪下利之象。

【证候总录】

下利不止，喘而汗出，或兼有表证，发热，腹痛，小便黄赤，大便稠黏，气味臭秽，肛门灼热，舌红，苔黄，脉数。

三、古方今用

葛根黄芩黄连汤除治疗里热夹表邪下利外，在现代还可应用于多种疾病，主要为以下几个方面。

1. 溃疡性结肠炎

浙江省某医院开展了葛根芩连汤加味联合治疗溃疡性结肠炎湿热内蕴型患者的研究，研究纳入 42 例患者。结果发现，葛根芩连汤联合治疗溃疡性结肠炎疗效显著，能减轻患者症状，提高疗效，改善预后，比单纯西药治疗优势明显。（出自《中国中医药科技》）

2. 腹泻

梧州市某医院曾开展了葛根芩连汤治疗重症监护室抗生素相关性腹泻脾肾阳虚型患者的研究，研究纳入 86 例患者。经过治疗后，结果发现，葛根芩连汤能提高患者免疫功能，从而改善腹泻程度，提高疗效。（出自《湖南中医杂志》）

3. 糖尿病

商洛市某医院运用葛根芩连汤治疗初发 2 型糖尿病肠道湿热型患者 80 例，研究发现葛根芩连汤加减治疗的效果较好，能够降低血糖，减轻症状，增强胰岛功能，值得推广。（出自《贵州医药》）

4. 缺血性脑卒中合并颈动脉粥样硬化

余姚市某医院运用葛根芩连汤加味治疗缺血性脑卒中合并颈动脉粥样硬化毒热瘀阻型患者 53 例。研究表明，葛根芩连汤有明显抑制炎症反应的作用，可通过此作用，进而阻碍和延缓颈动脉粥样硬化的进展。（出自《浙江中医杂志》）

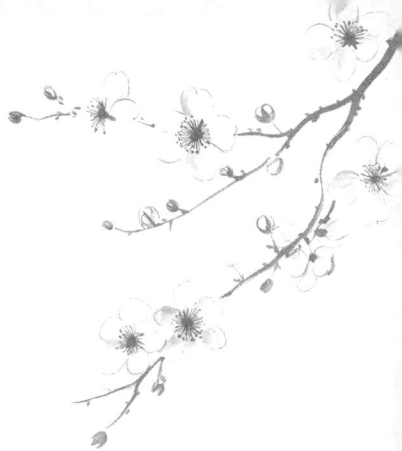

第四章

抵当汤类

第一节　桃核承气汤证

一、原文赏析

【原文】

太阳病不解，热结膀胱，其人如狂，血自下，下者愈。其外不解者，尚未可攻，当先解其外；外解已，但少腹急结者，乃可攻之，宜桃核承气汤。（106）

【原文释义】

太阳表证，误治失治，均易内传生变。其变为何，每每取决于病者之禀赋阴阳、体质强弱，以及病邪性质等因素。今表邪不解，循经入腑而化热，内陷下焦血分，邪热与血互相搏结，如是则形成瘀热互结之下焦蓄血证。本条叙证虽仅言少腹急结、如狂二症，然从"热结膀胱""血自下，下者愈"等表述及方药组成分析，其瘀热互结之机已了然于心。以其气血瘀滞，则少腹急结硬满；瘀热冲心，神明难安，故而烦躁如狂。

【方剂组成】

桃仁五十个（去皮尖），大黄四两，桂枝二两（去皮），甘草二两（炙），芒硝二两。

【煎服法】

上五味，以水七升，煮取二升半，去滓，内芒硝，更上火，微沸下火。先食温服五合，日三服，当微利。

【方剂解析】

本方为调胃承气汤减芒硝之量而加桂枝、桃仁而成，意在假通下之法以达逐瘀泄热之目的，故以桃仁为君而冠以承气之名。方中桃仁活血化瘀，滑利下行，是为主药；得桂枝辛温通达，则活血之力更强；尤妙在以调胃承气汤疏畅通道，而不失泄热逐瘀之原旨。大黄既可荡涤实热，又能凉血化瘀，为气血两调之圣品，以之相佐，则全方泄热通瘀之组方奥义昭然得显。芒硝咸寒软坚，润燥清热，以助大黄通泄之功；甘草益胃护中，调和诸药。诸药合用，通瘀于泄热之中，逐邪于行血之际，诚为配伍精妙之典范，共奏逐瘀泄热之功效。

【名家诠释】

汪苓友《伤寒论辨证广注》：太阳病邪热不解，随经入腑，结于膀胱。太阳为多血之经，腑有结热，则经中之血与热相搏，蓄于下焦，其人如狂。如狂者，乃邪热之气，上熏于心，以故妄乱，与狂相似也。血自下者，邪热随血而出，故云愈也。若其人外不解，外即表也，表邪不解，里虽蓄血，尚未可攻。谓当先解其外，外得解已，但少腹急结者，此可验膀胱热结、下焦蓄血也，乃可竟用药以攻之。

柯韵伯《伤寒来苏集》：阳气太重，标本俱病，故其人如狂；血得热则行，故尿血也。血下则不结，故愈。冲任之血，会于少腹，热极则血不下而反结，故急。然病自外来者，当先审表热之轻重以治其表，继用桃仁承气以攻其里之结血。此少腹未硬满，故不用抵当。然服五合，取微利，亦见不欲下意。

钱天来《伤寒溯源集》：愚谓仲景之意，盖太阳在经之表邪不解，故热邪随经内入于腑，而瘀热结于膀胱，则热在下焦，血受煎迫，故溢入回肠。其所不能自下者，蓄积于少腹而急结也。历见蓄血必从大便而出，未见有伤寒蓄血而出于小便者。若果出于小便，因何反用桃核承气及抵当通其大便乎。

尤在泾《伤寒贯珠集》：愚按此即调味承气汤加桃仁、桂枝，为破瘀逐血之剂。缘此证热与血结，故以大黄之苦寒，荡实除热为君；芒硝之咸寒，入血软坚为臣；桂枝之辛温，桃仁之辛润，擅逐血散邪之长为使；甘草之甘，缓诸药之势，俾去邪而不伤正为佐也。

二、辨证拾遗

【原文证候】

少腹急结，小便自利，其人如狂。

【证候拾遗】

根据桃核承气汤逐瘀泄热的功效，结合《伤寒论》其他条文，以方测证，还应包括以下证候：

发热，午后或夜间热甚，大便色黑，妇人经闭，产后恶露不尽，舌红苔黄或有瘀斑，脉沉涩。

【辨证分析】

本证多因太阳表邪随经入腑，瘀热互结所致，瘀热互结，病血分，属阴，故见发热，午后或夜间热甚；瘀热结于肠道，灼伤脉络，故见大便色黑；瘀阻胞宫，故见经闭；热迫血妄行，故产后恶露不尽。舌红苔黄或有瘀斑，脉沉涩均为瘀热互结之象。

【证候总录】

少腹急结，小便自利，其人如狂，发热，午后或夜间热甚，大便色黑，妇人经闭，产后恶露不尽，舌红苔黄或有瘀斑，脉沉涩。

三、古方今用

桃核承气汤除治疗瘀热互结外，在现代还可应用于多种疾病，主要为以下几个方面。

1. 子宫内膜异位症

江西省某医院开展了探讨子宫内膜异位症（EMT）患者应用桃核承气汤加减治疗效果的研究，研究纳入了 60 例 EMT 患者。经过治疗后，结果表明，应用桃核承气汤加减治疗可改善卵巢功能，降低血清癌抗原 125、血栓素 B2 水平，是一种安全、有效的治疗方案。（出自《中国中医药现代远程教育》）

2. 糖尿病

安徽省某医院应用加味桃核承气汤治疗 2 型糖尿病（T2DM），结果发现加味桃核承气汤联合二甲双胍＋阿卡波糖可有效抑制 T2DM 血瘀脉络证患者炎症反应，改善血管内皮功能，降低血糖和中医症状评分，并且安全性较高。（出自《西部中医药》）

3. 出血后脑水肿

江口县某医院应用桃核承气汤结合甘露醇治疗高血压脑出血急性期脑水肿患者 40 例。结果显示，采用桃核承气汤结合甘露醇治疗的效果更好，能够改善患者出血后脑水肿，有较高的应用价值。（出自《中西医结合心血管病电子杂志》）

第二节 抵当汤证

一、原文赏析

【原文】

太阳病六七日，表证仍在，脉微而沉，反不结胸，其人发狂者，以热在下焦，少腹当硬满，小便自利者，下血乃愈。所以然者，以太阳随经，瘀热在里故也，抵当汤主之。（124）

【原文释义】

太阳表证，病延六七日，当解未解，必有内陷入里致变之机。内陷之邪，若结于胸膈，可以形成结胸证；若不结胸，邪陷不在中上二焦，深入下焦血分，血热互结则形成太阳蓄血证。热在血分，瘀热上攻于心，则见神志错乱、奔跑呼叫、打人毁物等狂躁表现；瘀热结于下焦则少腹胀满，按之坚硬。小便自利，提示膀胱气化功能正常，邪在下焦血分而不及气分，故治疗以破瘀结、泻血热为法则。此证乃蓄血重证，血结较深，即使表证未解，也当急救其里，故以抵当汤加减治之。

【方剂组成】

水蛭三十个（熬），虻虫三十个（去翅足，熬），桃仁二十个（去皮尖），大黄三两（酒洗）。

【煎服法】

上四味，以水五升，煮取三升，去滓，温服一升。不下更服。

【方剂解析】

本方以水蛭、虻虫破血逐瘀，攻坚散结；以大黄泄热导瘀，疏导邪之出路；更用桃仁之滑腻通利，既增水蛭、虻虫破血之力，复佐大黄下泄之功，是一箭双雕之法。诸药合用，共奏破血逐瘀、泄热去实之功效。

【名家诠释】

成无己《注解伤寒论·卷三》：太阳，经也；膀胱，腑也。此太阳随经入腑者也。六七日邪气传里之时，脉微而沉，邪气在里之脉也。表证仍在者，则邪气犹浅，当结于胸中；若不结于胸中，其人发狂者，热结在膀胱也。经曰：热结膀胱，其人如狂。此发狂，则热又深也。少腹硬满，小便不利者，为无血也；小便自利者，血证谛也，与抵当汤以下蓄血。

万密斋《万氏家传伤寒摘锦·卷之上》：夫风寒在表，宜以汗散，失汗则阳气下陷以入于里，寒变为热，结于膀胱。小便自利者，气行而血病也，其经多血，必为蓄血。上下证同小便不利者，气滞而津液不行也。津液不行复还于胃，胃者湿土，候在肌肉，湿热相合，必发黄也，茵陈蒿汤主之。按此证如狂者轻，发狂者重，何以同如狂证而用药，反有峻缓耶？盖桃仁承气汤中焦药也，乃蓄血在手太阳小肠，兼有表邪，里证尚微尔。抵当汤下焦药也，乃蓄血在足太阳膀胱，表入里，里证独急故耳。

尤在泾《伤寒贯珠集·太阳斡旋法第三》：此亦太阳热结膀胱之证。六七日，表证仍在。而脉微沉者，病未离太阳之经而已入膀胱之腑也。反不结胸、其人如狂者，热不在上而在下也。少腹硬满、小便自利者，不结于气而结于血也。下血则热随血去，故愈。所以然者，太阳，经也；膀胱，腑也。太阳之邪，随经入里，与血俱结于膀胱，所谓经邪入腑，亦谓之传本是也。

丹波元坚《伤寒论述义·述坏病》：瘀血者，血失常度，瘀蓄下焦是也。盖邪热壅郁血中，则相搏为瘀。唯其瘀也，血即水类，故必就下，以结少腹焉。其证有结日浅而病势剧者，有结日深而病势慢者，治之之法，随而有别矣。结日浅而病势剧者，桃核承气汤证是也。盖从失汗、邪气内并所致，其结未紧，故热未敛，而势殊剧，所以此方亟逐利之也。结日深而病势慢者，抵当汤、丸证是也。大抵亦自失汗，而其结既紧，其热既敛，故势殆慢，所以专破溃之。但更有轻重，是以有汤丸之分矣。桃核之血，多结于得病之后；抵当之血，多结于得病之先，然未可一例而论也。要之病虽在下，均是属实，乃阳明之类变也。

二、辨证拾遗

【原文证候】

发狂，少腹硬满，小便自利。

【证候拾遗】

根据抵当汤破血逐瘀、泄热去实的功效，结合《伤寒论》其他条文，以方测证，还应包括以下证候：

身黄，喜忘，口渴但欲漱水不欲咽，或渴不多饮，或喜冷饮，饮后无不舒，消谷善饥，大便秘结，易下而色黑，妇人经水不利，舌质紫或有瘀斑，脉沉涩或沉结。

【辨证分析】

本证多因太阳表邪不解，随经入腑，邪热深入下焦血分，瘀热互结所致，瘀热互结，荣气不布，故见身黄；血热蒸腾，故口渴但欲漱水不欲咽，或渴不多饮，或喜冷饮，饮后无不舒；瘀热冲心，心主神志，则见喜忘；热与瘀结于胃肠道，胃火炽盛，故见消谷善饥；灼伤津液，故见大便秘结；大便虽硬却混有瘀血，血与粪并，故大便易下而色黑；瘀阻胞宫，冲任失调，则经水不利。舌质紫或有瘀斑，脉沉涩或沉结均为瘀热互结之象。

【证候总录】

发狂，少腹硬满，小便自利，身黄，喜忘，口渴但欲漱水不欲咽，或渴不多饮，或喜冷饮，饮后无不舒，消谷善饥，大便秘结，易下而色黑，妇人经水不利，舌质紫或有瘀斑，脉沉涩或沉结。

三、古方今用

抵当汤除治疗瘀热互结外，在现代还可应用于多种疾病，主要为以下几个方面。

1. 阿尔茨海默病

山东省某医院使用抵当汤加减治疗了阿尔茨海默病患者 30 例，其中临床控制 7 例，显效 8 例，有效 9 例，无效 6 例，治疗总有效率为 80.0%（24/30）。（出自《中国中医药信息杂志》）

2. 骨折术后谵妄

福建省某医院使用抵当汤治疗了老年股骨转子间骨折行防旋股骨近端髓内钉内固定术后出现谵妄的患者 30 例，其中有效 28 例，无效 2 例，治疗总有效率为 93.3%。这表明，抵当汤能对脑血管的治疗起到积极作用。（出自《中国乡村医药》）

3. 糖尿病心肌病

西丰县某医院使用抵当汤联合西药治疗了痰凝血瘀型糖尿病心肌病患者 35 例，其中显效 18 例，有效 11 例，无效 6 例，治疗总有效率为 82.86%（29/35）。研究表明，抵当汤联合治疗可有效缓解糖尿病心肌病患者临床症状，改善其血流动力学水平，且疗效优于单纯西医治疗。（出自《中国中医药现代远程教育》）

第五章

栀子豉汤类

第一节 栀子豉汤证

一、原文赏析

【原文】

发汗后，水药不得入口为逆。若更发汗，必吐下不止。发汗吐下后，虚烦不得眠；若剧者，必反复颠倒，心中懊恼，栀子豉汤主之。（76）

【原文释义】

太阳病，自当发汗，然若发汗不当，令胃阳虚弱，致水药不得入口，即为误治的逆证，应随证治之。若误认为此属伤寒呕逆，更发其汗，则更伤中阳，致中阳衰败，脾胃升降失职，则出现吐利不止。汗吐下后，实邪虽去，但余热未尽，无形邪热内扰胸膈，则出现烦躁懊恼、辗转反侧、坐卧不安等虚烦表现。总的来说，其虚烦、心中懊恼等，因系邪热内郁胸膈所致，故以栀子豉汤清宣郁热。如兼短气者，是火热郁胸，热伤中气，可用栀子甘草豉汤。如兼呕吐者，为热扰胸膈，胃气上逆，治用栀子生姜豉汤。

【方剂组成】

栀子十四个（擘），香豉四合（绵裹）。

【煎服法】

上二味，以水四升，先煮栀子，得二升半，内豉，煮取一升半，去滓，分为二服，温进一服。得吐者，止后服。

本方先煎栀子，后内豆豉，意在栀子取其味，香豉取其气，香豉气味轻薄，久煎则失掉宣散之功故也。关于方后"得吐者，止后服"一语，后世争议颇大，有认为得吐病解或减轻，也有人认为与临床实际不符以之为衍文的，有待进一步研究。

101

【方剂解析】

栀子苦寒，有清热除烦之效；豆豉其气上浮，有宣透之功，二者为伍，清热而不寒滞，宣透而不燥烈，为清宣胸中郁热，治心烦懊㤭之良方。**诸药合用，共奏清宣郁热之功效。**

【名家诠释】

吴谦《医宗金鉴》： 未经汗吐下之烦多属热，谓之热烦；已经汗吐下之烦多属虚，谓之虚烦。不得眠者，烦不能卧也。若剧者，较烦尤甚，必反复颠倒心中懊㤭也。烦，心烦也。躁，身躁也。身之反复颠倒，则谓之躁无宁时，三阴死证也；心之反复颠倒，则谓之懊㤭，三阳热证也。懊㤭者，即心中欲吐不吐，烦扰不宁之象也。因汗吐下后，邪热乘虚客于胸中所致，既无可汗之表，又无可下之里，故用栀子豉汤，顺其势以涌其热，自可愈也。

二、辨证拾遗

【原文证候】

虚烦不得眠，反复颠倒，心中懊㤭。

【证候拾遗】

根据栀子豉汤清宣郁热的功效，结合《伤寒论》其他条文，以方测证，还应包括以下证候：

烦热胸中窒，身热不去，心中结痛，心下濡，坐卧不宁，莫可名状，胃脘疼痛，饥不能食或嘈杂似饥，但头汗出，小便色黄，大便秘结，舌红，苔黄，脉数。

【辨证分析】

本证多因邪热炽盛，热扰胸膈所致。热郁较甚，阻碍气机运行，不通则痛，故烦热胸中窒；表里俱有热邪，邪气半留于表见身热不去，半留于里见心中结痛；热而无形谓之虚，郁于胸膈见心下濡，证候严重者，可见坐卧不宁，莫可名状；热邪未与胃肠之积滞博结，胃中空虚，故可见胃脘疼痛，饥不能食或嘈杂似饥；邪热自胸中熏蒸于上，故见但头汗出，下移肠道，故见小便色黄、大便秘结。舌红，苔黄，脉数均为热郁胸膈之象。

【证候总录】

虚烦不得眠，反复颠倒，心中懊㤭，烦热胸中窒，身热不去，心中结痛，心下濡，坐卧不宁，莫可名状，胃脘疼痛，饥不能食或嘈杂似饥，但头汗出，小便色黄，大便秘结，舌红，苔黄，脉数。

三、古方今用

栀子豉汤除治疗热郁胸膈外，在现代还可应用于多种疾病，主要为以下几个方面。

1. 失眠

龙岩市某医院运用栀子豉汤加减治疗了心肾不交型失眠患者44例，其中痊愈23例，显效10例，有效10例，无效1例，治疗总有效率为97.73%。（出自《世界睡眠医学杂志》）

2. 绝经综合征

山西省某医院运用六味地黄汤合栀子豉汤加减治疗了绝经综合征患者36例，其中治愈16例，好转18例，未愈2例，总有效率为94.4%，疗效确切。（出自《基层医学论坛》）

3. 冠心病

北京市某医院运用栀子豉汤合丹栀逍遥散化裁方治疗了冠心病室性期前收缩患者52例，其中显效40例，有效8例，无效4例，总有效率为92.31%。（出自《安徽医药》）

广州市某医院曾运用栀子豉汤加味治疗冠状动脉粥样硬化性心绞痛失眠患者63例，患者经过治疗后得到控制的为10例，显效为12例，有效为38例，无效为3例，心绞痛改善有效率为95.24%。（出自《包头医学院学报》）

第二节　栀子甘草豉汤证

一、原文赏析

【原文】

发汗后，水药不得入口为逆。若更发汗，必吐下不止。发汗吐下后，虚烦不得眠；若剧者，必反复颠倒，心中懊憹，栀子豉汤主之；若少气者，栀子甘草豉汤主之。（76）

【原文释义】

栀子豉汤证如兼短气者，是火热郁胸，热伤中气，可用栀子甘草豉汤。

【方剂组成】

栀子十四个（擘），香豉四合（绵裹），甘草二两（炙）。

【煎服法】

上三味，以水四升，先煮栀子、甘草，取二升半，内豉，煮取一升半，去滓，分二服，温进一服。得吐者，止后服。

【方剂解析】

栀子豉汤证若兼少气者，加炙甘草以益气和中，名栀子甘草豉汤。**诸药合用，共奏清宣郁热、益气和中之功效。**

【名家诠释】

成无己《注解伤寒论》：少气者，热伤气也，加甘草以益气。

尤在泾《伤寒贯珠集》：少气者，呼吸少气，不足以息也。甘草之甘，可以益气。

二、辨证拾遗

【原文证候】

虚烦不得眠，心中懊憹，反复颠倒，兼见少气。

【证候拾遗】

根据栀子甘草豉汤清宣郁热、益气和中的功效，结合《伤寒论》其他条文，以方测证，还应包括以下证候：

舌红，苔黄或白，脉弱。

【辨证分析】

本证多因邪热炽盛，热扰胸膈，耗气所致。舌红，苔黄或白，脉弱皆为热郁胸膈，兼见少气之象。

【证候总录】

虚烦不得眠，心中懊憹，反复颠倒，兼见少气，舌红，苔黄或白，脉弱。

三、古方今用

栀子甘草豉汤除治疗热郁胸膈，兼见少气外，在现代还可应用于其他疾病，主要为以下方面：

反流性食管炎

德阳市某医院使用栀子甘草豉汤加味治疗了反流性食管炎患者48例，研究表明，栀子甘草豉汤加味可散解郁结，和胃降逆，调理脏腑气机，改善胃肠食管黏膜损伤，减少炎症反应，有效降低血清降钙素基因相关肽、白细胞介

素 –17 表达水平。（出自《四川中医》）

　　丰顺县某医院运用栀子甘草豉汤加味治疗了肝胃郁热型反流性食管炎患者 50 例。结果显示，对照组肝胃郁热型反流性食管炎患者用药后出现恶心呕吐、全身乏力、头痛头晕等不良状况例数均多于试验组（运用栀子甘草豉汤），且试验组的食管黏膜恢复评分在各个阶段明显高于对照组。（出自《中医临床研究》）

　　湖北省某医院曾使用栀子甘草豉汤加味治疗肝胃郁热反流性食管炎患者 45 例，研究分为 2 组，治疗组总有效率为 91.11%，复发率为 11.54%；对照组总有效率为 75.56%，复发率为 37.50%。（出自《湖北中医药大学学报》）

第三节　栀子生姜豉汤证

一、原文赏析

【原文】

　　发汗后，水药不得入口为逆。若更发汗，必吐下不止。发汗吐下后，虚烦不得眠；若剧者，必反复颠倒，心中懊憹，栀子豉汤主之；若呕者，栀子生姜豉汤主之。（76）

【原文释义】

　　栀子豉汤证如兼呕吐者，为热扰胸膈，胃气上逆，治用栀子生姜豉汤。

【方剂组成】

　　栀子十四个（擘），香豉四合（绵裹），生姜五两（切）。

【煎服法】

　　上三味，以水四升，先煮栀子、生姜，取二升半，内豉，煮取一升半，去滓，分二服，温进一服。得吐者，止后服。

【方剂解析】

　　栀子豉汤证若兼呕者，加生姜以降逆止呕，名栀子生姜豉汤。诸药合用，共奏清宣郁热、降逆止呕之功效。

【名家诠释】

　　钱潢《伤寒溯源集》：若加干呕者，是汗吐下后，胃中阳气已伤，中焦虚冷，胃气不和，气上逆而干呕也，故加生姜之辛温，以宣达胃中之阳，和暖中州之气，则虽更用吐法，亦无伤于胃阳，而气自和平矣。

王子接《绛雪园古方选注》：栀子豉汤加生姜，则又何说也？盖栀豉为轻剂，以吐胸中之热，若呕则热更在卑，窒于胃矣，故加生姜入胃升散，引领栀豉从胃中涌热上出也。前章言胸中窒塞，前章言胸之上，此章言胸之下。

吴谦《医宗金鉴》：若呕者，是热迫其饮也，加生姜以散之。

陈修园《长沙方歌括》：呕者，汗吐下后胃阳已伤，中气不和而上逆，故加生姜暖胃解秽而止逆也。

左季云《伤寒论类方法案汇参》：虚热相接者多呕，生姜散逆止呕，栀、豉泄热化浊，而虚热自平，胃气自调，呕无不止。

二、辨证拾遗

【原文证候】

虚烦不得眠，心中懊憹，反复颠倒，而兼见呕逆。

【证候拾遗】

根据栀子生姜豉汤清宣郁热、降逆止呕的功效，结合《伤寒论》其他条文，以方测证，还应包括以下证候：

舌红，苔厚，脉弦滑。

【辨证分析】

本证多因邪热炽盛，热扰胸膈，伤脾胃所致。舌红，苔厚，脉弦滑为热郁胸膈，兼见呕逆之象。

【证候总录】

虚烦不得眠，心中懊憹，反复颠倒，而兼见呕逆，舌红，舌苔厚，脉弦滑。

三、古方今用

栀子生姜豉汤现代临床上常应用于以下疾病：

1. 病毒性心肌炎

魏蓬春医案：陈某，男，13 岁。

初诊（1983 年 11 月 5 日）：7 天前感冒发热，自服药物后仍发热，且见心烦、心悸、寐差。经某医院诊断为"病毒性心肌炎"，给予青霉素等抗生素、维生素 C、三磷酸腺苷、乙酰辅酶 A 等治疗 3 天，症状无改变而来就诊。现症见：发热，心烦闷，心悸心慌，寐差纳呆，恶心呕吐，二便正常，舌苔薄黄，脉数。证属邪热内羁，热扰心窍，治宜清宣邪热，宁心除烦。予以栀子生姜豉汤加姜竹茹 6g，3 剂。

二诊（1983 年 11 月 8 日）：心烦、心悸、恶心、呕吐见减，仍纳差，苔薄黄，脉稍数，守上方加鸡内金 6g，怀山药 15g，再进 2 剂。

三诊（1983 年 11 月 10 日）：诸症消失，予一味薯蓣饮调理善后。（出自《伤寒名医验案精选》）

2. 黄疸肝炎

大塚敬节医案：患者，26 岁，男性，10 天前出现高热，体温大于 38.0℃，7 天前体温下降并出现黄疸。现主症见：胸中堵塞样感，恶心，心情沉重，全身瘙痒，口渴，小便茶色且量少，大便灰白色，一天 3 次，量少。全腹软弱，心窝部无膨满。予栀子生姜豉汤。服药四五天后，胸部的堵塞感和瘙痒消失，但尿量少和黄疸仍存在，改投茵陈五苓散。服药 7 天后来诊，黄疸完全消失。（出自《汉方诊疗三十年》）

第四节　栀子厚朴汤证

一、原文赏析

【原文】
伤寒下后，心烦腹满，卧起不安者，栀子厚朴汤主之。（79）

【原文释义】
本条论伤寒下后心烦腹满的证治。伤寒下后，燥实已去，余热未尽，内留于胸中，故心烦。浊气壅滞于腹部，故腹满。胸腹气机壅滞，烦满太甚，则卧起不安。据证分析，心烦卧起不安与栀子豉汤证同，而腹满一证则为本证所独有，可见邪热搏结，已由胸膈至大腹，病更深入一层。故用栀子厚朴汤，清热除烦，宽中除满。

【方剂组成】
栀子十四枚（擘），厚朴四两（炙，去皮），枳实四枚（水浸，炙令黄）。

【煎服法】
以上三味，以水三升半，煮取一升半，去滓，分二服。温进一服，得吐者，止后服。

【方剂解析】
方中栀子苦寒，入于心、肺、肝与胃诸经，有清热除烦之效，为君药；枳实味苦，性寒，气重而下行，入于脾、胃经，消胀满，破结气，与栀子相伍，辛开苦降，清热理气，厚朴辛而苦，性温，入于脾、胃、大肠经，苦以消胀除满，辛以行气下气，温以通达，兼制栀子、枳实寒凉之性，与枳实同为臣药。三药相合，有苦有寒，有宣有降，**诸药合用，共奏清热除烦、宽中除满之功效**。

【名家诠释】

吴谦《医宗金鉴》：热与气结，壅于胸腹之间，故宜栀子、枳、朴涌其热气，则胸腹和而烦自去，满自消矣。此亦吐中寓和之意也。

成无己《注解伤寒论》：下后，但腹满而不心烦，即邪气入里为里实；但心烦而不腹满，即邪气在胸中为虚烦。既烦且满，则邪气壅于胸腹之间也。满则不能坐，烦则不能卧，故卧起不安。与栀子厚朴汤，除烦泄满。

左季云《伤寒论类方法案汇参》：今因妄下既烦且满，既无三阳之实证，又非三阴之虚证，唯热与气结壅于胸腹之间，故用栀子厚朴枳实汤，涌其热气，则胸腹和而烦自去，满自消矣，此亦吐中寓和之意也。

张志聪《伤寒论集注》：此言伤寒下后，余热留于胸腹胃者，栀子厚朴汤主之也。夫热留于胸则心烦，留于腹则腹满，留于胃则卧起不安。

二、辨证拾遗

【原文证候】

心烦腹满，卧起不安。

【证候拾遗】

根据栀子厚朴汤清热除烦、宽中除满的功效，结合《伤寒论》其他条文，以方测证，还应包括以下证候：

胸膈烦热或痞痛，汗出，舌红，苔黄，脉数。

【辨证分析】

本证多因邪热蕴阻气分，或温热邪扰胸膈兼见气机阻滞脾胃所致。邪入气分，里热炽盛，邪正剧争，邪热蒸腾，迫津外泄，则汗出。热扰胸膈，心神不宁，则胸膈烦热，气滞则见胸膈痞痛。舌质红，苔黄，脉数为热扰胸膈，胃热气滞之象。

【证候总录】

心烦腹满，卧起不安，胸膈烦热或痞痛，汗出，舌红，苔黄，脉数。

三、古方今用

栀子厚朴汤除治疗余热未清兼有腹部胀满外，临床上还常应用于以下几个方面。

1. 焦虑症

辽宁省某医院运用栀子厚朴汤加减联合生石膏治疗了33例焦虑症患者，其中痊愈13例，显效3例，有效16例，无效1例，治疗有效率为97%（32/33）。（出自《中国医药导报》）

山东省某医院运用栀子厚朴汤联合血府逐瘀汤治疗了40例焦虑症患者，其中治愈17例，显效12例，有效7例，无效4例，有效率为90%（36/40）。（出自《中外医疗》）

2. 失眠

北京市某医院应用栀子厚朴汤治疗了失眠患者61例，其中痊愈25例，显效18例，有效10例，无效8例，总有效率为86.89%（53/61）。（出自《现代医学与健康研究电子杂志》）

3. 慢性阻塞肺疾病

浙江省某医院应用栀子厚朴汤治疗了慢阻肺合并呼吸困难患者45例，其中治愈25例，显效15例，有效3例，无效2例，总有效率为95.56%（43/45）。（出自《辽宁中医杂志》）

4. 反流性食管炎

深圳市某医院曾使用栀子厚朴汤、栀子豆豉汤和乌梅丸治疗胃食管反流病患者34例，经过治疗后，痊愈21例，显效7例，有效4例，无效11例，治疗总有效率为94.12%（32/34），疗效确定。（出自《中华中医药学刊》）

第五节　栀子干姜汤证

一、原文赏析

【原文】

伤寒，医以丸药大下之，身热不去，微烦者，栀子干姜汤主之。（80）

【原文释义】

太阳伤寒，理当汗解，医以丸药大下，则属误治。攻里不远寒，用丸药大下之，是必损伤脾胃之阳，而致中焦虚寒，又下后外邪乘机内陷，留扰胸膈，形成上焦有热、中焦有寒之证。上焦热郁，则身热不去，微烦。中焦有寒之证，原文未曾明言，但大下之后，脾胃受损，又用干姜温中散寒，则可有腹痛、下利、食少等证。本证亦有不因误下而成者，如素来脾胃虚弱之人，感受外邪，热扰胸膈，寒留中焦，也可使用本方治疗。

【方剂组成】

栀子十四个（擘），干姜二两。

【煎服法】

上二味，以水三升半，煮取一升半，去滓，分二服，温进一服，得吐者，止后服。

【方剂解析】

栀子苦寒，入于心、肺、肝与胃诸经，可清胸膈之邪热，则心烦可止；干姜辛热，入心、肺、脾、胃、肾经，温脾胃之虚寒，则中阳可复。本方寒温并用，正邪兼顾，清上温中而相反相成，故可用于治疗各种上热下寒证。**诸药合用，共奏清热除烦、温脾散寒之功效。**

【名家诠释】

陈蔚《伤寒论浅注补正·辨太阳病脉证中篇》：栀子性寒，干姜性热，二者相反，何以同用之，而不知心病而烦，非栀子不能清之，脾病生寒，非干姜不能温之，有是病则用是药，有何不可？且豆豉合栀子，坎离交姤之义也，干姜合栀子，火土相生之义也。

钱天来《伤寒溯源集·太阳中篇》：伤寒表邪未解，医不知而以峻厉丸药大下之，宜乎陷入而为痞结矣。而身热不去，是邪未全陷，尚有留于表者；微觉烦闷，乃下后之虚邪陷膈，将结未结之征也。大下之后，既不可复发其表，又不可再攻其里，邪之犹在胸膈也，速宜以栀子干姜汤涌之，则烦闷之胸邪，得上越而出，身热之邪，亦因吐而汗解矣。

汪苓友《伤寒论辨证广注·辨太阳病脉证并治法中》：太阳伤寒，医误以丸药大下之，徒伤中气，邪热不除，所以身热不去，邪气乘虚客于胸中，而作微烦也。与栀子干姜汤吐之，以散邪热，扶中气。

李培生《柯氏伤寒论注疏正·卷三·阳明脉证下》：今伤寒，医以丸药大下之，身热不去，是在表之热，尚未尽除；微烦，是在上之热，而仍遗留；既用大下之法，则寒气留中，自有腹痛下利等里寒之证存在。故用栀子干姜汤，取栀子清上热而除烦，干姜温中而止利，是清上温中、寒热并用之法。

二、辨证拾遗

【原文主症】

身热不去，微有心烦。

【证候拾遗】

根据栀子干姜汤清热除烦、温脾散寒的功效，结合《伤寒论》其他条文，以方测证，还应包括以下证候：

腹胀，下利，食少，完谷不化，或脘腹冷痛，舌尖红，苔白，脉沉迟无力。

【辨证分析】

本证多因热扰胸膈，内炽于心兼见饮食、劳倦伤损脾胃，或年老体衰、大病初愈等导致脾胃功能减弱所引致。脾胃虚弱，失于健运，则见腹胀，下利，食少，完谷不化；阳气虚衰，失于温运，则见脘腹冷痛。舌尖红，苔白，脉沉迟无力为上焦有热，中焦有寒之象。

【证候总录】

身热不去，微有心烦，腹胀，下利，食少，完谷不化，或脘腹冷痛，舌尖红，苔白，脉沉迟无力。

三、古方今用

栀子干姜汤除治疗上热下寒之身热不去，微有心烦外，临床上还常应用于以下几个方面。

1. 慢性胃炎

天津市某医院应用栀子干姜汤治疗了慢性胃炎患者45例，其中显效37例，有效7例，发热寒战1例，治疗总有效率为97.78%。（出自《内蒙古中医药》）

2. 胃痛

湖南省某医院应用栀子干姜汤治疗胆石症急性发作、胆道蛔虫病并发感染引起的胃痛情况，治疗结果显示该方具有良好的临床疗效，治疗患者皆痊愈且未复发。（出自《中医杂志》）

3. 牙龈炎

河南省某中医院曾应用栀子干姜汤联合附子泻心汤治疗顽固性牙龈炎，结果显示运用栀子干姜汤联合附子泻心汤治疗可取得较好的临床疗效，随诊发现患者未复发。（出自《辽宁中医杂志》）

第六节　枳实栀子豉汤证

一、原文赏析

【原文】

大病差后，劳复者，枳实栀子豉汤主之。（393）

【原文释义】

大病差后，指伤寒外感邪气已除，病情好转，但正气未复，余邪未净。此时应当注意调摄，外慎风寒，内养正气，避免劳作，以待气血恢复；若妄动作劳，可使正气更伤，余热复聚，病情反复，则谓之劳复。以方药测之，本证应属余热复聚集于胸脘，热壅气滞。其症当有身热，胸脘烦热，心烦懊恼。

【方剂组成】

枳实三枚（炙），栀子十四枚（擘），香豉一升（绵裹）。

【煎服法】

上三味，以清浆水七升，空煮取四升，内枳实、栀子，煮取二升；下豉，更煮五六沸，去滓，温分再服，覆令微似汗。若有宿食者，内大黄如博棋子五六枚，服之愈。

【方剂解析】

方中栀子苦寒，入心、肝、肺、胃、三焦经，长于清泄郁热，解郁除烦，又可导火下行，降而不升。枳实味苦，性寒，气重而下行，入于脾、胃经，消胀满，破结气，与栀子相伍，辛开苦降，清热理气，豆豉辛甘，其气味轻薄，入肺、胃经，可疏风解表，清热除烦，重用豆豉可宣透郁热。清浆水煮药，取其性凉善走，调中开胃助消化。三药相伍，降中有宣，组方巧妙，药少力专。**诸药合用，共奏宽中行气、清宣膈热之功效。**

【名家诠释】

方有执《伤寒论条辨》：枳实宽中破结，栀子散热除烦，香豉能解虚劳之热，清浆则又栀子之监制，故协三物之苦寒，同主劳伤之复热，而与发初病之实热不同论也。宿食，陈宿之积食也。食能生热，故须去之，大黄者，去陈以致新也。

成无己《注解伤寒论》：枳实栀子豉汤，则应吐剂，此云复令微似汗出者，以其热聚于上，苦则吐之；热散于表者，苦则发之。《内经》曰：火淫所胜，以苦发之。此之谓也。

许宏《金镜内台方议》：以枳实为君以下气，以栀子为臣而散劳热，以豉为佐而泄热。若有宿食者，加大黄以利之也。此本栀子豉汤加枳实，则应吐下，今反吐汗者，乃热聚于表，若以发之也。

二、辨证拾遗

【原文证候】
无。

【证候拾遗】
根据枳实栀子豉汤宽中行气、清宣膈热的功效，结合《伤寒论》其他条文，以方测证，还应包括以下证候：

身热，胸脘烦热，心烦懊恼，食少纳呆，小便黄，大便秘结，舌红，苔薄黄，脉滑数。

【辨证分析】
本证多因病情初愈而正气未复，每多余邪未尽，余热复聚，上越胸中所致。余热内扰胸膈，则见身热，胸脘烦热，心烦懊恼。病情初愈，脾胃亦虚，则见食少纳呆。热壅气滞，脾胃虚弱，则见小便黄，大便秘结。舌红，苔薄黄，脉滑数均为余热内扰之象。

【证候总录】
身热，胸脘烦热，心烦懊恼，食少纳呆，小便黄，大便秘结，舌红，苔薄黄，脉滑数。

三、古方今用

枳实栀子豉汤除治疗大病或久病初愈复发心烦懊恼外，临床上还常应用于以下方面：

呕吐

沧州市某医院曾应用枳实栀子豉汤合用大柴胡汤加减治疗顽固性呕吐1例，医生在应用西药常规治疗无效后，给予枳实栀子豉汤合用大柴胡汤加减治疗，结果显示，运用枳实栀子豉汤合用大柴胡汤加减治疗症状好转，疗效确切。（出自《现代中西医结合杂志》）

第七节　栀子柏皮汤证

一、原文赏析

【原文】

伤寒身黄发热，栀子柏皮汤主之。（261）

【原文释义】

本条为论栀子柏皮汤证的证治。外感病发热不退，又见身黄鲜明如橘子色，或伴无汗或汗出不畅，小便短赤等证，必是湿热互结之阳黄。本证未言渴引水浆、腹满，可见病邪不盛，腑气阻滞亦较轻。根据病症的基本性质，治法当取清利湿热退黄，方用栀子柏皮汤。以方测证，从其方药配伍和剂量来看，均提示本证属湿热发黄，热重湿轻之证。

【方剂组成】

肥栀子十五个（擘），甘草一两（炙），黄柏二两。

【煎服法】

上三味，以水四升，煮取一升半，去滓，分温再服。

【方剂解析】

栀子柏皮汤由栀子、甘草、黄柏组成。方中栀子为主药，性味苦寒，能清泄三焦之热，通利水道，并因其性滑利而有通腑功能，然剂量较小，且不配大黄，故泻下力不强。黄柏苦寒，善清下焦湿热。甘草甘温和中。**诸药合用，共奏清解里热、除湿退黄之功效。**

【名家诠释】

吴谦《医宗金鉴》：伤寒身黄发热者，设有无汗之表，宜用麻黄连轺赤小豆汗之可也。若有成实之里，宜用茵陈蒿汤下之亦可也。今外无可汗之表证，内无可下之里证，故唯宜以栀子柏皮汤清之也。

尤在泾《伤寒贯珠集》：此热瘀而未实之证。热瘀，故身黄；热未实，故发热而腹不满。栀子彻热于上，柏皮清热于下，而中未及实，故须甘草以和之耳。

二、辨证拾遗

【原文主证】

身黄，发热。

【证候拾遗】

根据栀子柏皮汤清解里热、除湿退黄的功效，结合《伤寒论》其他条文，以方测证，还应包括以下证候：

目黄，小便短赤，渴不多饮，无汗或汗出不畅，心烦懊恼，舌红，苔黄腻，脉数。

【辨证分析】

本证多因湿热互结所致。湿热熏蒸，则见目发黄，色如橘黄，热盛则见发热，热扰心神，则见心烦懊恼，湿重者，伴见渴不多饮，无汗或汗出不畅，小便短赤，舌红，苔黄腻，脉数均为湿热之象。

【证候总录】

身黄，发热，目黄，小便短赤，渴不多饮，无汗或汗出不畅，心烦懊恼，舌红，苔黄腻，脉数。

三、古方今用

栀子柏皮汤除治疗身黄、发热外，临床上还常应用于以下几个方面。

1. 恐惧症

徐州市某医院使用栀子柏皮汤治疗了恐惧症患者30例，治疗后患者症状自评量表（SCL-90）评分及生活质量评分明显优于治疗前，有效改善了恐惧症状。（出自《深圳中西医结合杂志》）

武汉市某医院曾应用栀子柏皮汤治疗恐惧症患者，治疗后患者SCL-90评分及生活质量评分明显优于治疗前，这表明应用栀子柏皮汤可有效改善恐惧症状。（出自《名医》）

2. 痛风

广东省某医院运用栀子柏皮汤合五苓散治疗了35例痛风患者，其中治愈3例，显效8例，有效21例，无效3例，总有效率为91.43%。（出自《云南中医药杂志》）

3. 急慢性菌痢

周宁县某医院应用栀子柏皮汤治疗了急慢性菌痢患者21例，治疗时服用1~2剂即可取得良好效果。（出自《福建中医药》）

4.肝癌

襄阳市某医院应用栀子柏皮汤化裁联合肝动脉化疗栓塞术治疗原发性肝癌,与单纯应用肝动脉化疗栓塞术对比,联合治疗的患者可获得更优的生活质量,并且降低不良反应的发生率。(出自《中国继续医学教育》)

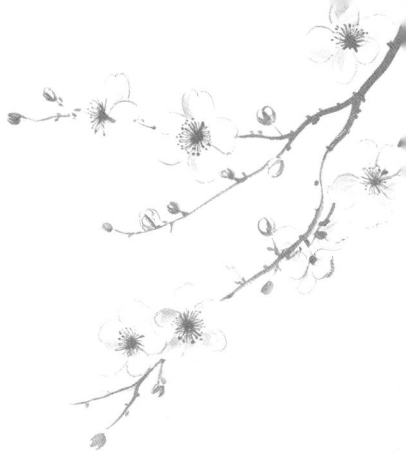

第六章

陷胸汤类

第一节　大陷胸汤证

一、原文赏析

【原文】

太阳病，脉浮而动数，浮则为风，数则为热，动则为痛，数则为虚，头痛发热，微盗汗出，而反恶寒者，表未解也。医反下之，动数变迟，膈内拒痛，胃中空虚，客气动膈。短气躁烦，心中懊恼，阳气内陷，心下因硬，则为结胸，大陷胸汤主之。若不结胸，但头汗出，余处无汗，剂颈而还，小便不利，身必发黄。（134）

【原文释义】

"脉浮而动数"，指脉象浮而数急躁动，是太阳病外邪未解、邪欲化热的表现。条文中"浮则为风，数则为热"，是以脉象来解释病证。浮主风邪在表，数指邪热为患，身体发热；此外，邪盛于表，可以出现头身疼痛，故称"动则为痛"。动数相合，亦提示脉来数急躁动，说明病证将内传之势。"数则为虚"，指此时病证虽然阳热较盛，但病位仍在表，尚未与体内有形之实邪相结。"虚"指无形之热盛，并非正气虚弱。若病邪入里与邪实相结，脉则以沉实为主。"头痛，发热"，属于表证，"微盗汗出"，反映出表之阳热较盛，有内传入里的趋势。因内入之热不甚，故白天无明显汗出，然入夜卫气行于阴分，与内热相合，助里热外蒸，见微盗汗出。此时，若表邪已尽入里，则恶寒必罢，今头痛发热而反恶寒，说明"表未解也"。

表证未解，使用下法当属误治，故曰"反下之"。误下后若外邪内陷，则脉由动数转为沉迟，是内陷阳热之邪与体内有形之邪相结于胸膈。病变部位不在胃中，而在胸膈，所以表现为胸膈处疼痛拒按。邪阻气机而短气，热扰胸膈故烦躁，懊憹不安。结胸证的特点是阳热之邪内陷与有形之邪相结，以心下硬满而痛为主证，应当用大陷胸汤治疗。若误下后不结胸，却见"但头汗出，余处无汗，齐颈而还"，是热为湿郁的临床特征。汗出不透热不得外越，"小便不利"湿邪不能下达，湿热郁蒸则身必发黄。虽同为表证误下，却因体质差异，或与体内有形之痰水相结形成结胸，或与无形之湿相合，变为湿热发黄。

【方剂组成】

大黄六两（去皮），芒硝一升，甘遂一钱匕。

【煎服法】

上三味，以水六升，先煮大黄，取二升，去滓，内芒硝，煮一两沸，内甘遂末，温服一升，得快利，止后服。

【方剂解析】

本方治证为水热结实之结胸证，根据《素问·至真要大论》"热者寒之"，《金匮要略》"诸有水者可下之"的原则，治宜急泻其热，破结逐水。方中甘遂苦寒，功善泻水逐饮，泄热散结，且生药研末，随汤冲服，其力更峻。《伤寒寻源》下集谓本方"关键全在甘遂一味，使下陷阳明之邪，上格之水邪，从膈间分解，而硝、黄始得成其下夺之功"，故为方中君药。大黄先煮，熟则行迟，其意不在速下，而在于荡涤胸腹邪热；芒硝咸苦泄热，软坚润燥，与大黄同用，共为臣药，以助君药泄热逐水。本方药虽三味，但力峻而效宏，使水热互结之邪，从大便而下，**诸药合用，共奏峻下逐水、泄热破结之功效**。

【名家诠释】

喻嘉言《尚论篇·太阳经中篇》：动数变迟，三十六字，形容结胸之状殆尽。盖动数为欲传之脉，而变迟则力绵势缓而不能传，且有结而难开之象。膈中之气，与外入之邪，两相格斗，故为拒痛。胃中水谷所生之精华，因误下而致空虚，则不能借之以冲开外邪，反为外邪冲动其膈。于是正气往返邪逼之界，觉短气不足以息，更躁烦有加，于是神明不安……无端而生懊憹，凡此皆阳邪内陷所致。

程郊倩《伤寒论后条辨·辨太阳病脉证》：结胸一证，虽曰阳邪陷入，然"阴阳"二字从虚实寒热上区别，非从中风伤寒上区别。表热盛实，转入胃府，则为阳明证；表热盛实，不转入胃府，而陷入膈，则为结胸证，故不必误下始成。伤寒六七日，有竟成结胸者，以热已成实，而填塞在胸也。脉沉紧，心下痛，按之石硬，知邪热聚于此一处矣。不因下而成结胸者，必其人胸有燥邪，以失汗而表邪合之，遂成里实。此处之紧脉以痛得之，不作寒断。

汪苓友《伤寒论辨证广注·辨太阳病脉证并治法下》：或问脉沉紧，焉知非寒实结胸？答曰：胸中者，阳气之所聚也。邪热当胸而结，直至心下，石硬且痛，则脉不但沉紧，甚至有伏而不见者，乌可以脉沉紧为非热耶？大抵辨结胸之法，但当凭证最为有准。

吴坤安《伤寒指掌·卷三·伤寒变症》：结胸又有不因误下而成者。如论云：伤寒六七日，结胸热实，脉沉而紧，心下痛，按之石硬者，大陷胸汤主之是也。此不云下早，但云热实，乃伤寒实邪传里，不因误下而自结聚于胸者也。

二、辨证拾遗

【原文证候】

心下硬满，甚则从心下至少腹硬满而痛，不可触按，短气躁烦，心中懊恼。

【证候拾遗】

根据大陷胸汤峻下逐水、泄热破结的功效，结合《伤寒论》其他条文，以方测证，还应包括以下证候：

胸膈烦热，大便秘结，小便黄，伴见潮热，口渴，舌红，舌苔黄厚，脉沉紧有力。

【辨证分析】

本证多因太阳病误下，热实互结，或温邪入里，夹痰瘀结于胸膈所致。邪热内陷与水相结于胸，气机郁胸，升降失调，邪热内郁胸膈则见胸膈烦热；阳明燥热伤津，则见大便秘结，小便黄，或兼见潮热，口渴。舌红，苔黄厚，脉沉紧有力均为水热互结之象。

【证候总录】

心下硬满，甚则从心下至少腹硬满而痛，不可触按，短气躁烦，心中懊恼，胸膈烦热，大便秘结，小便黄，伴见潮热，口渴，舌红，舌苔黄厚，脉沉紧有力。

三、古方今用

大陷胸汤是现代临床应用广泛的方剂，除以上几个方面外，还可应用于以下几个方面。

1. 急性胃肠功能损伤

湖南省某医院曾应用大陷胸汤治疗急性胃肠功能损伤患者30例，治疗有效率较高，这结果表明，大陷胸汤可加快肠鸣音、排便恢复，促进胃排空，降低腹腔压力，从而促进胃肠道功能的恢复，疗效确切。（出自《中西医结合

研究》）

2.急性胰腺炎

广东省某医院曾运用大陷胸汤治疗急性胰腺炎患者 30 例，经过治疗后，痊愈 17 例，好转 9 例，无效 4 例，治疗总有效率为 86.7%。（出自《内蒙古中医药》）

3.急性肾衰

湖南省某医院运用大陷胸汤灌肠治疗了流行性出血热急性肾衰患者 30 例，其中痊愈 24 例，好转 5 例，无效 1 例，总有效率为 96.67%。（出自《当代护士（学术版）》）

4.肩周炎

山东省某医院曾应用大陷胸汤加味治疗肩周炎患者 30 例，经过治疗后，肩臂活动恢复正常者 24 例，总有效率为 80%。（出自《中国医药学报》）

第二节　十枣汤证

一、原文赏析

【原文】

太阳中风，下利呕逆，表解者，乃可攻之。其人漐漐汗出，发作有时，头痛，心下痞硬满，引胁下痛，干呕短气，汗出不恶寒者，此表解里未和也，十枣汤主之。（152）

【原文释义】

本病初为太阳中风兼里有水饮，属表里俱病。表证当见发热恶寒、头痛、汗出、脉浮等症；里证有下利、呕逆、心下痞硬、引胁下痛等症。太阳中风属卒病表证，水饮属痼疾里证。表证卒病易解，里证痼疾难除，故治当先表后里，表解后，方可攻逐水饮。表解后，在里的水饮泛溢，流注结聚胸胁，阻碍肝肺气机升降，则见心下痞硬而满、牵引胁下疼痛等症。若饮邪外溢肌肤，营卫失和，邪正相争，则微微汗出，发作有时；饮邪下迫，走于肠道则下利；饮邪犯胃，胃失和降则干呕；饮邪犯肺，肺气不利则短气；饮邪上泛蒙蔽清窍则头痛。汗出不恶寒，说明本证已无表邪，纯属里证，以上诸症，虽症状各异，但总的病机是水邪壅盛于里，饮邪凝聚，故以十枣汤加减治之。

【方剂组成】

芫花（熬），甘遂，大戟。

【煎服法】

上三味，等分，分别捣为散，以水一升半，先煮大枣肥者十枚，取八合，去滓，内药末，强人服一钱匕，羸人服半钱，温服之。平旦服。若下少，病不除者，明日更服，加半钱，得快下利后，糜粥自养。

【方剂解析】

方中甘遂善行经隧水湿；大戟味苦，善泄脏腑水湿，主蛊毒十二水、腹满急痛；芫花善消胸胁伏饮痰癖、消胸中痰水，三药药性峻烈，逐水之力甚著，使饮邪从二便而消，但由于三药峻猛有毒，易损正气，故方中配以大枣十枚煮汤送服，既可顾护脾胃培土制水，又能甘缓解诸药峻烈之性及毒性，减少药后反应，使邪去而不伤正。**诸药合用，共奏攻逐水饮之功效。**

【名家诠释】

成无己《注解伤寒论》：辛以散之，芫花之辛以散饮；苦以泄之，甘遂、大戟之苦以泄水。水者，肾所主也；甘者，脾之味也。大枣之甘者，益土而胜水。

王子接《绛雪园古方选注》：攻饮汤剂，每以大枣缓甘遂、大戟之性者，欲其循行经隧，不欲其竟走肠胃也，故不名其方而名法，曰大枣汤。芫花之辛，轻清入肺，直从至高之分去菀除莝，以甘遂、大戟之苦，佐大枣甘而泄者缓攻之，则从心及胁之饮，皆从二便出矣。

吴崑《医方考》：芫花之辛能散饮，戟、遂苦能泄水。又曰：甘遂能直达水饮所结之处。三药皆峻利，故以大枣以益土，此戎衣之后而发巨桥之意也。是方也，唯壮实者，能用之；虚羸之人，未可轻与举也。

二、辨证拾遗

【原文主证】

心下痞硬满，胸胁满痛，干呕短气，或兼头痛，汗出，发作有时，但不恶寒。

【证候拾遗】

根据十枣汤攻逐水饮的功效，结合《伤寒论》其他条文，以方测证，还应包括以下证候：

喘咳，气促，不得平卧，眩晕，舌体胖大，舌淡润，苔白滑腻，脉弦紧。

【辨证分析】

该证因中阳素虚，气不化水，水停为饮，或因外邪侵袭，肺失通调，水液运行输布障碍，停聚为饮，流注胸腔而成。饮停胸胁，气机受阻，升降失司，络脉不利，故喘咳，气促，不得平卧；饮邪遏阻，清阳不升，故眩晕，舌体胖大，舌淡润，苔白滑腻，脉弦紧，为饮停胸胁之象。

【证候总录】

心下痞硬满，胸胁满痛，干呕短气，或兼头痛，汗出，发作有时，但不恶寒，喘咳，气促，不得平卧，眩晕，舌体胖大，舌淡润，苔白滑腻，脉弦紧。

三、古方今用

十枣汤现代运用广泛，主要应用于以下几个方面。

1. 胸腔积液

杭州市某卫生服务中心用十枣汤和苓桂术甘汤治疗了结核性胸膜炎胸腔积液患者 26 例，治疗 3 个月后，患者临床症状和体征均有好转，且研究组患者胸部 CT 显示胸腔积液明显少于对照组，可见十枣汤合苓桂术甘汤治疗胸腔积液效果显著，治愈率高。(出自《浙江中医杂志》)

2. 恶性腹水

福建省某医院选择恶性腹水患者 46 例，随机分为研究组和对照组各 23 例。对照组患者采用常规西医利尿治疗，研究组患者在对照组治疗基础上加用十枣汤细粉外敷神阙穴及艾灸治疗，研究组患者腹水量明显少于对照组，且研究组患者尿量、腹围、KPS 评分及血浆白蛋白水平均明显优于对照组，结果表明十枣汤外敷神阙穴加艾灸治疗恶性腹水效果显著，安全性好。(出自《亚太传统医药》)

第三节 小陷胸汤证

一、原文赏析

【原文】

小结胸病，正在心下，按之则痛，脉浮滑者，小陷胸汤主之。(138)

【原文释义】

小结胸证是热实结胸轻证，其成因与大结胸证类似，亦多由表邪入里，或表证误下，邪热内陷与痰相结而成。"正在心下"说明病变范围比较局限，仅在心下胃脘部，所以胀满范围比大结胸证小。按之则痛，不按不痛，说明邪热较轻，结聚程度比大结胸证要浅，临证虽也有不按也痛的，但远比大结胸证疼痛拒按、手不可近症状要轻。脉浮滑是痰热互结，病势轻浅的反映。浮主阳热之邪所结部位较浅，滑主痰涩。由于本证属痰热互结，病势轻浅，病位局限，这和大结胸证水热结实，病位广泛，邪结深重，从而脉沉紧、心下硬痛、手不可近不同，故称"小结胸"。治宜小陷胸汤清热化痰开结。

【方剂组成】

黄连一两，半夏半升（洗），瓜蒌实（大者）一枚。

【煎服法】

上三味，以水六斗，先煮瓜蒌，取三升，去滓，内诸药，煮取二升，去滓，分温三服。

【方剂解析】

方中以瓜蒌实为君，清热化痰，理气宽胸，通胸膈之痹。黄连为臣，取其苦寒，助瓜蒌清热降火，开心下之结；半夏为佐，取其辛燥，降逆化痰，助瓜蒌消痰散结，散心下之痞。黄连、半夏合用，一苦一辛，苦降辛开。半夏与瓜蒌相伍，润燥相得，清热涤痰，如此则清热化痰、宽胸散结之功益著。三药相合，使痰去热除，结开痛止，为治胸脘痞痛之良剂。临证不仅用于伤寒之小结胸病，而且内科杂症属痰热互结者，亦甚有效。本方的配伍特点为苦降辛开，润燥相得，即瓜蒌之润，以制半夏之燥，二者相合，则祛痰之力倍增；黄连之苦降，半夏之辛散，苦降与辛开配伍，以除其痰热之结。**诸药合用，共奏清热化痰开结之功效。**

【名家诠释】

柯韵伯《伤寒来苏集·伤寒附翼》： 热入有浅深，结胸分大小。心腹硬痛，或连小腹不可按者，为大结胸，此土燥水坚，故脉亦应其象而沉紧。止在心下，不及胸腹，按之知痛不甚硬者，为小结胸，是水与热结，凝滞成痰，留于膈上，故脉亦应其象而浮滑也。秽物据清阳之位，法当泻心而涤痰。用黄连除心下之痞实，半夏消心下之痰结，寒温并用，温热之结自平。瓜蒌实色赤形圆，中含津液，法象于心，用以为君，助黄连之苦。且以滋半夏之燥，洵为除烦涤痰开结宽胸之剂。虽同名陷胸，而与攻利水谷之方悬殊矣。

许宏《金镜内台方议》： 心下硬，不按而痛，手不可近，大结胸也。心下满，按之则痛者，邪热浅结，为小结胸也，此不可下，只宜散也。故用瓜蒌为君，其味苦性寒，能破胸膈结气；半夏为佐为使，以辛能散气也；黄连为臣，苦以泄之，以辅君主之药，而下心下之结也。

吴崐《医方考》：三阳经表证未去而早下之，则表邪乘虚而入，故结胸。结胸者，阳邪固结于胸中，不能解散，为硬为痛也；按之则痛者，不按犹未痛也，故用小陷胸汤。黄连能泻胸中之热，半夏能散胸中之结，瓜蒌能下胸中之气。然必下后方有是证，若未经下后，则不曰结胸。

成无己《注解伤寒论》：心下硬痛，手不可近者，结胸也，正在心下，按之则痛，是热气犹浅，谓之小结胸。结胸脉沉紧，或寸浮关沉，今脉浮滑，知热未深结，与小陷胸汤，以除胸膈上结热也。苦以泄之，辛以散之，黄连、瓜蒌实之苦寒以泄热，半夏之辛以散结。

二、辨证拾遗

【原文证候】

心下痞硬，按之则痛。

【证候拾遗】

根据小陷胸汤清热化痰开结的功效，结合《伤寒论》其他条文，以方测证，还应包括以下证候：

胸膈灼痛，烦热，咳黄痰，恶心呕吐，口渴，小便黄赤，大便不畅或秘结，舌质红，苔黄腻，脉浮滑。

【辨证分析】

本证多因邪热与痰浊互结，痰热蕴结于心下或胸膈所致。痰热邪结胸脘，致使气机不畅，故胸膈灼痛，烦热，咳黄痰；痰热在上，气逆不降，则见恶心呕吐；痰热内阻胸脘，津不上承，则见口渴；痰热内阻，则见小便黄赤，腑气不降，则大便不畅或秘结。舌质红，苔黄腻，脉浮滑均为痰热结胸之象。

【证候总录】

心下痞硬，按之则痛，胸膈灼痛，烦热，咳黄痰，恶心呕吐，口渴，小便黄赤，大便不畅或秘结，舌质红，舌苔黄腻，脉浮滑。

三、古方今用

小陷胸汤除治疗痰热结胸外，在现代还可应用于多种疾病，主要为以下几个方面。

1. 慢性阻塞性肺疾病

安康市某医院应用小陷胸汤合血府逐瘀汤治疗了 45 例慢性阻塞性肺疾病患者，其中显效 25 例，有效 18 例，无效 2 例，总有效率为 95.56%（43/45）。

（出自《海南医学》）

湖北省某医院曾应用小陷胸汤合桂枝茯苓丸治疗慢性阻塞性肺疾病急性加重期患者 48 例，经过治疗后，临床得到控制 13 例，显效 21 例，有效 12 例，无效 2 例，总有效率为 95.83%（46/48）。（出自《中国中医急症》）

2. 消化性溃疡

江西省某医院应用小陷胸汤加味治疗了消化性溃疡患者 30 例，其中治愈 23 例，好转 4 例，未愈 3 例，治疗总有效率为 90%（27/30）。（出自《江西中医药》）

3. 胃食管反流病

河南省某医院应用龙胆泻肝汤合小陷胸汤治疗了胃食管反流病患者 35 例，其中痊愈 13 例，显效 10 例，好转 11 例，无效 1 例，总有效率为 97.1%（34/35）。（出自《实用中医药杂志》）

4. 心绞痛

湖南省某医院应用生脉散合小陷胸汤加减治疗了冠心病心绞痛患者 43 例。结果显示，中医证候疗效方面，显效 12 例，有效 21 例，无效 10 例，治疗总有效率为 76.74%（33/43）。（出自《实用中西医结合临床》）

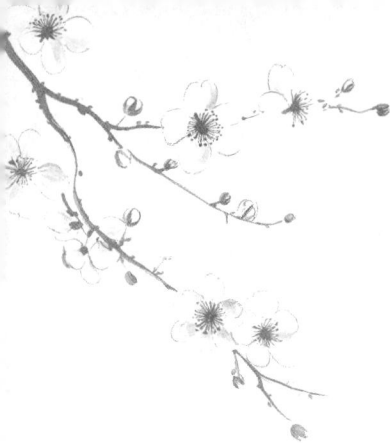

第七章

泻心汤类

第一节　半夏泻心汤

一、原文赏析

【原文】

伤寒五六日，呕而发热者，柴胡汤证具，而以他药下之，柴胡证仍在者，复与柴胡汤。此虽已下之，不为逆，必蒸蒸而振，却发热汗出而解。若心下满而硬痛者，此为结胸也，大陷胸汤主之。但满而不痛者，此为痞，柴胡不中与之，宜半夏泻心汤。（149）

【原文释义】

伤寒五六日，病由太阳传入少阳，呕而发热者，柴胡汤证已经具备，可是医者未用柴胡汤治之，反而以他药下之，此为误下。误下后有三种情况：一者，若下后柴胡证仍在者，复与柴胡汤，这种情况虽经误下，治不为逆，然而必蒸蒸而振，却发热汗出而愈；二者，若误下后邪陷入里，心下满而硬痛者，此为结胸，应用大陷胸汤治之；三者，若误下后，但满而不痛者，此为心下痞，是因津液虚甚陷于半表半里阴证，故治疗半表半里阳证的柴胡汤已不适用，应该用治疗厥阴病的半夏泻心汤。

【方剂组成】

半夏半升（洗），黄芩三两，干姜三两，人参三两，甘草三两（炙），黄连一两，大枣十二枚（擘）。

【煎服法】

上七味，以水一斗，煮取六升，去滓；再煎取三升，温服一升，日三服。须大陷胸汤者，方用前第二法。一方用半夏一升。

【方剂解析】

半夏泻心汤主治为肠鸣、下利、心下痞，其病机为本虚标实，寒热错杂。其组方精练，配伍考究，辛开苦降，清上温下，攻补兼施。主要由三部分药物组成，一是黄芩、黄连苦降泄热；二是干姜、半夏辛开散结；三是人参、甘草、大枣补益脾胃。

方中半夏辛苦温，辛开散结，苦降止呕，除心下之痞满，为主药；干姜辛热，助主药开结温中散寒，黄芩、黄连苦寒泄热，并助主药以降逆，共为之辅药；《医方集解》云："欲通上下交阴阳者，必和其中。"故以人参、大枣甘温益气扶中而为佐；炙甘草既可扶正益脾胃，又能调和诸药而为使。**诸药合用，共奏消痞散结、补中扶正之功效。**

【名家诠释】

方有执《伤寒论条辨》：痞则其变之轻者，以其轻而痞于心，故用半夏泻心汤。半夏干姜，辛以散虚满之痞；黄芩、黄连，苦以泻心膈之热。人参甘草甘以益下后之虚，大枣甘温，润以滋脾胃于健。曰泻心者，言满在心膈而不在胃也。

喻嘉言《尚论篇》：半夏泻心汤者，即生姜泻心汤去生姜而君半夏也。去生姜者，恶其辛散，引津液上奔也。君半夏者，泻心诸方，原用以涤饮，此因证起于呕，故推之为主君耳。

汪琥《伤寒论辨证广注》：（半夏泻心汤）以黄连为君，苦入心以泄之，黄芩为臣，降阳而升阴也。半夏干姜之辛温为使，辛能散其结也。人参甘草大枣之甘，以缓其中，而益肠胃之不足，使气得平，上下升降，阴阳得和，其邪之留结者，散而已矣。经曰：辛入肺而散气，苦入心以泄热，甘以缓之，三者是矣。

钱潢《伤寒溯源集》：半夏辛而散痞，滑能利膈，故以之为君。半夏之滑，见小陷胸汤方论中。干姜温中，除阴气而蠲痞。人参、炙甘草，大补中气，以益误下之虚，三者补则气旺，热则流通，故以之为臣，黄芩、黄连，即前甘草泻心汤中之热因寒用，苦以开之之意，故黄连亦仅用三倍之一，以为之反佐，大枣和中濡润，以为倾否之助云。

尤在泾《伤寒贯珠集》：痞者，满而不实之谓。夫客邪内陷，即不可从汗泄；而满而不实，又不可从下夺。唯半夏、干姜之辛能散其结，黄连、黄芩之苦，能泄其满。而其所以泻与散者，虽药之能，而实胃气之使也。用参、草、枣者，以下后中虚，故之益气，而助其药之能也。

二、辨证拾遗

【原文证候】

心下痞，满而不痛，恶心呕吐，肠鸣，下利，纳呆，微渴。

【证候拾遗】

根据半夏泻心汤证的功效，结合《伤寒论》其他条文，以方测证，还应包括以下证候群：

头痛，目赤，咽干，咽痛，频欲作呕，呕吐酸腐，胸膈烦热，或伴见脘腹疼痛，喜温喜按，大便溏泄，小便清长，下肢酸楚，遇冷则甚，情绪抑郁，或烦躁易怒，善太息，食纳减少，舌质红，苔薄黄，脉弦细或滑数。

【辨证分析】

本证多因秉质阳虚阴凝，或下焦阴寒内蕴，郁而化热，或复感风热阳邪，上攻头咽胸膈所致。热邪上升而咽干、咽痛，上攻于头目则见头痛目赤；热邪停滞于中焦则见频欲作呕，呕吐酸腐。上焦热盛，盛则亢，亢则不下行，则下寒无火以温，寒盛于下则见脘腹疼痛，喜温喜按，大便溏泄，小便清长，下肢酸楚，遇冷则甚。肝失条达，情志失调，则精神抑郁，善太息；气郁化火，肝性失柔，则烦躁易怒。舌质红，苔薄黄，脉弦细或滑数，均为寒热互结之象。

【证候总录】

心下痞，满而不痛，恶心呕吐，肠鸣，下利，纳呆，微渴，头痛，目赤，咽干，咽痛，频欲作呕，呕吐酸腐，胸膈烦热，或伴见脘腹疼痛，喜温喜按，大便溏泄，小便清长，下肢酸楚，遇冷则甚，情绪抑郁，或烦躁易怒，善太息，食纳减少，舌质红，苔薄黄，脉弦细或滑数。

三、古方今用

半夏泻心汤主治寒热错杂之心下痞证，为调和脾胃阴阳的代表方剂。现代医家承仲景古论，临床常用于多个系统疾病，只要把握病机，合理用药，疗程充足，采用辛开苦降治法均能获得较好的治疗效果，现主要应用于以下几个方面。

1. 慢性胃炎

郑州市某医院曾运用半夏泻心汤联合穴位贴敷治疗慢性胃炎患者 25 例，并且观察了患者的腹痛消失时间、腹胀消失时间及反酸消失时间。结果显示，运用半夏泻心汤联合穴位贴敷治疗后，治疗效果显著，并且可更快缓解患者腹

胀等临床症状，疗效较好，炎性因子也可得以改善。（出自《西藏医药》）

2. 功能性消化不良

江西省某医院曾运用半夏泻心汤联合运动疗法治疗寒热错杂型功能性消化不良患者 30 例，经过治疗后，无效 0 例，有效 2 例，显效 6 例，治愈 22 例，总有效率为 100%，这表明运用半夏泻心汤联合运动疗法治疗可有效改善疾病症状、提高生存质量和临床疗效，且疗效更长久平稳，不易复发。（出自《光明中医》）

3. 功能性便秘

四川省某医院曾运用半夏泻心汤联合润肠汤治疗功能性便秘患者 32 例，经过治疗后，无效 4 例，有效 10 例，治愈 18 例，总有效率为 87.5%，这表明半夏泻心汤联合润肠汤治疗能明显改善症状，提高疗效。（出自《实用中医药杂志》）

4. 高血压

鞍山市某医院中医内科运用小陷胸汤合半夏泻心汤治疗痰湿壅盛型老年高血压患者 40 例，结果显示运用小陷胸汤合半夏泻心汤治疗能够有效改善患者的中医症状，降低尿微量白蛋白水平，促进病情恢复。（出自《中国中医药现代远程教育》）

5. 失眠症

山东省某医院曾运用半夏泻心汤治疗失眠症患者 542 例，结果显示，半夏泻心汤治疗失眠症可改善临床疗效，降低中医证候积分，降低匹兹堡睡眠质量指数评分，提高患者生活质量，疗效确切。（出自《中西医结合心脑血管病杂志》）

6. 皮肤病

湖北省某医院应用半夏泻心汤治疗脂溢性皮炎、慢性荨麻疹、结节性血管炎、痤疮、湿疹、酒渣鼻等辨证为上热下寒之厥阴证的皮肤病，疗效满意。（出自《世界最新医学信息文摘》）

第二节　大黄黄连泻心汤

一、原文赏析

【原文】

心下痞，按之濡，其脉关上浮者，大黄黄连泻心汤主之。（154）

【原文释义】

胃脘部有堵闷窒塞之感，但按之却柔软，而不坚硬疼痛，此属无形邪气壅滞之气痞，关脉候中焦，浮脉主阳热，今阳热之脉仅见于关上，系无形邪热壅聚心下，致气机痞塞，乃热痞之证，用大黄黄连泻心汤主治。

【方剂组成】

大黄二两，黄连一两。

【煎服法】

上二味，以麻沸汤二升渍之，须臾，绞去滓，分温再服（开水浸15~30分钟，去渣温服）。

【方剂解析】

大黄黄连泻心汤是治疗火热邪气壅滞心下致痞的基本方。大黄泄热和胃，黄连泻心胃之火，苦则泻心消痞，寒则清泄邪热，二药合用，邪热得除，则痞闷自消。本方运用之妙，在于煎法特殊，不取煎煮而以麻沸汤浸渍少顷，去滓温服，以取其气之轻扬，薄其味之重浊，使之利于清心下热结而消痞，而不在于泻下燥结以荡实。诸药合用，共奏苦寒直折、泻火解毒之功效。

【名家诠释】

成无己《注解伤寒论》：心下硬，按之痛，关脉沉者，实热也。心下痞，按之濡；其脉关上浮者，虚热也，大黄黄连汤，以导其虚热。《内经》曰：火热受邪，心病生焉。苦入心，寒除热。大黄、黄连之苦寒，以导泻心下之虚热。但以麻沸汤渍服者，取其气薄而泄虚热。

万密斋《万氏家传伤寒摘锦》：按心下满而不痛者，此里之正气已虚，邪气作实，故于攻痞之药内加入人参、大枣者，补正气也。心下濡者，正气尚强，邪气未实，但气为邪所结，自觉不畅，异于常时耳，故用大黄攻去邪气，不使留于心下以为正气之贼也。观半夏泻心汤与大黄黄连泻心汤，而痞之虚实别也。心下痞而复恶寒汗出者加附子，名附子泻心汤。

李时珍《本草纲目》：泻心汤治心气不足吐血衄血者，乃真心之气不足，而手厥阴心包络、足厥阴肝、足太阴脾、足阳明胃之邪火有余也。虽曰泻心，实泻四经血中之伏火也。仲景治心下痞满、按之软者，用大黄黄连泻心汤主之。此亦泻脾胃之湿热，非泻心也。病发于阴而反下之，则作痞满，乃寒伤营血，邪气乘虚结于上焦。胃之上脘在于心，故曰泻心，实泻脾也。

吴崑《医方考》：心膈实热，狂躁面赤者，此方主之。味之苦者，皆能降火。黄芩味苦而质枯，黄连味夺而气燥，大黄苦寒而味厚。质枯则上浮，故能泻火于膈；气燥则就火，故能泻火于心；味厚则喜降，故能荡邪攻实。此天地亲上亲下之道，水流湿，火就燥之意也。

喻嘉言《尚论后篇》：彼用大黄则煎之，乃取其气味厚；此用大黄则渍之，取其气味薄也。大黄乃足太阴、手足阳明、手足厥阴五经血分之药，凡病在五经之血分者宜用之。若在气分用之，是谓诛伐无过矣。故仲景言治心下痞满，按之软者，用大黄黄连泻心汤主之。麻沸汤，即热汤。一名百沸汤，一名太和汤，味甘平，无毒，主治助阳气，通经络。

李中梓《伤寒括要》：结言胸，痞言心下；结言按之硬，痞言按之濡；结言寸脉浮，关脉沉，痞不言寸，而但曰关上浮，可以明二病之分矣。经曰：大热受邪，心病生焉。味苦入心，性寒除热，大黄、黄连之苦寒，以泻心下之虚热。但以麻沸汤渍服者，取其清薄而泻虚热也。

二、辨证拾遗

【原文证候】

心下痞，按之濡，脉数或关脉浮。

【证候拾遗】

根据大黄黄连泻心汤证的功效，结合《伤寒论》其他条文，以方测证，还应包括以下证候：

胃脘灼痛，拒按，或消谷善饥，或口臭，牙龈肿痛溃烂，齿衄，脘腹胀闷，纳呆，恶心欲呕，口中黏腻，渴不多饮，小便短黄，大便秘结，舌质红，苔黄腻。

【辨证分析】

火热之邪熏灼，壅塞胃气，阻滞不通，则胃脘灼痛而拒按；胃火炽盛，受纳腐熟功能亢进则消谷善饥；胃火内盛，胃中浊气上冲则口气秽臭；胃经经脉络于龈，胃火循经上炎，气血壅滞，则牙龈红肿疼痛，甚至化脓、溃烂；血得热而妄行，损伤龈络则齿龈出血；湿热阻滞中焦，纳运失健，升降失常，气机阻滞，则脘腹痞闷，纳呆食少，恶心欲呕；湿热蕴脾，上蒸于口，则口中黏腻，渴不多饮；热盛伤津则口渴喜冷饮，小便短黄，大便秘结。湿热内蕴，则见舌质红，苔黄腻，脉数或关脉浮。

【证候总录】

心下痞，按之濡，脉数或关脉浮，胃脘灼痛，拒按，或消谷善饥，或口臭，牙龈肿痛溃烂，齿衄，脘腹胀闷，纳呆，恶心欲呕，口中黏腻，渴不多饮，小便短黄，大便秘结，舌质红，苔黄腻。

三、古方今用

大黄黄连泻心汤是现代临床应用最为广泛的清泻实火的方剂，可用于多系统病证，凡属邪热实火诸证者，临床皆可应用，主要应用于以下几个方面。

1. 幽门螺杆菌阳性慢性胃炎

望奎县某医院使用大黄黄连泻心汤治疗幽门螺杆菌阳性慢性胃炎患者48 例，其中显效 29 例，有效 15 例，无效 4 例，治疗总有效率为 91.67%（44/48）。与西药抗生素治疗相比，使用大黄黄连泻心汤治疗可明显改善患者胃黏膜分泌状况，疾病根治率得到提升，且安全、经济。（出自《世界最新医学信息文摘》）

2. 慢性萎缩性胃炎胃癌前病变

湖北省某医院曾运用大黄黄连泻心汤治疗慢性萎缩性胃炎胃癌前病变 47例，经过治疗后，显效 25 例，有效 15 例，无效 7 例，总有效率为 85.11%。临床结果显示该治疗方法疗效确切，可显著缓解症状，并能够有效改善胃液成分、降低机体内肿瘤标记物的含量，抑制胃癌前病变的进展。（出自《环球中医药》）

3. 腹痛

广东省某医院运用大黄黄连泻心汤治疗儿童湿热夹滞型腹痛（慢性浅表性胃炎），经过治疗后，患儿症状明显好转，治疗疗效确切。（出自《新中医》）

4. 皮肤瘙痒、脱发

深圳市多家医院曾运用大黄黄连泻心汤治疗皮肤瘙痒、脱发、便血辨证属心火旺盛者，经过治疗后，疗效较佳。（出自《中国民间疗法》）

第三节　附子泻心汤

一、原文赏析

【原文】

心下痞，而复恶寒汗出者，附子泻心汤主之。（155）

【原文释义】

胃脘部痞满，且畏寒汗出，用附子泻心汤主治。

【方剂组成】

大黄二两，黄连一两，黄芩一两，附子一枚（炮，去皮，破，别煮取汁）。

【煎服法】

上四味，切三味，以麻沸汤二升渍之，须臾，绞去滓，内附子汁，分温再服。

【方剂解析】

附子泻心汤由大黄黄连泻心汤加附子而成。方中以大黄、黄连、黄芩苦寒，泄热消痞，清泻上部之邪热，以附子之辛热以温经复阳固表。本方大温大热的附子与大苦大寒的大黄、黄连、黄芩相配，四味相合，寒温并用，此乃生熟有别，性味有异。**诸药合用，共奏泄热消痞、扶阳固表之功效。**

本方之煎服法为三黄以开水浸渍少顷取汁，取气之轻清以泻心消痞；而附子一味另煎取汁，取其辛热厚味以扶助阳气，再将两种药汁混合，分两次温服，其意深远。

【名家诠释】

成无己《注解伤寒论》： 心下痞者，虚热内伏也；恶寒汗出者，阳气外虚也。与泻心汤攻痞，加附子以固阳。

吴崐《医方考》： 伤寒心下痞，汗出恶寒者，此方主之。心下痞，故用三黄以泻痞；恶寒，汗出，故用附子以回阳。无三黄，则不能以去痞热；无附子，恐三黄益损其阳。热有附子，寒有三黄，寒热并用，斯为有制之兵矣，张机氏谓医家之善将将者也。俗医用寒则不用热，用热则不用寒，何以异于胶柱而鼓瑟乎？

方有执《伤寒论条辨》： 痞，本阴邪内伏，而虚热上凝，复恶寒汗出，则表虚而阳不为卫护可知矣。泻心汤，固所以为清热倾痞之用。加附子，盖所以为敛其汗而固其阳也。黄芩为附子而更加，表里两解具见矣。

　　李中梓《伤寒括要》：心下痞者，邪热也。恶寒汗出者，阳虚也。以三黄之苦寒，清中济阴；以附子之辛热，温经固阳。寒热互用，攻补兼施，并行而不悖，仲景之妙用也。

　　喻嘉言《医门法律》：其一心下痞而恶寒汗出。用附子泻心汤，复阳泻痞，兼而行之之法。泻心汤有五：曰甘草，曰半夏，曰生姜，曰黄连，曰附子。以恶寒汗出，阳虚之证，较阴痞更急。故用麻沸汤渍去痞之药，而浸入浓煎之附子汁，虽曰一举两得，其所重从可识矣。附子泻心汤，治伤寒心下痞，恶寒，汗出，热邪既盛，真阳复虚之证。《金匮》有大黄附子汤，亦同此意。

　　汪琥《伤寒论辨证广注》：《内台方议》云：心下痞者，虚热内伏也。又加恶寒汗出者，本为表未解，当用桂枝汤，若脉微弱者加附子。今此有痞证，故用大黄黄连泻心汤中加附子，去痞以固阳也。琥按：上议，实本成注之意。成注以恶寒汗出为阳气外虚，故加附子以固阳。要之，内伏之热乃实热，非虚热也；在表之寒，乃风寒，非真寒也。上汤中加附子者，乃热因热用，从治之法也。琥又按：内治方，附子泻心汤中无黄芩，反云今世本中有黄芩者，乃后人不详其理，而误添之。殊不知附子泻心汤，本系攻热痞之剂，只因恶寒汗出，不得已而加附子，后人恐其辛热僭上，妙在复添黄芩，使上下之热，得以通彻，则是附子得黄芩之佐，实相制而和表助里，以成莫大之功。

　　张志聪《伤寒论集注》：此承上文心下痞而言，更病太阳寒水之证也。心下痞者，少阴君火内结也；复恶寒者，太阳本寒之气呈于表；汗出者，太阳标阳之气脱于外。故以附子泻心汤救太阳之标阳，而泻少阴之大热，用三黄以治君火之内结，熟附以固标阳之外脱。夫太阳、少阴标本相合，水火相济，有是证用是方，非明乎阴阳水火之至义，何能用此以活人？

二、辨证拾遗

【原文证候】

心下痞，按之濡，心烦口渴，恶寒汗出。

【证候拾遗】

根据附子泻心汤证的功效，结合《伤寒论》其他条文，以方测证，还应包括以下证候：

脘腹胀闷，纳呆，恶心欲呕，口中黏腻，渴不多饮，便溏不爽，小便短黄，肢体困重，或见面目发黄，或皮肤发痒，舌质红，苔黄腻，脉细弦数。

【辨证分析】

湿热阻滞中焦，纳运失健，升降失常，气机阻滞，则脘腹胀闷，纳呆食少，恶心欲呕；湿热蕴脾，上蒸于口，则口中黏腻，渴不多饮；湿热下注，阻碍气机，大肠传导失司，则便溏而不爽；湿热交结，热蒸于内，湿泛肌肤，阻碍经气，气化不利，则肢体困重，小便短黄；若湿热蕴结脾胃，熏蒸肝胆，疏泄失权，胆汁不循常道而泛溢肌肤，则见面目发黄；湿热行于皮里则皮肤发痒。湿热蕴结脾胃，则见舌质红，苔黄腻，脉细弦数。

【证候总录】

心下痞，按之濡，心烦口渴，恶寒汗出，脘腹胀闷，纳呆，恶心欲呕，口中黏腻，渴不多饮，便溏不爽，小便短黄，肢体困重，或见面目发黄，或皮肤发痒，舌质红，苔黄腻，脉细弦数。

三、古方今用

附子泻心汤为五泻心汤之一，用于热痞兼阳虚证，是寒热并用、攻补兼施的方剂。现代临床应用范围较广，主要用于热邪内盛，又兼阳气不足的寒热错杂、虚实互呈之各种疾病的治疗。

1. 反流性食管炎

广东省某医院运用附子泻心汤加味治疗反流性食管炎 33 例，其中痊愈 7 例，显效 5 例，有效 20 例，无效 1 例，总有效率为 97.97%，临床疗效较好。（出自广州中医药大学硕士学位论文，2018 年）

2. 扩张型心肌病

辽宁省某医院运用附子泻心汤治疗肾阳虚型扩张型心肌病患者 19 例，临床结果显示运用该方治疗可提高疗效，改善患者心功能。（出自《中国民间疗法》）

3. 水肿

毕节市某医院运用麻黄附子泻心汤治疗肾阳虚型水肿患者 40 例，其中治愈 15 例，显效 20 例，有效 3 例，无效 2 例，总有效率为 95%。临床显示运用麻黄附子泻心汤治疗可明显改善水肿症状，且并发症较少，疗效佳。（出自《内蒙古中医药》）

第四节 生姜泻心汤

一、原文赏析

【原文】

伤寒汗出解之后，胃中不和，心下痞硬，干噫食臭，胁下有水气，腹中雷鸣，下利者，生姜泻心汤主之。（157）

【原文释义】

伤寒表证，经用发汗，汗出表证已解，而胃气损伤，胃中不和，水食停滞，进而出现胃脘部痞满硬结，嗳气有食物腐臭气味，肠鸣较甚、腹泻，用生姜泻心汤主治。

【方剂组成】

生姜四两（切），甘草三两（炙），人参三两，干姜一两，黄芩三两，半夏半升（洗），黄连一两，大枣十二枚（擘）。

【煎服法】

上八味，以水一斗，煮取六升，去滓，再煎取三升，温服一升，日三服。

【方剂解析】

生姜泻心汤由半夏泻心汤减干姜二两，加生姜四两所组成，二方组方原则基本相同，皆属辛开苦降甘调之法。因本证胃虚食滞，兼有水饮内停，故本方重用生姜为君，以和胃降逆，宣散水饮；姜夏与芩连为伍，辛开苦降，以开泄寒热痞塞之结滞；佐人参、甘草、大枣健脾益胃，以复中焦升降之职。本方与半夏泻心汤同，均取去滓再煎之法。**诸药合用，共奏寒热并用、升清降浊之功效。**

【名家诠释】

方有执《伤寒论条辨》： 生姜、大枣，益胃而健脾。黄芩、黄连，清上而坚下。半夏、干姜，饮以散痞。人参、甘草，益气而和中。然则泻心者，健其脾而脾输，益其胃而胃化，斯所以为去其心下痞硬之谓也。

吴崑《医方考》： 伤寒中风，医反下之，其人下利日数十行，谷不化，腹中雷鸣，心下痞硬而满，干呕，心烦不得安者，此方主之。病在表而反下之，则逆矣。下面虚其中气，则表邪乘之而入，虚不任邪，故下利日数十行，今人谓之夹热利也。火性急速，谷虽入而未及化，故谷不化；虚阳奔迫，故令腹中雷鸣；中气不能化，故令痞硬而满；胃虚客气上逆，故令干呕，心烦不得安。人参、甘草、大枣，胃虚之圣药也。生姜、半夏、干姜，呕逆之圣药也；黄连、黄芩，痞热之圣药也。

柯韵伯《伤寒来苏集》：泻心汤，即小柴胡去柴胡加黄连干姜汤也。三方分治三阳。在太阳用生姜泻心汤，以未经误下而心下痞硬，虽汗出表解，水气犹未散，故君生姜以散之，仍不离太阳为开之义。在阳明，用甘草泻心汤者，以两番误下，胃中空虚，其痞益甚，故倍甘草以建中，而缓客气之上逆，仍是从乎中治之法也。在少阳用半夏泻心者，以误下而成痞，邪既不在表，则柴胡汤不中与之，又未全入里，则黄芩汤亦不中与之矣。胸胁苦满与心下痞满，皆半表里症也。于伤寒五六日，未经下而胸胁苦满者，则柴胡汤解之。伤寒五六日，误下后，心下满而胸胁不满者，则去柴胡、生姜，加黄连、干姜以和之。此又治少阳半表里之一法也。然倍半夏而去生姜，稍变柴胡半表之治，推重少阳半里之意耳。君火以明，相火以位，故仍名曰泻心，亦以佐柴胡之所不及。

二、辨证拾遗

【原文证候】

心下痞硬，干噫食臭，胁下有水气，腹中雷鸣，下利。

【证候拾遗】

根据生姜泻心汤证的功效，结合《伤寒论》其他条文，以方测证，还应包括以下证候：

心悸怔忡，头晕，多梦，健忘，食欲不振，腹胀，胸胁胀满窜痛，善太息，情志抑郁，或急躁易怒，肠鸣矢气，舌质红，苔薄黄，脉弦数。

【辨证分析】

病机多因久病失调，思虑过度；或因饮食不节，损伤脾胃，生化不足；或因慢性失血，血亏气耗，渐致心脾气血两虚。脾气亏损，气血生化不足，心血不足，心失所养，心神不宁，则心悸怔忡，失眠多梦，头晕，健忘。脾主运化，脾虚气弱，运化失职，水谷不化，故食欲不振而食少、腹胀；情志不遂，郁怒伤肝，肝失条达，横乘脾土；或饮食不节，劳倦太过，损伤脾气，脾失健运，土反侮木，肝失疏泄而成。肝失疏泄，则胸胁胀满窜痛；太息可引气舒展，气郁得散，故胀闷疼痛可减；肝气郁滞，情志不畅则精神抑郁；气郁化火，肝失柔顺之性则急躁易怒。

【证候总录】

心下痞硬，干噫食臭，胁下有水气，腹中雷鸣，下利，心悸怔忡，头晕，多梦，健忘，食欲不振，腹胀，胸胁胀满窜痛，善太息，情志抑郁，或急躁易怒，肠鸣矢气，舌质红，苔薄黄，脉弦数。

三、古方今用

生姜泻心汤多用于治疗胃中不和，寒热错杂，兼水饮食滞或湿热蕴结的消化系统疾病，现代临床主要应用于以下方面。

1. 功能性消化不良

山西省某医院运用生姜泻心汤治疗寒热错杂型功能性消化不良患者 30 例，临床研究显示运用生姜泻心汤治疗可有效改善患者症状，提高胃动力，增强胃肠功能，修复肠道损伤。（出自《中国民间疗法》）

2. 腹泻

重庆市某医院运用生姜泻心汤治疗急性消化不良性腹泻患者 39 例，其中治愈 25 例，好转 9 例，无效 5 例，总有效率为 87.18%，临床显示运用生姜泻心汤治疗消化不良性腹泻效果较好。（出自《实用中医药杂志》）

3. 反流性食管炎

湖北省某医院使用生姜泻心汤合丁香柿蒂散治疗反流性食管炎患者 72 例，其中临床治愈 63 例，好转 9 例，无效 0 例，治疗总有效率为 100%（72/72），复发率为 9.5%，效果显著。（出自《湖北中医杂志》）

4. 口臭

贵州省某医院运用生姜泻心汤合苍玉潜龙汤加减治疗口臭患者 36 例，其中痊愈 23 例，有效 12 例，无效 1 例，临床治疗效果理想。（出自《人人健康》）

5. 化疗后呕吐

广西壮族自治区某医院运用生姜泻心汤加减联合针灸防治化疗后呕吐患者 34 例，观察发现出现Ⅲ度和Ⅳ度呕吐反应的有 14 例，占总例数的 41.18%，这表明运用生姜泻心汤加减联合针灸防治效果显著，更有费用低、疗效持久等优势。（出自《大众科技》）

第五节　甘草泻心汤

一、原文赏析

【原文】

伤寒中风，医反下之，其人下利日数十行，谷不化，腹中雷鸣，心下痞硬而满，干呕，心烦不得安，医见心下痞，谓病不尽，复下之，其痞益甚，此非结热，但以胃中虚，客气上逆，故使硬也，甘草泻心汤主之。(158)

【原文释义】

太阳伤寒或中风证，本应发汗解表，医生反而用攻下法，损伤脾胃，导致患者一日腹泻数十次，泻下不消化食物，肠鸣厉害，胃脘部痞满硬结，干呕，心中烦躁不安，医生见胃部痞硬，认为是邪热内结，病邪未尽，又行攻下，致痞胀更甚。这种情况不是邪热内结，而是中气虚弱，浊气上逆，气结心下，所以胃脘部痞硬，用甘草泻心汤主治。

【方剂组成】

甘草四两（炙），黄芩三两，干姜三两，半夏半升（洗），黄连一两，大枣十二枚（擘），人参三两（疑为脱落）。

【煎服法】

上六味，以水一斗，煮取六升，去滓，再煎取三升，温服一升，日三服。

【方剂解析】

甘草泻心汤即半夏泻心汤加重炙甘草一两而成。重用炙甘草，并以之名方，取其甘温补中，健脾和胃之意，为方中主药；佐人参、大枣，更增其补中之力；干姜、半夏温中散寒；黄芩、黄连清热消痞。**诸药合用，共奏益气和胃、消痞止呕之功效。**

【名家诠释】

成无己《注解伤寒论》：心下痞硬，干呕心烦不得安者，胃中空虚，客气上逆也。与泻心汤以攻表，加甘草以补虚。前以汗后胃虚，是外伤阳气，故加生姜；此以下后胃虚，是内损阴气，故加甘草。

方有执《伤寒论条辨》：医见至益甚，言复误而痞加重也，此非结热至末，乃原致痞之因，以出其治也。甘草、大枣之甘，益反下之虚。干姜、半夏之辛，散上逆之满。黄芩、黄连之苦，解邪热之烦。然证大略与上编第三十五条同，而方物有同有异者，不用桂枝，以无表也。同用甘草、干姜，同为益虚而散硬也。不用参术，恶益气也。用大枣，取滋干也。以既误复误而痞益甚，故用芩、连以为干姜之反佐，协同半夏以主散，此其所以有异同之分焉。

喻嘉言《尚论篇》：方用甘草泻心汤者，即生姜泻心汤，除生姜、人参不用，而倍甘草、干姜也。客邪乘虚结于心下，本当用人参，以误而再误，其痞已极，人参仁柔，无刚决之力，故不用也。生姜辛温，最宜用者，然以气薄主散，恐其领津液上升，客邪从之犯上，故倍用干姜代之以开痞。而用甘草为君，坐镇中州，庶心下与腹中渐至大宁耳。今人但知以生姜代干姜之僭，孰知以干姜代生姜之散哉？但知甘草能增满，孰知甘草能去满哉？

李中梓《伤寒括要》：泻心者，必以苦为主，是以黄连为君，黄芩为臣。散痞者，必以辛为主，是以半夏、干姜为佐。阴阳不交曰痞，上下不通曰满。欲通上下，交阴阳者，必和其中，中者，脾也。脾不足者，以甘补之，故以人参、甘草、大枣为使，以补中气。中气安和，则水升火降，痞满自消。

汪琥《伤寒论辨证广注》：伤寒中风，至一再下之，胃中既虚，脾脏亦受伤矣。若多用生姜散之，徒耗其中州之元气。骤以人参补之，反助其上逆之客邪。故用炙甘草、大枣之甘温，以和中补虚，缓逆气。黄芩、黄连之苦寒，以清中泄热，止呕烦。干姜、半夏之辛温，以守中，散痞满。要之痞满散，而硬亦消矣。又合而言之，凡辛甘温之药，皆助阳也，阳气复，则能下交于阴。苦寒之药，皆助阴也，阴气复，则能上交于阳。阴阳相交，升降如常，痞乃成泰，复何病之有哉。

二、辨证拾遗

【原文证候】
心下痞硬而满，心烦呕逆，腹中雷鸣，下利频作。

【证候拾遗】
根据甘草泻心汤证的功效，结合《伤寒论》其他条文，以方测证，还应包括以下证候：

腹痛，水谷不化，舌淡红，苔黄白，脉象浮数而微。

【辨证分析】
本证病机为寒热错杂、虚实并见。寒主凝滞，气血不通，故见腹痛；脾胃虚弱，故见水谷不化。舌淡红，苔黄白，脉象浮数而微皆为寒热错杂之象。

【证候总录】
心下痞硬而满，心烦呕逆，腹中雷鸣，下利频作，腹痛，水谷不化，舌淡红，苔黄白，脉象浮数而微。

三、古方今用

甘草泻心汤乃半夏泻心汤倍甘草而成，病机为寒热错杂，虚实并见，意在清热泻火。现代医家拓展了其治疗范围，将其应用于消化系统疾病、皮肤疾病及失眠等疾病。

1. 幽门螺杆菌相关性胃溃疡

宿迁市某医院运用甘草泻心汤加减治疗幽门螺杆菌相关性胃溃疡患者41例，其中痊愈16例，显效13例，好转11例，有效1例，总有效率为97.56%。这表明运用甘草泻心汤治疗可改善临床症状，减少溃疡面积，提高幽门螺杆菌根除率，降低复发率。（出自《实用中医药杂志》）

2. 溃疡性结肠炎

嵩县某医院运用甘草泻心汤加减治疗溃疡性结肠炎患者57例，其中完全缓解28例，显效19例，有效8例，无效2例，治疗总有效率为96.49%，临床显示运用甘草泻心汤加减治疗效果显著，且有利于减轻机体炎症反应，具有一定的安全性。（出自《光明中医》）

3. 功能性消化不良

东莞市某医院运用加味甘草泻心汤治疗功能性消化不良患者34例，显效20例，有效11例，无效3例，总有效率为91.17%。结果表明，运用加味甘草泻心汤治疗，可改善患者的症状表现，无严重的不良反应，安全可靠性良好。（出自《中医临床研究》）

4. 白塞氏病

广东省某医院运用甘草泻心汤联合针灸治疗白塞氏病患者15例，其中显效5例，好转8例，未愈2例，总有效率为86.7%，临床显示运用甘草泻心汤联合针灸治疗有较好的疗效。（出自《中国中医基础医学杂志》）

5. 儿童复发性口腔溃疡

浙江省某医院运用甘草泻心汤加减辅助治疗儿童复发性口腔溃疡寒热错杂证患者50例，其中痊愈22例，显效17例，有效10例，无效1例，总有效率为98%（49/50）。临床显示运用甘草泻心汤加减辅助治疗能有效促进溃疡面愈合和疼痛缓解，提高患儿机体免疫力，降低复发率，疗效确切。（出自《中医儿科杂志》）

第六节　旋覆代赭汤

一、原文赏析

【原文】

伤寒发汗，若吐若下，解后心下痞硬，噫气不除者，旋覆代赭汤主之。（161）

【原文释义】

太阳伤寒证，经用发汗，或涌吐，或攻下，表证已解，而胃气损伤，胃虚气逆，出现胃脘部痞胀而硬、嗳气不止等证候，用旋覆代赭汤主治。

【方剂组成】

旋覆花三两，人参二两，生姜五两，代赭石一两，甘草三两（炙），半夏半升（洗），大枣十二枚（擘）。

【煎服法】

上七味，以水一斗，煮取六升，去滓，再煎取三升，温服一升，日三服。

【方剂解析】

旋覆代赭汤中旋覆花苦辛而咸，主下气消痰，降气行水，主治心下痞满，噫气不除；代赭石苦寒，重镇降逆，轻用一两，是防寒凉之弊而取降逆之性。两者相合，下气消痰，和胃降逆；半夏与较大剂量的生姜为伍，和胃降逆化痰；人参、甘草、大枣补中益气，扶脾胃之虚。**诸药合用，共奏除痰下气、脾健胃安、消痞止噫之功效。**

【名家诠释】

成无己《注解伤寒论》：大邪虽解，以曾发汗吐下，胃气弱而未和，虚气上逆，故心下痞硬，噫气不除，与旋覆代赭石汤降虚气而和胃。硬则气坚，咸味可以软之，旋覆之咸，以软痞硬。虚则气浮，重剂可以镇之，代赭石之重，以镇虚逆。辛者散也，生姜、半夏之辛，以散虚痞。甘者缓也，人参、甘草、大枣之甘，以补胃弱。

吴崑《医方考》：伤寒发汗，若吐，若下，解后，心下痞硬，噫气不除者，此方主之。汗、吐、下而解，则中气必虚，虚则浊气不降而上逆，故作痞硬；逆气上干于心，心不受邪，故噫气不除，《内经·宣明五气》篇曰：五气所病，心为噫是也。旋覆之咸，能软痞硬而下气；代赭之重，能镇心君而止噫；姜、夏之辛，所以散逆；参、草、大枣之甘，所以补虚。或曰：汗、吐中虚，肺金失令，肝气乘脾而作上逆，逆气于心，心病为噫。此方用代赭石，固所以镇心，而亦所以平肝也。亦是究理之论。

方有执《伤寒论条辨》：谓大邪已散也，心下痞硬，噫气不除者，正气未复，胃气尚弱而伏饮为逆也。旋覆、半夏，蠲饮以消痞硬。人参、甘草，养正以益新虚。代赭以镇坠其噫气。姜、枣以调和其脾胃。然则七物者，养正散余邪之要用也。

柯韵伯《伤寒来苏集》：此生姜泻心去芩、连、干姜，加旋覆、代赭石方也。以心虚不可复泻心，故制此剂耳。心主夏，旋覆花生于夏末，咸能补心，能软硬，能消结气。半夏生于夏初，辛能散邪，能消痞，能行结气。代赭禀南方之火色，入通于心，散痞硬而镇虚热。参、甘、大枣之甘，佐旋覆以泻虚火；生姜之辛，佐半夏以散水结。斯痞硬消，噫气自除矣。若用芩、连以泻心，能保微阳之不灭哉？

钱潢《伤寒溯源集》：《金匮》所谓七物旋覆代赭石汤者，即生姜泻心汤之意而增减之也。以证有轻重，故方亦因之而为损益也。夫生姜泻心之症，水气聚于胁下，腹中雷鸣而下利，以阴气过盛，故以生姜之宣散，同干姜之辛热，以开其阴痞。又恐寒邪拒格，入而不受，故用芩连之反佐以导引之。此条不过心下虚痞，噫气不除耳，因减去干姜，故不须寒凉之反佐。但多加生姜一两以代干姜，增益其辛温宣散之用，助参甘而成温补开豁之功而已。

二、辨证拾遗

【原文证候】

心下痞硬，噫气不除。

【证候拾遗】

根据旋覆代赭汤证的功效，结合《伤寒论》其他条文，以方测证，还应包括以下证候：

纳差，呃逆，恶心甚或呕吐，舌苔白腻，脉缓或滑。

【辨证分析】

本证多因胃虚气逆痰阻所致，胃气虚弱，脾失健运，则见纳差；胃气上逆则见呃逆、恶心甚或呕吐。舌苔白腻，脉缓或滑均为胃虚气逆痰阻之象。

【证候总录】

心下痞硬，噫气不除，纳差，呃逆，恶心甚或呕吐，舌苔白腻，脉缓或滑。

三、古方今用

旋覆代赭汤是《伤寒论》中的经典方剂，具有降逆化痰、益气和胃的功效，主治胃虚气逆痰阻证，在现代还可应用于多种疾病，主要为以下几个方面。

1. 胃炎

贵州省某医院运用多潘立酮合旋覆代赭汤治疗胆汁反流性胃炎患者43例，其中显效28例，有效11例，无效4例，总有效率为90.69%（39/43）。临床显示运用多潘立酮合旋覆代赭汤治疗可有效缓解患者症状，并有效提高患者生活质量，治疗效果显著。（出自《贵州中医药大学学报》）

北京市某医院运用加味旋覆代赭汤治疗慢性萎缩性胃炎患者19例，其中显效9例，有效8例，无效2例，总有效率为89.50%，临床显示运用加味旋覆代赭汤治疗能有效缓解患者胃部不适症状，安全有效，疗效满意。（出自《实用中医内科杂志》）

2. 胃食管反流性咳嗽

中国人民解放军某医院运用半夏泻心汤合旋覆代赭汤加减治疗胃食管反流性咳嗽患者40例，其中显效21例，有效16例，无效3例，总有效率为92.50%（37/40）。临床显示运用半夏泻心汤合旋覆代赭汤加减治疗疗效确切，可有效改善患者临床症状，缩短症状缓解时间。（出自《临床合理用药》）

3. 糖尿病性胃轻瘫

天津市某医院中医科运用旋覆代赭汤加味治疗糖尿病性胃轻瘫患者30例，其中痊愈17例，好转10例，症状无缓解3例，总有效率为90%。（出自《陕西中医》）

4. 中毒呕吐

河南省某医院运用旋覆代赭汤治疗中毒呕吐患者42例，治疗3日达临床治愈者31例，治疗3天症状逐步好转，7日内停止呕吐者7例，无效4例，3天治愈率为73.8%，7天治愈率为90.48%。临床显示急性经口中毒患者治疗早期出现的呕吐，在常规使用西药的基础上合用旋覆代赭汤，能明显缩短患者呕吐时间，增加患者进食量，改善患者生活质量。（出自《中医临床研究》）

第八章

干姜汤类

第一节　干姜附子汤

一、原文赏析

【原文】

下之后，复发汗，昼日烦躁不得眠，夜而安静，不呕，不渴，无表证，脉沉微，身无大热者，干姜附子汤主之。（61）

【原文释义】

误用泻下以后，又误用发汗法治疗，患者白天心烦躁扰不安，不能平静入睡，夜晚精神萎靡，昏昏欲睡而不烦躁，没有呕吐、口渴等里证，也没表证，脉象沉微，身体无大热的，应当用干姜附子汤治疗。

【方剂组成】

干姜一两，附子一枚（生用，去皮，切八片）。

【煎服法】

上二味，以水三升，煮取一升，去滓，顿服。

【方剂解析】

干姜附子汤组成为干姜、附子，即四逆汤去炙甘草而成。干姜辛温补中土之阳，生附子辛热，急复少阴之阳，是火与土俱暖，以复阳气之根基。两者为伍，急救回阳之力最著。凡阳气骤虚，阴寒气盛者宜之，故有附子无姜不热之说。不用甘草者，是不欲其缓，此为急救回阳法，与四逆汤法有所不同。服法尤有妙义，此汤"顿服"，即一次服尽，是取药力集中，以复阳气于顷刻，祛阴寒为乌有。**诸药合用，共奏温阳散寒、回阳救逆之功效。**

【名家诠释】

成无己《注解伤寒论》：干姜附子汤，退阴复阳。《内经》曰：寒淫所胜，平以辛热。虚寒大甚，是以辛热剂胜之也。

许宏《金镜内台方议》：故用附子为君，以温经复阳。干姜为臣，佐以辅之也。经曰：寒淫所胜，平以辛热，此汤是也。

喻嘉言《医门法律》：其一下之后复发汗，脉沉微，身无大热者，用干姜附子汤为救法。其证昼日烦躁不得眠，夜而安静，不呕不渴，无表证，脉沉微，身无大热。此证前一条云：下之后复发汗，必振寒脉微细，所以然者，以内外俱虚故也。误汗亡阳，误下亡阴，故云内外俱虚。然不出方，以用附子回阳，人参益阴，已有成法，不必赘也。此复教人以精微之蕴，见亡阳一证，较亡阴倍多，然阳用事于昼者也，热烦躁扰不得眠，见于昼者，若此阴用事于夜者也，安静不呕不渴，见于夜者，若彼岂附子、人参，阴阳两平之可施乎？必干姜、附子，偏于辛热，乃足回其阳，以协于偏胜之阴也。干姜附子汤，治伤寒下之后，复发汗，昼烦躁，夜安静，脉沉微，阳虚之证。

柯韵伯《伤寒来苏集》：当发汗而反下之，下后不解，复发其汗，汗出而里阳将脱，故烦躁也。昼日不得眠，虚邪独据于阳分也。夜而安静，知阴不虚也。不呕渴，是无里热；不恶寒头痛，是无表证。脉沉微，是纯阴无阳矣；身无大热，表阳将去矣。幸此微热未除，烦躁不宁之际，独任干姜、生附，以急回其阳，此四逆之变剂也。

二、辨证拾遗

【原文证候】

昼日烦躁不得眠，夜而安静，脉沉微，身无大热。

【证候拾遗】

根据干姜附子汤证的功效，结合《伤寒论》其他条文，以方测证，还应包括以下证候：

胃脘冷痛，食少脘痞，口淡不渴，倦怠乏力，畏寒肢冷。舌淡胖嫩，脉沉迟无力。

【辨证分析】

胃阳亏虚证候分析，本证多因饮食失调，嗜食生冷，或过用苦寒、泻下之品，或脾胃素弱，阳气自衰，或久病失养，其他脏腑病变的影响，伤及胃阳所致。胃阳不足，虚寒内生，寒凝气机，故胃脘冷痛；阳虚气弱，全身失于濡养，功能减退则畏寒肢冷，体倦乏力；阳虚内寒，津液未伤则口淡不渴。舌淡胖嫩、脉沉迟无力为虚寒之征。

【证候总录】

昼日烦躁不得眠，夜而安静，身无大热，胃脘冷痛，食少脘痞，口淡不渴，倦怠乏力，畏寒肢冷，舌淡胖嫩，脉沉微。

三、古方今用

干姜附子汤是挽暴虚之阳气、祛内盛之阴邪之方剂，只要病机符合，临床皆可应用。主要应用于以下几个方面。

1. 慢性失眠

山西省某中医医院使用干姜附子汤治疗慢性失眠障碍患者 2 例，临床疗效满意，学者认为不寐症见四肢厥冷、脉象沉细、颜面苍白、不欲饮水等阳虚体征表现者均可应用干姜附子汤治疗。研究显示中医药治疗失眠具有疗效稳定、用药安全等优势。（出自《光明中医》）

2. 不宁腿综合征

北京市密云区中医医院使用当归芍药散合干姜附子汤治疗维持性血液透析患者不宁腿综合征（restless legs syndrome，RLS）患者 19 例，其中痊愈 5 例，显效 4 例，有效 7 例，无效 3 例，总有效率为 84.20%（16/19）。临床显示在血液透析联合血液灌流及对症补铁、补充叶酸、纠正贫血及钙磷代谢紊乱等治疗基础上，加用当归芍药散合干姜附子汤能明显改善维持性血液透析合并 RLS 患者的临床症状，降低国际不宁腿综合征研究组评定量表（international restless legs syndrome study group rating scale，IRLS）评分、匹兹堡睡眠质量指数（pittsburgh sleep quality index，PSQI）评分，提高患者的生活质量，临床应用安全。（出自《河北中医》）

唐山市中医医院运用干姜附子汤治疗尿毒症不安腿综合征，临床治疗每获良效。（出自《中医药导报》）

第二节　干姜黄芩黄连人参汤

一、原文赏析

【原文】

伤寒本自寒下，医复吐下之，寒格更逆吐下，若食入口即吐，干姜黄芩黄连人参汤主之。（359）

【原文释义】

外感病，本属虚寒腹泻，大夫却用涌吐、泻下法治疗，致使上热与下寒相格拒，如果再次误用吐下，出现饮食进口就吐的，用干姜黄芩黄连人参汤治之。

【方剂组成】

干姜三两，黄芩三两，黄连三两，人参三两。

【煎服法】

上四味，以水六升，煮取二升，去滓，分温再服。

【方剂解析】

方中黄芩、黄连苦寒以清胃热，干姜辛热温脾以散寒，人参甘温扶脾以益中气。上热清则呕吐止，下寒消则下利除，中气复则升降有序。本方虽治上热下寒证，但以上热为重，故清热芩、连并用，辛温只用干姜，补虚单用人参。诸药合用，共奏温中散寒、泄热除痞之功效。

【名家诠释】

成无己《注解伤寒论》：经曰，格则吐逆。食入口即吐，谓之寒格，更复吐下，则重虚而死，是更逆吐下，与干姜、黄连、黄芩、人参汤以通寒格。辛以散之，甘以缓之，干姜、人参之甘辛，以补正气；苦以泄之，黄连、黄芩之苦，以通寒格。

许宏《金镜内台方议》：故用干姜为君，以散逆气，而调其阳，辛以散之也。以黄连为臣，而和其阴。黄芩为佐，以通寒格，苦以泄之也。以人参为使，而和其中，补益真气，甘以缓之也。

吴崑《医方考》：伤寒误吐下，寒气内格，食入口即吐者，此方主之。不当吐下而吐下之，故曰误吐下。如用栀子、瓜蒂之类以吐，又用承气之类以下，其性皆寒，误用之，则损中气。中气既虚且寒，便恶谷气，故食入口即吐。入口即吐者，犹未下之谓也。用干姜之辛热，所以散寒；用人参之甘温，所以补虚；复用芩、连之寒苦者，所以假之从寒而通格也。经曰，有假其气，则无禁也，正此之谓。自非深得经旨，故能通其变耶？

柯韵伯《伤寒来苏集》：治伤寒吐下后，食入口即吐。此寒邪格热于上焦也，虽不痞硬而病本于心，故用泻心之半。干姜以散上焦之寒，芩、连以清心下之热，人参以通格逆之气，而调其寒热以至和平。去生姜、半夏者，胃虚不堪辛散；不用甘草、大枣者，呕不宜甘也。凡呕家夹热者，不利于香砂桔半，服此方而晏如。妄汗后，水药不得入口，是为水逆；妄吐下后，食入口即吐，是为食格。此肺气胃气受伤之别也。入口即吐，不使少留，乃火炎上之象，故苦寒倍于辛热。不名泻心者，以泻心汤专为痞硬之法耳。要知寒热相结于心下，而成痞硬，寒热相阻于心下，而成格逆，源同而流异也。

二、辨证拾遗

【原文证候】

食入即吐，下利便溏。

【证候拾遗】

根据干姜黄芩黄连人参汤证的功效，结合《伤寒论》其他条文，以方测证，还应包括以下证候：

消谷善饥，形体消瘦，嘈杂腹胀，或心烦，头眩，或发为黄疸，或嗜食异物，毛发干枯。舌质红，苔黄，脉细弦数。

【辨证分析】

胃热炽盛，气郁中焦，脾气虚弱，升降失宜，运化无力，则消谷善饥，形体消瘦，嘈杂腹胀；热扰心神，则心烦、头眩；气郁化火，传至肝胆，胆汁外溢，则或发为黄疸。舌质红，苔黄，脉细弦数为胃热脾寒之征。

【证候总录】

食入即吐，下利便溏，消谷善饥，形体消瘦，嘈杂腹胀，或心烦、头眩，或发为黄疸，或嗜食异物，毛发干枯。舌质红，苔黄，脉细弦数。

三、古方今用

干姜黄芩黄连人参汤用于治疗脾胃虚弱、上热下寒的寒热错杂证。现代临床主要应用于以下几个方面。

1. 胃食管反流病

江西中医药大学科研人员曾使用干姜黄芩黄连人参汤合上焦宣痹汤治疗寒热错杂型胃食管反流病患者30例，结果显示在症状改善方面，痊愈4例，显效16例，有效8例，无效2例，总有效率达93%。（出自江西中医药大学硕士学位论文，2021年）

2. 2型糖尿病

山东省潍坊市某医院运用干姜黄芩黄连人参汤治疗2型糖尿病患者30例，显效13例，有效15例，无效2例，总有效率为93.3%，且治疗后未出现明显不良反应症状，临床显示运用干姜黄芩黄连人参汤治疗2型糖尿病能有效改善患者临床症状，降低患者血糖，提高治疗效果，且患者用药安全性高。（出自《中国医药指南》）

3. 慢性结肠炎

宁夏师范学院医学院运用干姜黄芩黄连人参汤治疗慢性结肠炎患者 56 例，其中治愈 18 例，显效 24 例，有效 11 例，无效 3 例，总有效率为 94.6%，效果良好。（出自《新中医》）

第三节 理中丸（人参汤）

一、原文赏析

【原文】

大病瘥后，喜唾，久不了了，胸上有寒，当以丸药温之，宜理中丸。（396）

【原文释义】

大病愈后，总爱泛吐唾沫，不能自制，长期迁延不愈的，这是脾虚不能摄津、寒饮停聚胸膈所致，应当用丸药温补，可用理中丸。

【方剂组成】

人参三两，干姜三两，甘草（炙）三两，白术三两。

【煎服法】

上四味，捣筛，蜜和为丸，如鸡子黄许大，以沸汤数合，和一丸，研粉，温服之，日三四服，夜二服，腹中未热，益至三四丸。汤法：以四物依两数切（按上丸药量为一剂量），用水八升，煮取三升，去滓，温服一升，日三服。服汤后，如食顷，饮热粥一升许，微自温，勿发揭衣被。

【方剂解析】

方中人参味甘微苦温，补中健脾益气；白术苦甘温，健脾除湿；干姜大辛大热，专温中阳散寒气；炙甘草和中补虚。四味相合，中阳振奋，寒气云散，脾气健旺，湿气自除；中焦脾胃调和，升降有序，清阳得升，浊阴得降，吐利自止，故此方是治疗太阴病脾胃虚寒证的主方。**诸药合用，共奏温阳散寒、健脾利湿之功效。**

【名家诠释】

成无己《伤寒明理论》：心肺在膈上为阳，肝肾在膈下为阴，此上下脏也。脾胃应土，处在中州，在五脏曰孤脏，属三焦曰中焦。自三焦独治在中，一有不调，此丸专治，故名曰理中丸。

钱天来《伤寒溯源集》：参、术、甘草补中气而益脾，干姜温热，守中而散寒，为足太阴之专药，故能治理中焦而逐阴翳，为脾胃虚寒之主剂也。后加减方，文理背谬，量非仲景之法。

王好古《阴证略例》：予尝云，大便软者宜汤，大便结者宜丸，以丸蜜润也。仲景治霍乱吐下，脾湿大胜，而用丸何也？答曰，以湿言之，岂有润之之理，此正湿已太过，津液极亡，所以转筋也。筋得血而养，故能屈伸。利下既多亡阴，失血反成枯燥，燥则所以不能屈伸也。故湿剂以润之，只用丸也，与妇人血崩过极不止而用四物汤润剂同意。

柯韵伯《伤寒附翼》：太阴病，以吐利腹满痛为提纲，是遍及三焦矣。然吐虽属上，而由于腹满；利虽属下，而由于腹满，皆因中焦不治以致之也。其来由有三：有因表虚而风寒自外入者，有因下虚而寒湿自下上者，有因饮食生冷而寒邪由中发者，总不出于虚寒。法当温补以扶胃脘之阳，一理中而满痛吐利诸症悉平矣。故用白术培脾土之虚，人参益中宫之气，干姜散胃中之寒，甘草缓三焦之急也。且干姜得白术，能除满而止呕；人参得甘草，能疗痛而止利。或汤或丸，随机应变，此理中却为主剂矣。

二、辨证拾遗

【原文证候】

多涎唾。

【证候拾遗】

根据理中丸证的功效，结合《伤寒论》其他条文，以方测证，还应包括以下证候：

脘腹痞胀或痛，泛恶欲吐，食少，纳呆，头身困重，倦怠乏力，肢体浮肿，大便稀溏或泄泻，小便短少。舌质淡嫩或淡胖，苔白滑，脉沉迟无力。

【辨证分析】

本证多因饮食、劳倦或思虑过度伤脾，或年老体弱，久病虚损，脾运化水湿功能失常所致。胃虚不能受纳水谷，脾虚不能化生精微，停积胃中，上逆为呕。脾健运失司，不能制水，致水湿停聚泛滥，则见水肿，水谷清浊不分而致泄泻，小便短少。水湿停滞，又影响脾运化功能，则见食少纳呆，胃脘满闷，倦怠乏力。苔薄白，脉弦，为脾虚之象。舌质淡嫩或淡胖，苔白滑，脉沉迟无力为虚寒之象。

【证候总录】

多涎唾，脘腹痞胀或痛，泛恶欲吐，食少，纳呆，头身困重，倦怠乏力，肢体浮肿，大便稀溏或泄泻，小便短少。舌质淡嫩或淡胖，苔白滑，脉沉迟无力。

三、古方今用

理中丸是经方中治疗太阴虚寒证的主方，可温中散寒、健脾燥湿，用于脾胃虚寒之脘腹痛，呕吐泄泻，胸满腹痛，食欲不振，肢体倦怠，消化不良，阳虚失血，小儿慢惊等症。此方在现代临床中被广泛应用，主要应用于以下几个方面。

1. 胃溃疡

新民市中医院中医科运用理中丸加味治疗脾胃虚寒型胃溃疡患者46例，其中痊愈23例，显效10例，有效8例，无效5例，总有效率为89.13%，结果显示运用理中丸加味治疗脾胃虚寒型胃溃疡能明显减轻患者的临床症状，疗效显著。（出自《中西医结合医学》）

2. 慢性胃炎

甘肃省某医院运用加减附子理中丸治疗慢性胃炎患者50例，其中治愈23例，显效14例，有效10例，无效3例，总有效率为94%。结果显示在常规西医药治疗基础上联合加减附子理中丸，可有效提高临床疗效，减少不良反应的发生率。（出自《人人健康》）

四川省某中医药运用附子理中丸加味治疗脾阳虚型慢性肠炎患者56例，其中治愈36例，好转18例，无效2例，总有效率达96.43%。临床显示附子理中丸加味治疗可标本兼治，疗效确切。（出自《世界最新医学信息文摘》）

3. 肠易激综合征

陕西省某医院运用附子理中丸联合益生菌治疗腹泻型肠易激综合征患者45例，其中痊愈8例，显效15例，有效16例，无效6例，总有效率为86.67%。临床显示运用附子理中丸联合益生菌治疗疗效优于单用益生菌治疗，患者症状缓解程度好，生活质量较高。（出自《现代中医药》）

4. 厌食症

内蒙古某医院运用附子理中丸治疗小儿厌食症患儿45例，其中显效35例，有效7例，无效3例，总有效率为93.33%。临床显示运用附子理中丸治疗小儿厌食症见效快，疗效持久，不良反应小，能很好地改善患儿的厌食症状。（出自《中医临床研究》）

第九章

赤石脂汤类

第一节　赤石脂禹余粮汤

一、原文赏析

【原文】

伤寒服汤药，下利不止，心下痞硬。服泻心汤已，复以他药下之，利不止。医以理中与之，利益甚。理中者，理中焦，此利在下焦，赤石脂禹余粮汤主之。复利不止者，当利其小便。（159）

【原文释义】

伤寒表证，服了泻下的汤药，导致腹泻不止，胃脘部痞胀硬结。医生用泻心汤治疗，又用其他药攻下，导致腹泻不止，医生又以理中汤投之，结果腹泻更甚。究其原因，是因为理中汤是治疗中焦虚寒腹泻之剂，而此种下利责在下焦不固，应当用赤石脂禹余粮汤主治。如果用赤石脂禹余粮汤仍然腹泻不止的，则恐怕属水湿内盛之腹泻，应当用分利小便法治疗。

【方剂组成】

赤石脂一斤（碎），太一禹余粮一斤（碎）。

【煎服法】

上二味，以水六升，煮取二升，去滓，分三服。

【方剂解析】

方中赤石脂温涩而止利，主肠澼脓血。禹余粮涩肠止泻，收敛止血。二药相用，善治下焦虚寒滑脱下利证。诸药合用，共奏收敛固涩、涩肠止泻之功效。

【名家诠释】

成无己《注解伤寒论》：《圣济经》曰，滑则气脱，欲其收也。如开肠洞

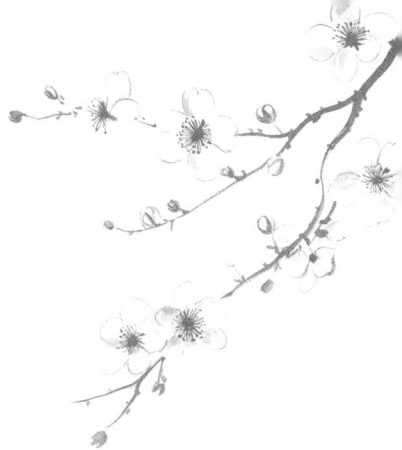

泄、便溺遗失，涩剂所以收之。此利由下焦不约，与赤石脂禹余粮汤，以涩洞泄。下焦主厘清浊，下利者，水谷不分也。若服涩剂，而利不止，当利小便，以分其气。《本草》云，涩可去脱，石脂之涩以收敛之；重可去，余粮之重以镇固。

吴崑《医方考》：伤寒下之利不止，病在下焦者，此方主之。下之利不止者，下之虚其里，邪热乘其虚，故利；虚而不能禁固，故不止；更无中焦之证，故曰病在下焦。涩可以固脱，故用赤石脂；重可以镇固，故用禹余粮。然唯病在下焦者可以用之。若病在中焦而误与焉！虚者则二物之寒，益坏中气；实者固而涩之，则邪无自而泄，必增腹胀且痛矣。慎之！

方有执《伤寒论条辨》：禹余粮甘、平，消痞硬而镇定其脏腑。赤石脂甘温，固肠虚而收其滑脱。然收滑脱矣，而利仍不止者，膀胱不渗而水谷不分也，利小便者，导其水而厘清之，使腑司各行其所有事也，腑司各行其所有事，则利无余治，而愈可必矣。

柯韵伯《伤寒来苏集》：利在下焦，水气为患也。唯土能制水。石者，土之刚也。石脂、禹粮，皆土之精气所结。石脂色赤入丙，助火以生土；余粮色黄入戊，实胃而涩肠。虽理下焦，实中宫之剂也。且二味皆甘，甘先入脾，能坚固堤防而平水气之亢，故功胜于甘、术耳。

二、辨证拾遗

【原文证候】

下利不止，心下痞硬。

【证候拾遗】

根据赤石脂禹余粮汤证的功效，结合《伤寒论》其他条文，以方测证，还应包括以下证候：

食少腹胀，腹痛绵绵，喜温喜按，畏寒怕冷，四肢不温，面白少华或虚浮，口淡不渴，大便稀溏，小便短少，舌质淡胖或有齿痕，舌苔白滑，脉沉迟无力。

【辨证分析】

脾阳虚衰，运化失权则食少腹胀，大便稀溏，甚至完谷不化；阳虚失运，寒从内生，寒凝气滞，故脘腹隐痛、冷痛，喜温喜按。脾阳虚衰，水湿不化，泛溢肌肤，则肢体浮肿，小便短少；脾阳虚衰，温煦失职，故畏寒怕冷，四肢不温；阳虚气血不荣，水气上泛，故面白少华或虚浮。舌质淡胖或边有齿痕、苔白滑、脉沉迟无力为阳虚失运之征。

【证候总录】

下利不止，心下痞硬，食少腹胀，腹痛绵绵，喜温喜按，畏寒怕冷，四肢不温，面白少华或虚浮，口淡不渴，大便稀溏，小便短少，舌质淡胖或有齿痕，舌苔白滑，脉沉迟无力。

三、古方今用

赤石脂禹余粮汤善治久泻不止、滑脱不禁，具有温涩固脱止泻之功效。现代临床还应用于以下几个方面。

1. 腹水

沈阳市第六人民医院运用赤石脂禹余粮汤加味治疗脾肾阳虚型肝硬化腹水患者25例，显效23例，有效1例，无效1例，总有效率为96%，临床研究显示运用赤石脂禹余粮汤加味治疗脾肾阳虚型肝硬化腹水可有效改善临床症状，效果显著。（出自《光明中医》）

2. 肠炎

云南省中医医院运用赤石脂禹余粮汤配伍痛泻要方、参苓白术散、补中益气汤、四神丸、乌梅丸、白头翁汤治疗脾虚肝郁证、脾虚湿盛证、中气下陷证、中虚脏寒证、寒热错杂证及湿热下注证放射性肠炎颇有效验。（出自《中医研究》）

3. 腹泻

河南省中医院运用加味赤石脂禹余粮汤治疗艾滋病顽固性腹泻患者56例，经过治疗后，临床治愈20例，好转30例，未愈6例，总有效率为89.29%。临床结果显示运用加味赤石脂禹余粮汤治疗艾滋病顽固性腹泻疗效显著，具有止泻迅速、服用方便、安全可靠等优点。（出自《中国中医基础医学杂志》）

杭州市某卫生服务中心运用经方白虎加人参汤和赤石脂禹余粮汤治疗小儿重症支原体肺炎伴重度腹泻，临床显示治疗效果显著，用药简便、价廉。（出自《中国当代医药》）

第二节　桃花汤

一、原文赏析

【原文】

少阴病，二三日至四五日，腹痛，小便不利，下利不止，便脓血者，桃花汤主之。（307）

【原文释义】

少阴病二三日至四五日，虚寒更甚，故见滑脱不禁的"下利不止，便脓血"。两条所论之证均属脾肾阳虚，失于固摄，故下利均为滑脱不禁。寒湿凝滞于胃肠，故腹痛。由于阳气虚弱，失于气化，故小便不利。因证属阳虚寒湿凝滞，此脓血利必赤暗不泽，味腥不臭，白多红少，甚则下白冻，且腹痛绵绵，喜温喜按，本证为脾肾阳衰，寒湿凝滞而致滑脱不禁，以桃花汤温涩固脱为治。

【方剂组成】

赤石脂一斤（一半全用，一半筛末），干姜一两，粳米一升。

【煎服法】

上三味，以水七升，煮米令熟，去滓，温服七合，内赤石脂末方寸匕，日三服。若一服愈，余勿服。

【方剂解析】

本方主治虚寒血痢证，其病机核心为脾肾虚寒，寒湿阻滞，损伤肠络，失于固摄，故拟温中散寒、涩肠止痢为治法。方中赤石脂温涩固脱以止痢，为君药；干姜大辛大热，温中祛寒，合赤石脂温中涩肠，止血止痢，为臣药；粳米养胃和中，助赤石脂、干姜以厚肠胃，为佐药。三药合用，共奏温阳涩肠固脱之功效。

【名家诠释】

成无己《注解伤寒论》：阳病下利便脓血者，协热也；少阴病下利便脓血者，下焦不约而里寒也。与桃花汤，固下散寒。涩可去脱，赤石脂之涩，以固肠胃；辛以散之，干姜之辛，以散里寒；粳米之甘以补正气。

朱震亨《局方发挥》：仲景以治便脓血，用赤石脂丸者，干姜、粳米同煮作汤，一饮病安便止后药。意谓病属下焦，血虚且寒，非干姜之温、石脂之涩且重，不能止血；粳米味甘，引入肠胃，不使重涩之体，少有凝滞，故煮成汤液，药行易散，余毒亦无。《局方》不知深意，不造妙理，但取易于应用，喜其性味温补，借为止泻良方，改丸药剂以面糊，日与三服，其果能与仲景之意合也。

李时珍《**本草纲目**》：张仲景用桃花汤治下痢便脓血。取赤石脂之重涩，入下焦血分而固脱；干姜之辛温，缓下焦气分而补虚；粳米之甘温，佐石脂、干姜而润肠胃也。

李中梓《**伤寒括要**》：二三日至四五日，寒邪入里深也。腹痛者，里寒也。小便不利者，水谷不分也。下利脓血者，肠胃虚弱，下焦不固也。涩可去脱，石脂之涩，以固肠胃；辛以散之，干姜之辛，以散里寒；甘以缓之，粳米之甘，以养正气。

柯韵伯《**伤寒来苏集**》：石脂性涩以固脱，色赤以和血，味甘而酸。甘以补元气，酸以收逆气，辛以散邪气，故以为君。半为块而半为散，使浊中清者，归心而入营，浊中浊者，入肠而止利。火曰炎上，又火空则发，得石脂以涩肠，可以遂其炎上之性矣。炎上作苦，佐干姜之苦温，以从火化，火郁则发之也。火亢则不生土，臣以粳米之甘，使火有所生，遂成有用之火。土中火用得宣，则水中火体得位，下陷者上达，妄行者归原，火自升而水自降矣。少阴病，腹痛下利，是坎中阳虚。故真武有附子，桃花用干姜，不可以小便不利作热治。真武是引火归原法，桃花是升阳散火法。

二、辨证拾遗

【原文证候】

下利不止，便脓血，色赤暗，白多红少，腹痛，小便不利。

【证候拾遗】

根据桃花汤证的功效，结合《伤寒论》其他条文，以方测证，还应包括以下证候：

腹痛遇寒加剧，得温痛减，恶心呕吐，口淡不渴，或口泛清水，面白或青，肢冷不温，舌苔白润，脉弦或沉紧。

【辨证分析】

本证多因过食生冷，或脘腹受冷，寒凝胃肠所致。寒主收引、凝滞，寒邪侵犯胃肠，凝滞气机，故腹痛得温则减；遇寒气机凝滞加重，则痛势加剧；胃气上逆，则恶心呕吐；寒伤胃阳，水饮不化，随胃气上逆，则口中泛吐清水；寒邪阻遏，阳气不能外达，血行不畅，则恶寒肢冷，面白或青。舌苔白润，脉弦紧或沉紧，为阴寒内盛之象。

【证候总录】

下利不止，便脓血，色赤暗，白多红少，腹痛，小便不利，腹痛遇寒加剧，得温痛减，恶心呕吐，口淡不渴，或口泛清水，面白或青，肢冷不温，舌苔白润，脉弦或沉紧。

三、古方今用

桃花汤为温涩固脱的经典方剂，主治下利便脓血。现代临床应用只要病机符合阳虚滑脱证者，皆可应用。

1. 克罗恩病

川北医学院运用桃花汤合补中益气汤加减治疗克罗恩病患者44例，其中临床缓解22例，显效16例，有效6例，无效0例，临床缓解率为93.18%，总有效率为100%。（出自《中国实验方剂学杂志》）

2. 久痢

商丘市某医院运用桃花汤加减治疗久痢患者36例，收到了满意的效果。患者经1个疗程治疗，症状体征完全消失有9例，经2个疗程治疗后，症状体征消失13例，经3个疗程治疗后，症状体征消失的有10例，经过治疗，大便次数明显减少，无白冻，无腹痛有3例，经3个疗程治疗，无效有1例（症状没有明显缓解）。（出自《中国中医药现代远程教育》）

3. 腹泻

唐山市某医院曾运用桃花汤保留灌肠疗法治疗小儿秋季腹泻患者65例，经过治疗后，显效58例，有效5例，无效2例，总有效率为96.92%，取得了满意的临床疗效，且治疗操作简便，患儿易于接受。（出自《河北中医》）

河南省某医院运用桃花汤治疗小儿慢性迁延性腹泻患者51例，其中治愈47例，显效2例，有效1例，无效1例，不良反应0例，总有效率为98.04%。这表明使用桃花汤治疗小儿慢性迁延性腹泻的效果显著，且起效快，无后遗症和并发症，对治疗小儿慢性迁延性腹泻具有重要的临床意义。（出自《中医临床研究》）

4. 肠炎

浙江省某医院运用桃花汤合参苓白术散加减治疗溃疡性结肠炎患者60例，其中显效47例，有效8例，无效5例，总有效率为91.67%，表明运用桃花汤联合参苓白术散加减治疗溃疡性结肠炎可有效改善患者的临床症状，提高临床疗效。（出自《浙江中医杂志》）

河南省某医院运用真人养脏汤合桃花汤治疗脾肾虚寒型放射性肠炎患者16例，经治疗，痊愈 8 例，好转 6 例，无效 2 例，总有效率为 87.5%，疗效显著。(出自《广西中医药》)

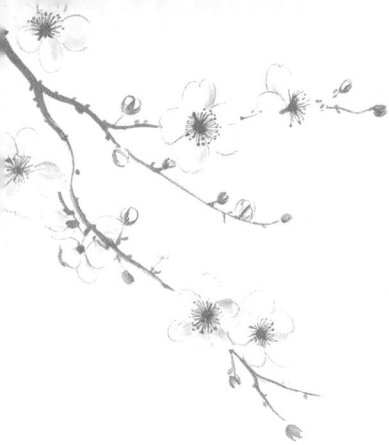

第十章

承气汤类

第一节　调胃承气汤

一、原文赏析

【原文】

阳明病，不吐不下，心烦者，可与调胃承气汤。（207）

【原文释义】

阳明病，没有使用涌吐或泻下法治疗，外邪内入，化热化燥成实，而见心中烦躁不安，可用调胃承气汤治疗。

【方剂组成】

甘草二两（炙），芒硝半升，大黄四两（清酒洗）。

【煎服法】

上三味，切，以水三升，煮二物至一升，去滓，内芒硝，更上微火煮令沸，温顿服之，以调胃气。

【方剂解析】

调胃承气汤的药方组成只有大黄、芒硝、甘草三味药。大黄苦寒，攻下实热；芒硝软坚润燥，通过排便清除体内的燥热、毒素；炙甘草缓和急迫，减缓硝黄泻下作用，不致大泻。立方之意在于清热、调和胃气，不在泻下。少少与之以调和胃气，令大便稀溏即可。诸药合用，共奏**清胃热、和胃燥、泻热通便**之功效。

【名家诠释】

王好古《此事难知》：大黄，酒浸。邪气居高，非酒不至。譬如物在高巅。人力之所不及，则射以取之，故以酒炒，用大黄生者，苦泄峻必下，则遗高之分邪热也。是以愈后，或目赤，或喉痹，或头肿，或膈上热疾生矣。甘草炙，经云：以甘缓之。芒硝，以辛润之，又曰以咸软之。以上三法，不可差也。若有所差，则无形者有遗。假令调胃承气证，用大承气下之，则愈后元气不复，以其气药犯之也。大承气证，用调胃承气下之，则愈其后神痴不清，以其气药无力也。小承气证，若用芒硝下之，则或下利不止，变而成虚矣。三承气岂可差乎？

吴崐《医方考》：伤寒，阳明证俱，大便秘，谵语，脉实者，此方主之。阳明证俱者，不恶寒，反恶热、作渴是也。传至阳明，则热经数日矣。热久则五液干涸，故大便秘；液亡则无水以制火，故谵语。谵语者，呢喃而语，妄见妄言也。邪入于里，故脉实。大黄苦寒，可以荡实，芒硝咸寒，可以润燥；甘草甘平，可以和中。此药行，则胃中调而里气承顺，故曰调胃承气。然犹有戒焉，表证未去而早下之，则有结胸、痞气之患，此大、小陷胸汤之所以作也。夫人恶可以不慎乎！中消者，善食而溲，此方主之。经曰：瘅成为消中。瘅者，热也。消中者，善食而溲也。大黄苦寒，可以攻热。芒硝咸寒，可以润燥。甘草甘平，可以调中。

张璐《伤寒缵论》：大热大实，用大承气；小热小实，用小承气；实热尚在胃中，用调胃承气，以甘草缓其下行而祛胃热也。若病大用小，则邪气不伏，病小用大，则过伤正气。病在上而用急下之剂，则上热不除，岂可一概混治哉！节庵论小承气曰：上焦受伤，去芒硝，恐伤下焦血分之真阴；论调胃承气曰：邪在中焦，不用枳实、厚朴，以伤上焦虚无氤氲之元气，然此汤独可用芒硝以伤下焦乎？吾未闻承气汤有主上焦者，未闻调胃承气之证，至于坚而燥也。仲景调胃承气汤证，八方中并无干燥，不过曰胃气不和，曰胃实，曰腹满，则知此汤专主表邪悉罢，初入腑而欲结之证也。故仲景以调胃承气，收入太阳阳明。而大黄注曰酒浸，是太阳阳明去表未远，其病在上，不当攻下，故宜缓剂以调和之。及至正阳阳明，则皆曰急下之。而大承气汤，大黄注曰酒洗，是洗轻于浸，微升其走下之性以和其中。至于少阳阳明，则去正阳而逼太阳，其分在下，故用小承气，大黄不用酒制也。

二、辨证拾遗

【原文证候】

不吐不下，心烦。

【证候拾遗】

根据调胃承气汤证的功效，结合《伤寒论》其他条文，以方测证，还应包括以下证候：

咽部疼痛剧烈，伴见高热，口渴喜饮，咳嗽痰稠黄，口臭，大便秘结，小便黄。舌质红，苔黄厚腻，脉滑。

【辨证分析】

肠胃积热，热毒上攻，阻塞咽喉，气机不畅，则咽部疼痛剧烈，热伤营血，热盛灼阴，肺失宣降，则高热，口渴喜饮，咳嗽痰稠黄，口臭，大便秘结，小便黄。舌苔厚腻，脉滑为食积之象。

【证候总录】

不吐不下，心烦，咽部疼痛剧烈，伴见高热，口渴喜饮，咳嗽痰稠黄，口臭，大便秘结，小便黄。舌质红，苔黄厚腻，脉滑。

三、古方今用

调胃承气汤证为阳明燥热初结，胃气不和证，是阳明腑实证的主方之一。现代临床扩大了应用范围，主要用于消化系统疾病及鼻出血、银屑病、失眠等其他疾病。

1. 胃肠功能障碍

浙江省温州市中医院运用泻白散联合调胃承气汤治疗慢性阻塞性肺疾病（COPD）急性加重期痰热壅肺证胃肠功能障碍患者 33 例，其中治愈 16 例，显效 8 例，好转 7 例，未愈 2 例，总有效率为 93.94%。临床结果显示运用泻白散联合调胃承气汤治疗能进一步改善患者胃肠紊乱，促进中医证候好转，提高治疗效果，并能升高血清胃蛋白酶原（PG）Ⅰ、PGⅡ含量。（出自《中国中医急症》）

2. 应激性溃疡

延安大学咸阳医院运用调胃承气汤治疗脑卒中后应激性溃疡患者 61 例，其中显效 40 例，有效 15 例，部分有效 4 例，无效 2 例，总有效率为 90.16%，结果显示运用调胃承气汤治疗的临床疗效确切。（出自《临床医学研究与实践》）

3. 便秘

广西壮族自治区柳州市中医院运用调胃承气汤联合穴位埋线疗法治疗功能性便秘患者 51 例，其中痊愈 21 例，显效 15 例，有效 12 例，无效 3 例，总有效率为 94.12%，结果显示运用调胃承气汤联合穴位埋线疗法治疗功能性便秘的远期疗效明显高于单纯西药治疗。（出自《第四届中国中医药信息大会论文集》，2017 年）

4. 急性胃肠损伤

广东省阳江市中医医院曾运用调胃承气汤加减干预 56 例重症患者急性胃肠损伤情况，结果显示显效 11 例，有效 39 例，无效 6 例，总有效率为 89.29%，临床结果表明运用调胃承气汤加减治疗可降低腹腔压，缩减腹围，促进胃肠蠕动，增加肠鸣音次数，改善胃肠损伤与病情危重程度，疗效确切。（出自《中国医药科学》）

5. 胃轻瘫综合征

北京中医医院顺义医院运用隔药灸联合调胃承气汤治疗脾虚湿困型糖尿病胃轻瘫综合征患者 47 例，其中临床控制 15 例，显效 19 例，有效 11 例，无效 2 例，总有效率为 95.7%。临床结果显示，运用隔药灸联合调胃承气汤治疗脾虚湿困型糖尿病胃轻瘫综合征的疗效确切，可提升患者胃动力，改善胃黏膜功能，降低氧化应激及血糖水平，促进胃肠收缩，改善其临床症状和提高生活质量。（出自《上海针灸杂志》）

第二节　小承气汤

一、原文赏析

【原文】

阳明病，其人多汗，以津液外出，胃中燥，大便必硬，硬则谵语；小承气汤主之；若一服谵语止者，更莫复服。（213）

【原文释义】

阳明病，患者汗出太多，导致津液外泄，肠中干燥，大便势必硬结；大便硬结，腑气不通，浊邪上扰，则发生谵语，用小承气汤主治。如果服一次药谵语就停止的，就不要再服剩余的药。

【方剂组成】

大黄四两，厚朴二两（炙，去皮），枳实大者三枚（炙）。

【煎服法】

上三味，以水四升，煮取一升二合，去滓。分温二服，初服汤当更衣，不尔者尽饮之；若更衣者，勿服之。

【方剂解析】

本方主证为阳明腑实、胃肠热结轻证。阳明实虽较轻，但仍为热结不通，阻塞气机引起，遂致诸症蜂起，治宜轻下热结。本方不用芒硝而用枳、朴，泻热之力较调胃承气为弱，但通腑之力又较调胃承气为强。又所用枳、朴之量，较大承气汤为小，且无芒硝，故泄热或通腑之力，皆逊于大承气汤，因此名曰小承气汤。

方中大黄苦寒沉降，清泄通利，善泻热通便，荡涤胃肠实热积，故为君药。炙厚朴苦温燥降，辛能行散，善行气除满、消积；枳实苦降下，辛行散，性微寒，善破气除痞、消积。二药相合，善下气消积、除痞满，以助君臣药泻热通便之力，故为臣药。**诸药合用，共奏轻下热结、通便导滞之功效。**

【名家诠释】

成无己《注解伤寒论》：大热结实者，与大承气汤；小热微结者，与小承气汤。以热不大甚，故于大承气汤去芒硝；又以结不至坚，故亦减厚朴、枳实也。

陈修园《金匮要略浅注》：下利谵语者，火与阳明之燥气相合，中有燥屎也。燥屎坚结如羊屎，若得水气之浸灌不骤者，可以入其中，而润之使下。若荡涤过急，如以水投石，水去而石自若也，故不用大承气，而以小承气汤主之，此言为下利谵语，下不宜急者，出其方治也。

许宏《金镜内台方议》：阳明者，三阳之盛也。太阳为阳之表，少阳为表里之中，阳明为阳之里。是以证属阳明者，皆为可下也。若大满大实者，属大承气汤，今此大热大便硬，未至于大实，只属小承气汤也。以大黄为君，而荡除邪热，以枳实为臣，而破坚实，以厚朴为佐使，而调中除结燥也。

吴崑《医方考》：邪在上焦则作满，邪在中焦则作胀，胃中实则作潮热，曰潮热者，犹潮水之潮，其来不失时也。阳乘于心则狂，热干胃口则喘。枳、朴去上焦之痞满，大黄荡胃中之实热。此其里证虽成，病未危急，痞、满、燥、实、坚犹未全俱，以是方主之，则气亦顺矣，故曰小承气。

吴又可《温疫论》：三承气汤功用仿佛。热邪传里，但上焦痞满者，宜小承气汤；中有坚结者，加芒硝软坚而润燥。病久失下，虽有结粪，然多黏腻极臭恶物，得芒硝，则大黄有荡涤之能。设无痞满，唯存宿结，而有瘀热者，调胃承气宜之。三承气功效俱在大黄，余皆治标之品也。不耐汤药者，或呕或畏，当为细末蜜丸汤下。

二、辨证拾遗

【原文证候】

大便硬，谵语，潮热或发热微烦，腹满。

【证候拾遗】

根据小承气汤证的功效，结合《伤寒论》其他条文，以方测证，还应包括以下证候：

胃脘疼痛，走窜不定，痛而欲吐或欲泻，泻而不爽，嗳气，肠鸣，矢气，舌红，苔厚，脉弦。

【辨证分析】

胃肠气机阻滞，传导、通降失司，则胃脘、腹部胀满疼痛；气或聚或散，故胀痛走窜不定；胃气失降而上逆，则嗳气、呕吐；肠道气滞不畅，则肠鸣、矢气频作，欲泻而不爽；胃肠之气不降，则大便秘结。舌红，苔厚、脉弦为浊气内停、气机阻滞之征象。

【证候总录】

大便硬，谵语，潮热或发热微烦，腹满，胃脘疼痛，走窜不定，痛而欲吐或欲泻，泻而不爽，嗳气，肠鸣，矢气，舌红，苔厚，脉弦。

三、古方今用

小承气汤归于攻下之剂，具有轻下热结的作用，主治阳明腑实轻证。现代临床应用不限于阳明腑实证，主要应用于以下几个方面。

1. 胃肠功能障碍

深圳市宝安区石岩人民医院运用小承气汤合四君子汤加减治疗脓毒症胃肠功能障碍患者30例，临床结果显示运用小承气汤合四君子汤加减治疗能有效地抑制脓毒症患者机体炎症反应，改善胃肠道功能障碍。（出自《中西医结合研究》）

河南省驻马店市中医院曾运用加味小承气汤促进妇产科术后患者胃肠功能恢复，纳入患者45例，经过治疗后，显效20例，有效23例，无效2例，总有效率为95.56%，临床结果显示，运用加味小承气汤治疗可有效促进妇产科手术后胃肠功能恢复，提升治疗效率，临床疗效确切。（出自《深圳中西医结合杂志》）

2. 萎缩性胃炎

柘城中医院运用香砂六君子汤合小承气汤加减治疗萎缩性胃炎患者200例，经过治疗后，显效96例，有效90例，无效14例，总有效率为93%。临床结果显示对合并幽门螺杆菌（Hp）感染者，中药根除率较高，联合中药汤剂在肠上皮化生、癌前病变的治疗和预防上有显著疗效。（出自《深圳中西医结合杂志》）

3. 肥胖

江西省中医院等曾运用加味小承气汤联合穴位埋线治疗食源性肥胖胃热湿阻证患者 80 例，经过治疗后，临床痊愈 26 例，显效 33 例，有效 12 例，无效 9 例，总有效率为 88.75%。结果显示运用加味小承气汤联合穴位埋线治疗能改善糖、脂等能量代谢，可有效控制肥胖，安全可靠。（出自《中国实验方剂学杂志》）

第三节　大承气汤

一、原文赏析

【原文】

阳明病，下之，心中懊憹而烦，胃中有燥屎者，可攻。腹微满，初头硬，后必溏，不可攻之。若有燥屎者，宜大承气汤。（238）

【原文释义】

阳明病，用泻下药攻下后，出现心中烦躁异常，如果是肠中燥屎阻结所致，可以攻下，适宜用大承气汤。如果腹部轻微胀满，大便始出干硬，后出稀溏，则不能攻下。如果有燥屎，可用大承气汤治疗。

【方剂组成】

大黄四两（酒洗），厚朴半斤（炙，去皮），枳实五枚（炙），芒硝三合。

【煎服法】

上四味，以水一斗，先煮二物，取五升，去滓，内大黄，更煮取二升，去滓，内芒硝，更上微火一两沸。分温再服，得下余勿服。

【方剂解析】

本方主证为阳明腑实、胃肠热结。伤寒之邪内传阳明之化热，或温病邪入胃肠，热盛灼津，燥屎乃成，邪热与肠中燥屎互结成实，遂致诸症蜂起。治宜峻下热结。

方中大黄泄热通便，荡涤肠胃；芒硝软坚润燥；枳实、厚朴消痞除满，行气散结。大黄苦寒，泻热通便，荡涤肠胃实热结滞，且能活血，为君药。芒硝咸寒，能泻热通便，润燥软坚，协大黄则峻下热结之力更增，为臣药。厚朴、枳实行气散结，消痞除满，并助硝、黄推荡积滞，共为佐药。本方的配伍特点在于寒性泻下药配伍行气消滞药，使胃肠气机通畅，里热积滞得以速去，从而使津液得以保存，即所谓"釜底抽薪""急下存阴"。**诸药合用，共奏峻下热结之功效。**

【名家诠释】

吴崑《医方考》：伤寒阳邪入里，痞、满、燥、实、坚全俱者，急以此方主之。调味承气汤不用枳、朴者，以其不作痞满，用之恐伤上焦虚无氤氲之元气也；小承气汤不用芒硝者，以其实而未坚，用之恐伤下焦血分之真阴，谓不伐其根也。此则上中下三焦皆病，痞、满、燥、实、坚皆全，故主此方以治之。厚朴苦温以去痞，枳实苦寒以泄满，芒硝咸寒以润燥软坚，大黄苦寒以泄实去热。

吴谦《医宗金鉴》：诸积热结于里而成满、痞、燥、实者，均以大承气汤下之也。满者，腹胁满急膜胀，故用厚朴以消气壅；痞者，心下痞塞硬坚，故用枳实以破气结；燥者，肠中燥屎干结，故用芒硝润燥软坚；实者，腹痛大便不通，故用大黄攻积泻热。然必审四证之轻重，四药之多少，适其宜，始可与之，若邪重剂轻，则邪气不服；邪轻剂重，则正气转伤，不可不慎。

诸病皆因于气，秽物之不去，由于气之不顺也，故攻积之剂，必用气分之药，因以承气名汤；方分大小，有二义焉。厚朴倍大黄，是气药为君，名大承气；大黄倍厚朴，是气药为臣，名小承气。味多性猛，制大其服，欲令大泻下也，因名曰大；味寡性缓，制小其服，欲微和胃气也，因名曰小。且煎法更有妙义，大承气用水一斗，煮朴、枳，取五升去滓，内大黄，再煮取二升，内芒硝，何哉？盖生者气锐而先行，熟者气纯而和缓，仲景欲使芒硝先化燥屎，大黄继通地道，而后枳、朴除其痞满也。

柯韵伯《伤寒来苏集》：夫诸病皆因于气，秽物不去，由于气之不顺，故攻积之剂必用行气之药以主之。亢则害，承乃制，此承气之所由；又病去而元气不伤，此承气之义也。夫方分大小，有二义焉，厚朴倍大黄，是气药为君，名大承气；大黄倍厚朴，是气药为臣，名小承气。味多性猛，制大其服，欲令泄下也，因名曰大；味少性缓，制小其服，以微和胃气也，故名曰小。二方煎法不同，更有妙义。大承气用水一斗，先煮枳、朴，煮取五升内大黄，煮取三升内硝者，以药之为性，生者气锐而先行，熟者气钝而和缓，仲景欲使芒硝先化燥屎，大黄继通地道，而后枳、朴除其痞满。缓于制剂者，正以急于攻下也。若小承气则三物同煎，不分次第，而服只四合，此求地道之通，故不用芒硝之峻，且远于大黄之锐矣，故称为微和之剂。

邹澍《本经疏证》：厚朴倍大黄为大承气，大黄倍厚朴为小承气，是承气者在枳、朴，应不在大黄矣。曰：此说亦颇有理。但调胃承气不用枳、朴，亦名承气，则不可通耳！三承气汤中有用枳、朴者，有不用枳、朴者；有用芒硝者，有不用芒硝者；有用甘草者，有不用甘草者，唯大黄则无不用，是承气之名，固当属之大黄。况厚朴三物汤，即小承气汤，厚朴分数且倍于大黄，而命名反不加承气字，犹不可见承气不在枳、朴乎！

二、辨证拾遗

【原文证候】

心中懊憹而烦，潮热，谵语，大便硬，腹胀满绕脐痛，手足漐漐汗出。

【证候拾遗】

根据大承气汤证的功效，结合《伤寒论》其他条文，以方测证，还应包括以下证候：

发热口渴，唇舌干燥，小便不利，舌红，苔黄，脉数。

【辨证分析】

阴津枯竭，机体失去濡养，故见唇舌干燥，发热口渴，热结膀胱，小便不利。舌红，苔黄，脉数为津亏之象。

【证候总录】

心中懊憹而烦，潮热，谵语，大便硬，腹胀满绕脐痛，手足漐漐汗出，发热口渴，唇舌干燥，小便不利，舌红，苔黄，脉数。

三、古方今用

大承气汤方是治疗阳明腑实重证的代表方剂。凡临床上出现以痞（自觉胸脘有闷塞重压感）、满（脘腹胀满，按之有抵抗感）、燥（肠中燥屎，干结不下）、实（腹痛拒按，大便不通或下利清水而腹痛不减）及苔黄厚、脉实等为主要表现者，即可使用本方加减治疗。临床主要应用于以下几个方面。

1. 腹痛

广西中医药大学附属医院曾运用大承气汤治疗重症急性胰腺炎，经过治疗后，临床结果显示，运用大承气汤治疗能够显著改善患者腹痛的症状，加快排气恢复，缩短疾病的病程，减少住院时间，提高疗效。（出自《中国中医急症》）

2. 肠易激综合征

龙岩市中医院曾运用大承气汤联合穴位贴敷治疗便秘型肠易激综合征患者32 例，经过治疗后，痊愈 5 例，显效 10 例，有效 14 例，无效 3 例，总有效率为 90.63%（27/32）。临床结果显示，运用大承气汤联合穴位贴敷治疗便秘

型肠易激综合征的疗效确切，远期疗效好。（出自《国医论坛》）

3.便秘

辽宁中医药大学附属医院等曾运用大承气汤加减治疗湿热型传导性便秘患者40例，经过治疗后，治愈30例，有效10例，无效0例，总有效率为100%。临床结果显示运用大承气汤加减治疗湿热型传导性便秘的疗效显著，安全性高，能改善患者情绪，提高患者治疗满意度，降低生活负担。（出自《当代医学》）

4.胃肠功能障碍

湖南省浏阳市中医医院曾运用大承气汤灌肠治疗危重症伴胃肠功能障碍患者50例，经过治疗后，显效17例，有效31例，无效2例，总有效率为96.00%。临床结果显示，运用大承气汤灌肠治疗可有效改善患者胃肠功能，提升患者生活质量，优化患者生化指标，且治疗安全性更高。（出自《临床合理用药杂志》）

第四节　脾约丸（麻子仁丸）

一、原文赏析

【原文】

趺阳脉浮而涩，浮则胃气强，涩则小便数，浮涩相搏，大便则硬，其脾为约，麻子仁丸主之。（247）

【原文释义】

趺阳脉浮而涩，浮主胃热亢盛，涩是小便频数，阴液不足。胃热津亏，肠中干燥，大便因而硬结。这是脾不能为胃转输津液所致，用麻子仁丸主治。

【方剂组成】

麻子仁二升，芍药半斤，枳实半斤（炙），大黄一斤（去皮），厚朴一尺（炙，去皮），杏仁一升（去皮尖，熬，别作脂）。

【煎服法】

上六味，蜜和丸如梧桐子大，饮服十丸，日三服，渐加，以知为度。

【方剂解析】

本证乃因肠胃燥热，脾津不足，肠道失于濡润所致，《伤寒论》称之为"脾约"。治疗当润肠泻热，行气通便。方中麻子仁性味甘平，质润多脂，润肠通便，是为君药。杏仁肃肺润肠，白芍养血敛阴、和里缓急为臣。枳实、厚朴行气消滞为佐药。蜂蜜甘缓润肠，既助麻子仁润肠通便，又可养胃和中，缓和泻下之力，以为佐使之药。方中虽用小承气汤泄热通便，但大黄、厚朴用量从轻；更取质润多脂之麻仁、杏仁、芍药、白蜜等，一则益阴增液以润肠通便，二则甘润减缓小承气攻下之力。故本方具有下不伤正、润而不腻、攻润相合的特点。诸药合用，共奏润肠泻热、行气通便之功效。

【名家诠释】

成无己《伤寒明理论》：约者，结约之约，又约束之约也。《内经》曰：饮入于胃，游溢精气，上输于脾，脾气散精，上归于肺，通调水道，下输膀胱，水精四布，五经并行。是脾主为胃行其津液者也。今胃强脾弱，约束津液，不得四布，但输膀胱，致小便数而大便硬，故曰其脾为约。麻仁味甘平，杏仁味甘温。《内经》曰：脾欲缓，急食甘以缓之。麻仁、杏仁，润物也。《本草》曰：润可去枯。脾胃干燥，必以甘润之物为之主，是以麻仁为君，杏仁为臣。枳实味苦寒，厚朴味苦温。润燥者必以甘，甘以润之；破结者必以苦，苦以泄之。枳实、厚朴为佐，以散脾之结约。芍药味酸微寒，大黄味苦寒，酸苦涌泄为阴。芍药、大黄为使，以下脾之结燥。肠润结化，津液还入胃中，则大便利，小便少而愈矣。

王子接《绛雪园古方选注》：下法不曰承气，而曰麻仁者，明指脾约为脾土过燥，胃液日亡，故以麻、杏润脾燥，白芍安脾阴，而后以枳朴、大黄承气法胜之，则下不亡阴。法中用丸渐加者，脾燥宜用缓法，以遂脾欲，非比胃实当急下也。

吴崐《医方考》：伤寒瘥后，胃强脾弱，约束津液不得四布，但输膀胱，致小便数而大难者，主此方以通肠润燥。枳实、大黄、厚朴，承气物也；麻仁、杏仁，润肠物也；芍药之酸，敛津液也。然必胃强者能用之，若非胃强，则承气之物在所禁矣。

吴谦《医宗金鉴》：朱震亨曰，"既云脾约，血枯火燔津竭，理宜滋阴降火，津液自生，何秘之有"，此方唯热甚而禀实者可用，热微而虚者，愈致燥涸之苦矣。

二、辨证拾遗

【原文证候】

大便硬，小便数。

【证候拾遗】

根据脾约丸证的功效，结合《伤寒论》其他条文，以方测证，还应包括以下证候：

食少纳呆，或食后腹胀，倦怠乏力，形体消瘦，烦满，手足烦热，口干不欲饮，大便秘结，唇口疮痒，唇红干燥，唾黏口热，舌红，苔黄少津，脉数。

【辨证分析】

脾阴不足，若失于濡运，则食少纳呆，或食后腹胀；化源亏乏，精微不布，则倦怠乏力，形体消瘦；营阴不足，虚热内生，则烦满，手足烦热，口干不欲饮。脾阴虚火旺，火灼津液，则可见肌热、大便秘结、唇口疮痒、唇红干燥、唾黏口热、舌红苔黄少津、脉数，为热盛伤阴之象。

【证候总录】

大便干结，小便频数，食少纳呆，或食后腹胀，倦怠乏力，形体消瘦，烦满，手足烦热，口干不欲饮，大便秘结，唇口疮痒，唇红干燥，唾黏口热，舌红，苔黄少津，脉数。

三、古方今用

脾约丸是润肠通便泄热之名方，现代运用本方常用于治疗功能性便秘、痔疮、脂肪肝等消化系统疾病及糖尿病、前列腺炎、支气管炎等其他疾病。

1. 便秘

广州市某中医医院曾运用麻子仁丸加味治疗老年功能性便秘患者40例，经过治疗后，显效24例，有效12例，无效4例，治疗总有效率为90%，临床结果显示，运用麻子仁丸加味治疗可显著降低便秘评分，缩短每次排便及排便间隔时长，有利于生活质量的改善，临床疗效确切，值得借鉴。（出自《北方药学》）

潮州市中心医院曾运用麻子仁丸加当归、桃仁治疗老年2型糖尿病便秘患者30例，经过治疗后，治愈5例，显效15例，有效8例，无效2例，总有效率为93.3%。结果显示，运用麻子仁丸加当归、桃仁治疗在改善糖尿病便秘排便周期和大便性状方面效果显著。（出自《中医临床研究》）

宁夏医科大学附属银川市中医医院曾运用麻子仁丸加减治疗便秘型肠易激综合征患者40例，经过治疗后，显效28例，有效9例，无效3例，总有效率为92.5%，临床结果显示，运用麻子仁丸加减治疗便秘型肠易激综合征可取得良好的疗效，复发率低，且未发现明显不良反应，值得借鉴。（出自《实用中医药杂志》）

2. 混合痔

龙胆泻肝汤合麻子仁丸加减治疗混合痔湿热下注型术后患者60例，痊愈率为93.33%，结果显示运用龙胆泻肝汤合麻子仁丸加减治疗可明显减轻术后症状（伤口水肿、出血）及疼痛，临床疗效较好。（出自《临床合理用药杂志》）

第十一章

甘草汤类

第一节　甘草汤证

一、原文赏析

【原文】

少阴病，二三日，咽痛者，可与甘草汤，不差，与桔梗汤。（311）

【原文释义】

本条为论少阴客热咽痛的证治。二三日，为病之初起。咽痛，乃邪热客于咽喉所致。因病属初起，邪热不甚，病变较轻，故咽部仅见轻微红肿疼痛，一般无全身症状。治用一味生甘草清热解毒，缓急止痛。若服后咽痛仍在，是为邪热不去，咽喉不利，病情较甘草汤为重，故加桔梗开提肺气，以利咽喉。

【方剂组成】

甘草二两。

【煎服法】

上一味，以水三升，煮取一升半，去滓，温服七合，日二服。

【方剂解析】

甘草汤，方用一味，药力更专。甘草生用，凉而泻火，清热解毒，消痈肿而利咽喉。

【名家诠释】

汪苓友《伤寒论辨证广注》：经中客热，故咽痛，用甘草汤者，甘以发其热，缓其痛也。服汤后不瘥者，与桔梗汤，即于甘草汤内加桔梗，以开提其邪，邪散则少阴之气自和矣。

邹润庵《本经疏证》：二三日邪热未盛，故可用甘草汤泻火而愈。若不愈，是肺窍不利，气不宣泄也，以桔梗开之，肺窍既通，气遂宣泄，热自透达矣。

唐容川《伤寒论浅注补正》：此咽当作红肿论，故宜泻火以开利，以甘草缓之引之，使泻上焦之火，而生中焦之土，则火气退矣。近有硼砂能化痰清火，为治喉要药，其味颇甘，即甘草汤意也，服之不差，恐壅塞未去也，故加桔梗开利之，后人用刀针放血，即是此意。

张隐庵《伤寒论集注》：本论汤方甘草俱炙，炙则助脾土而守中，唯此生用，生则和经脉而流通，学者不可以其近而忽之也。

黄竹斋《伤寒论集注》：甘草一味单行，最能和阴而清冲任之热，每见生便痛者，骤煎四两，顿服，立愈，则其能清少阴客热可知，所以为咽痛专方也。

二、辨证拾遗

【原文证候】

咽喉疼痛。

【证候拾遗】

根据甘草汤清热解毒利咽的功效，结合《伤寒论》其他条文，以方测证，还应包括以下证候：

声音嘶哑，伴见发热、微恶风寒，口微渴，舌尖红，苔薄黄，脉浮数。

【辨证分析】

本证多因风热外袭，气血失和，则声音嘶哑；风热袭表，卫气抗邪，阳气浮郁于表，故有发热；卫气被遏，肌表失于温煦，故微恶风寒；热伤津液，则口微渴。舌尖红，苔薄黄，脉浮数，为风热袭表之征。

【证候总录】

咽喉疼痛，声音嘶哑，伴见发热，微恶风寒，口微渴。舌尖红，舌苔薄黄，脉浮数。

三、古方今用

甘草汤除治疗少阴客热咽痛外，在现代还可应用于多种疾病，主要为以下几个方面。

1. 风热咽痛

某患者，发热，恶风，面红，扁桃体肿大，表面有白色脓点，全身酸痛，大便坚硬，苔薄黄，脉数。此属邪客少阴之脉，结于咽喉。治宜清热解毒，利咽止痛。处方：桔梗、炒牛蒡子、山豆根各9g，金银花、瓜蒌各15g，生甘草、薄荷各3g。服3剂，发热已除，诸症减轻，继续3剂而愈。（出自《浙江

中医学院学报》)

2. 阴部肿痛

某妇人，阴部肿胀糜烂，疼痛难忍，给予甘草汤外敷，一会疼痛便停止，糜烂也很快得以治愈。（出自关庆增《伤寒论古今研究》，辽宁科技出版社，1994）

第二节　炙甘草汤证

一、原文赏析

【原文】

伤寒脉结代，心动悸，炙甘草汤主之。（177）

【原文释义】

伤寒而见脉结代，心动悸者，乃心阴心阳两亏所致，治当益气滋阴，通阳复脉，主以炙甘草汤，通阳复脉，养血滋阴，以复其脉。以"伤寒"二字冠首，说明其病因是感受风寒而起，且表邪尚未解除，又见脉结代、心动悸之证，乃少阴里虚、心失所养之故。太阳与少阴互为表里，少阴为心肾所主，若心主素虚，气血不足，则太阳之邪难以外解，而反内陷少阴，损伤心之气血阴阳，出现脉结代，心动悸证候。综观本条，始于表里合病，终以心阴心阳两虚为主体，故与炙甘草汤，通阳复脉，养血滋阴，以复其脉。

【方剂组成】

甘草四两（炙），生姜三两（切），人参二两，生地黄一斤，桂枝三两（去皮），阿胶二两，麦门冬半升（去心），麻仁半升，大枣十二枚（擘）。

【煎服法】

上九味，以清酒七升，水八升，先煮八味，取三升，去滓，内胶烊消尽，温服一升，日三服。一名复脉汤。

【方剂解析】

方中炙甘草甘温益气，通经脉，利血气，缓急养心为君；生地黄滋阴养心，养血充脉。二药重用，益气养血以复脉，共为君药。人参、大枣补益心脾，合炙甘草益心气，补脾气，以资气血化生之源；阿胶、麦冬、麻仁滋阴养血补心，配生地黄滋心阴，养心血，以充血脉，共为臣药。桂枝、生姜温心阳而通血脉，使气血畅通脉气接续有源，并使诸味厚之品滋而不腻，共为佐药。

桂枝与甘草合用，又能辛甘化阳，通心脉而和气血，以振心阳。用法中加清酒煎服，温阳通脉，以助药力，为使药。数药相伍，滋而不腻，温而不燥，阴血足而血脉充，阳气复而心脉通，使气血充沛，血脉畅通，阴阳调和，则悸可定，脉可复。由于炙甘草、人参亦可补肺气，润肺止咳；阿胶、麦冬又善养肺阴，润肺燥；生地黄、火麻仁长于滋补肾水，与阿胶、麦冬合用，有"金水相生"之功，故还可用于虚劳肺痿属气阴两伤者的治疗。**诸药合用，共奏通阳复脉、滋阴养血之功效。**

【名家诠释】

喻嘉言《医门法律》：炙甘草汤，仲景伤寒门内治邪少虚多、脉结代之圣方也。一名复脉汤。《千金翼》用之以治虚劳，即名为《千金翼》炙甘草汤。《外台》用之以治肺痿，即名为《外台》炙甘草汤……究竟本方所治，亦何止于二病哉！昌每用仲景诸方，即为生心之化裁，亦若是而已矣。《外台》所取，在于益肺气之虚，润肺金之燥，无出是方。至于桂枝辛热，似有不宜，而不知桂枝能通营卫，致津液，营卫通，津液致，则肺气转输，浊沫以渐而下，尤为要药，所以云治心中温温液液者。

张璐《伤寒缵论》：细绎其方，不出乎滋养真阴，回枯润燥，兼和营散邪之剂。必缘其人胃气素虚，所以汗下不解，胃气转伤，真阴槁竭，遂致心悸脉代，与水停心悸之脉，似是而非。水则紧而虚则代，加之以结，则知正气虽亏，尚有阳邪伏结，凌烁真阴，阴阳相搏，是以动悸不宁耳。邪留不解，阴已大亏，计唯润燥养阴，和营散邪，乃为合法。方中人参、甘草，补益胃气；桂枝、姜、枣，调和营卫；麦冬、生地、阿胶、麻仁，润经益血，复脉通心。尚恐药力不及，更须清酒以协助成功。盖津液枯槁之人，预防二便秘涩之虞，其麦冬、生地，溥滋膀胱之化源；麻仁、阿胶专主大肠之枯约，免致阴虚泉竭，火燥血枯。此仲景救阴退阳之特识也。

柯韵伯《古今名医方论》：仲景于脉弱者，用芍药以滋阴，桂枝以通血，甚则加人参以生脉；未有地黄、麦冬者，岂以伤寒之法，义重护阳乎？抑阴无骤补之法与？此以心虚脉代结，用生地为君，麦冬为臣，峻补真阴，开后学滋阴之路。地黄、麦冬味虽甘而气大寒，非发陈蕃莠之品，必得人参、桂枝以通脉，生姜、大枣以和营，阿胶补血，酸枣安神，甘草之缓不使速下，清酒之猛捷于上行，内外调和，悸可宁而脉可复矣。酒七升，水八升，只取三升者，久煎之则气不峻，此虚家用酒之法，且知地黄、麦冬得酒良。

二、辨证拾遗

【原文证候】

心动悸，脉结代。

【证候拾遗】

根据炙甘草汤通阳复脉、滋阴养血的功效，结合《伤寒论》其他条文，以方测证，还应包括以下证候：

胸闷，气短，精神疲倦，自汗，头晕眼花，失眠，多梦，健忘，活动后诸症加重，面色淡白或萎黄，舌光少苔。

【辨证分析】

本证多因心气虚弱，气虚运血无力，气血不足，血失充荣，血液不足，心失所养，心动失常，鼓动无力，故见胸闷；气虚卫外不固，故自汗；功能活动衰减，故气短、精神疲倦；动则气耗，故活动劳累后诸症加剧；血虚心神失养，神不守舍，则见失眠、多梦；血虚不能上荣于头、面，故见头晕眼花、健忘、面色淡白或萎黄，舌光少苔。

【证候总录】

心动悸，脉结代，胸闷，气短，精神疲倦，自汗，头晕眼花，失眠，多梦，健忘，活动后诸症加重，面色淡白或萎黄，舌光少苔。

三、古方今用

炙甘草汤除治疗心阴阳两虚外，在现代还可应用于多种疾病，主要为以下几个方面。

1. 心律失常

正阳县某医院使用炙甘草汤加味治疗心脾两虚型心律失常患者 49 例，其中显效 17 例，有效 30 例，无效 2 例，治疗总有效率为 95.91%（47/49）。（出自《河南中医》）

安徽中医药大学某附属医院运用炙甘草汤治疗气阴两虚型阵发性房颤患者 35 例，其中显效 12 例，有效 19 例，无效 4 例，治疗总有效率为 88.6%（31/35）。（出自安徽中医药大学硕士学位论文，2024 年）

2. 原发性面肌痉挛

河南省某中西医结合医院曾运用炙甘草汤联合针灸治疗 46 例原发性面肌痉挛阴虚风动证患者，经过治疗后，痊愈 29 例，明显缓解 13 例，部分缓解 3 例，无效 1 例，总有效率为 97.82%（45/46），疗效确切。（出自《甘肃中医药

3. 上消化道出血

厦门市某医院使用炙甘草汤联合雷贝拉唑对 30 例上消化道出血患者进行治疗，其中显效 23 例，好转 6 例，无效 1 例，有效率达 96.67%（29/30）。（出自《中外医疗》）

4. 甲亢

河北省某县中医院使用加味炙甘草汤治疗甲亢性心脏病，纳入 15 例患者，其中显效 5 例，有效 9 例，无效 1 例，有效率达 93.33%（14/15）（出自《世界最新医学信息文摘》）

第三节　甘草附子汤证

一、原文赏析

【原文】

风湿相搏，骨节疼烦，掣痛不得屈伸，近之则痛剧，汗出短气，小便不利，恶风不欲去衣，或身微肿者，甘草附子汤主之。（175）

【原文释义】

风寒湿邪留注于筋骨关节，气血凝涩，经脉不利，故骨节疼痛至甚，牵扯拘急，屈伸不能，近之则疼痛剧烈。风湿郁表，卫阳不固，腠理开泄，不胜风袭，则恶风汗出，不欲去衣。湿邪内阻，三焦不畅，上则呼吸短气，下则小便不利。湿闭肌肤，则其身微肿。本证邪结较深，病情较重，治以甘草附子汤，扶阳温经，散寒除湿，峻药缓图。

【方剂组成】

甘草二两（炙），附子二枚（炮，去皮，破），白术二两，桂枝四两（去皮）。

【煎服法】

上四味，以水六升，煮取三升，去滓，温服一升，日三服。初服得微汗则解，能食，汗止复烦者，将服五合，恐一升多者，宜服六七合为始。

【方剂解析】

方中附子辛热，扶阳温经，散寒除湿。桂枝通阳化气，祛风和营，白术苦温，健脾燥湿，又主风寒湿痹。桂附合用，使表阳得固，自汗可止；术附为伍，以振奋脾肾之阳，则筋肉骨节之寒湿可除，而桂枝附术相配，既能扶阳温经，又能通阳化气，逐除风寒湿邪，故誉为治风湿之圣药。甘草之缓，不仅调中补虚，助正祛邪，以之为方名者，旨甘缓守中，以尽药力，是恐欲速则不达也。**诸药合用，共奏扶阳温经、散寒除湿之功效。**

【名家诠释】

成无己《注解伤寒论》：风则伤卫，湿流关节，风湿相搏，两邪乱经，故骨节疼烦掣痛，不得屈伸，近之则痛剧也。风胜则卫气不固，汗出，短气，恶风不欲去衣，为风在表；湿胜则水气不行，小便不利，或身微肿，为湿外搏也。与甘草附子汤，散湿固卫气。

方中行《伤寒论条辨》：烦，风也；痛，湿也，风淫则掣，湿淫则痛，风湿之邪注经络，流关节，渗骨髓，身体所以烦痛、掣痛而不利也。近之则痛剧者，外邪客于内，迕之则逆也。短气者，汗多亡阳而气伤也。恶风不欲去衣者，以重伤故恶甚也。

钱天来《伤寒溯源集》：风湿相搏，与前文同义。掣痛者，谓筋骨肢节，抽掣疼痛也；不得屈伸，寒湿之邪，流著于筋骨肢节之间，故拘挛不得屈伸也；近之则痛剧者，即烦疼之甚也，疼而烦甚，人近之则声步皆畏；如动触之，而其痛愈剧也；汗出，即中风汗自出也；短气，邪在胸膈，而气不得伸也；小便不利，寒湿在中，清浊不得升降，下焦真阳之气化不行也；恶风不欲去衣，风邪在表也；或微肿者，湿淫肌肉，经所谓湿伤肉也。风邪寒湿，搏聚而不散，故以甘草附子汤主之。

尤在泾《伤寒贯珠集》：此亦湿胜阳微之证，其治亦不出助阳祛湿，如上条之法也。盖风湿在表，本当从汗而解，而汗出表虚者，不宜重发其汗，恶风不欲去衣，卫虚阳弱之征，故以桂枝附子助阳气，白术甘草崇土气，云得微汗则解者，非正发汗也，阳胜而阴自解耳。

二、辨证拾遗

【原文证候】

骨节疼痛剧烈，掣痛，屈伸不利，拒按，汗出，恶风，短气，小便不利，身微肿。

【证候拾遗】

根据甘草附子汤扶阳温经、散寒除湿的功效，结合《伤寒论》其他条文，以方测证，还应包括以下证候：

恶寒，畏寒，喜暖，口淡不渴，肢冷蜷卧，痰、涎、涕清稀，小便清长，大便稀溏，肢体筋脉、肌肉、关节疼痛、酸楚、麻木，舌淡，苔白而润，脉紧或迟。

【辨证分析】

本证多因寒邪遏制，阳气被郁，或阳气虚弱，阴寒内盛，形体失却温煦，故见恶寒、畏寒、肢凉、喜暖、蜷卧等症；寒不消水，津液未伤，故口不渴，痰、涎、涕等分泌物澄澈清冷，小便清长，大便稀溏。阳气不足，卫外不固，腠理空虚，风寒湿邪乘虚侵袭，痹阻筋脉、肌肉、关节，经络不通，发生肢体筋脉、肌肉、关节疼痛、酸楚、麻木。舌淡，苔白而润，脉紧或迟均为阳虚失于温煦，寒湿凝滞内停之征。

【证候总录】

骨节疼痛剧烈、掣痛、屈伸不利、拒按，汗出，短气，小便不利，身微肿，恶寒，畏寒，喜暖，口淡不渴，肢冷蜷卧，痰、涎、涕清稀，小便清长，大便稀溏，肢体筋脉、肌肉、关节疼痛、肿胀、酸楚、麻木、屈伸不利，舌淡，苔白而润，脉紧或迟。

三、古方今用

甘草附子汤除治疗寒湿凝滞外，在现代还可应用于多种疾病，主要为以下几个方面。

1. 类风湿关节炎

重庆市某医院曾运用甘草附子汤加减治疗风寒湿阻证类风湿关节炎患者69例，患者随机分为对照组及治疗组。治疗后两组患者血清骨保护素（OPG）水平均有上升，且观察组高于对照组（$P < 0.05$）；两组患者血清骨代谢指标[核因子κB受体活化因子配体（RANKL）、基质金属蛋白酶3（MMP3）]、血清相关因子[类风湿因子（RF）、红细胞沉降率（ESR）、超敏C反应蛋白（hs-CRP）]水平均下降，且观察组水平低于对照组。（出自《中医临床研究》）

2. 中风后偏瘫

江苏省某中西医结合医院运用甘草附子汤加减辅助西药治疗中风后偏瘫患者59例，其中基本痊愈21例，显效24例，有效10例，无效4例，总有效率为93.22%（55/59）。（出自《中国医药导报》）

第四节　甘草干姜汤证

一、原文赏析

【原文】

伤寒脉浮，自汗出，小便数，心烦，微恶寒，脚挛急，反与桂枝欲攻其表，此误也，得之便厥，咽中干，烦躁，吐逆者，作甘草干姜汤与之，以复其阳。（29）

【原文释义】

本条论述了伤寒兼阴阳两虚证误治后的变证及随证施治之法。本条原证初见脉浮，自汗出，微恶寒，显然系太阳中风证，又兼小便数、心烦、脚挛急是为阴阳两虚。阳虚不能制水可见小便数；阳虚不能温养、阴虚不能濡润可致脚挛急；阳虚虚阳上浮、阴虚邪扰均可致心烦；此为阴阳两虚之人外受风邪，治当扶正解表，表里同治。今医者未明其理，不顾里之阴阳双亏，单取桂枝汤解肌祛风，以图表邪。桂枝汤毕竟为辛温发汗之剂，阴阳两虚之人不耐此法，误汗后必致阴阳更虚，变证由生，故曰"此误也"。从其变证表现分析来看，现证纯为阴阳两虚，阳虚不能温煦四末则见四肢厥逆；阴阳两虚，心神失养则见烦躁；阴虚不能上滋故见咽中干，不能养筋则脚挛急；阴寒犯胃，胃气上逆则见呕逆。总的病机为阴阳两虚，错综复杂之证。

【方剂组成】

甘草四两（炙），干姜二两。

【煎服法】

上二味，以水三升，煮取一升五合，去滓，分温再服。

【方剂解析】

方中甘草与干姜，一甘一辛，甘草用量大于干姜，则甘温之力大于辛散之功，主用于温阳，次用于散邪。甘草既能祛除肺中寒邪，又可坚长筋骨肌肉；干姜则以其辛温之力，化阳散寒降逆，同时除四肢拘急之痹及阳虚所致的肌肉挛缩。诸药合用，共奏温中复阳、解痉缓急之功效。

【名家诠释】

成无己《注解伤寒论》： 脉浮自汗出，小便数而恶寒者，阳气不足也；心烦、脚挛急者，阴气不足也。阴阳血气俱虚，则不可发汗，若与桂枝攻表，则又损伤阳气，故为误也。得之便厥，咽中干，烦躁吐逆者，先作甘草干姜汤，复其阳气，得厥愈足温，乃与芍药甘草汤，益其阴血，则脚胫得伸。阴阳虽复，其有胃燥谵语，少与调胃承气汤，微溏，以和胃气。重发汗为亡阳，加烧针则损阴。《内经》曰：荣气微者，加烧针则血不流行，重发汗复烧针，是阴阳之气大虚，四逆汤以复阴阳之气。

赵嗣真《伤寒论集注》：脉浮、虚也；汗自出微恶寒者，阳虚无以卫外也；小便数，为下焦虚寒不能制水也；心烦，为阴虚血少也；脚挛急，乃血为汗夺，筋无以润养也。此初得病便自表里俱虚，外无阳证，邪不在表，故不得与桂枝同法。设若误用桂枝攻表，重发其汗，是虚虚也，故得之便厥，咽干烦躁，吐逆。厥为亡阳，不能与阴相顺接，咽干为津液寡，烦躁、吐逆，为寒格而上也，故宜干姜以温里复阳，甘草、芍药益其汗夺之血，然后可以复阴阳不足之气，得脚伸后，或谵语者，由自汗小便数，胃家先自津液干少，又服干姜性躁之药，以致阴阳内结谵语，然非邪实大满，故但用调胃承气汤以调之，仍少与之也。以上用药次第，先热后寒，先补后泻，似逆而实顺，非仲景之妙，孰能至是哉。

程郊倩《伤寒论后条辨》：伤寒脉浮，自汗出，小便数，阳虚可知，纵有心烦之假热，而有微恶寒脚挛急之真寒以证之，即此时而温经散寒，当不嫌其暴也。反与桂枝汤欲攻其表，非误而何？里阴跟表阳而出，阴霾骤现矣，得之便厥者，真寒也；咽中干，烦躁者，阳浮而津竭，假热也；吐逆者，阴盛而上拒也……于是作甘草干姜汤，散寒温里，以回其阳，阳回则厥自愈，足自伸。其有脚未伸者，阴气未下行也，更作芍药甘草汤，从阳引至阴而脚伸。其谵语者，缘胃中不和而液燥，非胃中实热者比，仅以调胃承气汤少少与和之。若前此重有发汗烧针等误者，则亡阳之势已成，而阴邪将犯上无疑，直以四逆汤温之而已。

黄竹斋《伤寒杂病论会通》：顾尚之曰，桂枝附子汤证，误在不加附子，阳气以辛散而上越，故用甘草干姜以复之，阴气以辛温而内耗，故用芍药甘草汤以和之，阴耗而邪入阳明，则宜调胃；烧针以重亡其阳，则宜四逆。

二、辨证拾遗

【原文证候】

汗出，小便数，心烦，微恶寒，脚挛急，肢厥，咽中干，烦躁，吐逆。

【证候拾遗】

根据甘草干姜汤温中复阳的功效，结合《伤寒论》其他条文，以方测证，还应包括以下证候：

胸闷心悸，咳喘气短，动则尤甚，吐痰清稀，头晕神疲，声低懒言，面色㿠白，唇舌淡紫，脉沉弱或结代。

【辨证分析】

本证多因心阳虚弱，鼓动无力，而见心悸；肺气虚弱，呼吸功能减弱，失于宣降，则为咳喘气短；宗气亏虚，气滞胸中，则胸闷；肺气虚，动则耗气，加重气虚程度，故活动后诸症加剧；肺虚，不能输布津液，水液停聚为痰，则痰液清稀；阳虚脏腑功能活动减弱，则见头晕，神疲，声低懒言，面色㿠白。舌淡紫，脉弱或结或代，为心肺气虚之征。

【证候总录】

汗出，小便数，心烦，微恶寒，脚挛急，肢厥，咽中干，烦躁，吐逆，胸闷心悸，咳喘气短，动则尤甚，吐痰清稀，头晕神疲，声低懒言，面色㿠白，唇舌淡紫，脉沉弱或结代。

三、古方今用

甘草干姜汤除治疗中阳不足外，在现代还可应用于多种疾病，主要为以下几个方面。

1. 复发性口腔溃疡

金华市某医院使用加味甘草干姜汤治疗脾胃虚寒型复发性口腔溃疡患者72例，结果显示加味甘草干姜汤可以显著改善口腔溃疡症状及脾胃虚寒等病证，并且对于降低脾胃虚寒型复发性口腔溃疡复发率有显著效果，疗效显著。（出自《中华中医药学刊》）

2. 压力性尿失禁

贵州省某人民医院运用四逆散合甘草干姜汤经穴离子导入治疗压力性尿失禁女性患者34例，其中痊愈4例、有效24例、无效6例，总有效率为82.35%。（出自《临床医学》）

3. 膀胱过度活动症

江苏省某中医医院使用甘草干姜汤治疗膀胱过度活动症患者28例，其中治愈3例、显效19例、有效4例、无效2例，总有效率为92.86%。（出自《实用中医药杂志》）

4. 非卧床腹膜透析（CAPD）

河北医科大学某附属医院运用甘草干姜汤联合香砂六君丸治疗连续非卧床腹膜透析（CAPD）患者25例，其中治愈23例，缓解1例，无效1例，治疗

总有效率为 96%。(出自《时珍国医国药》)

第五节　桔梗汤证

一、原文赏析

【原文】
少阴病,二三日,咽痛者,可与甘草汤,不差,与桔梗汤。(311)

【原文释义】
本条论述了少阴客热咽痛的证治。二三日,为病之初起。咽痛,乃邪热客于咽喉所致。因病属初起,邪热不甚,病变较轻,故咽部仅见轻微红肿疼痛,一般无全身症状。治用一味生甘草清热解毒,缓急止痛。若服后咽痛仍在,是为邪热不去,咽喉不利,病情较甘草汤为重,故加桔梗开提肺气,以利咽喉。

【方剂组成】
桔梗一两,甘草二两。

【煎服法】
上二味,以水三升,煮取一升,去滓,温分再服。

【方剂解析】
桔梗汤在甘草汤基础上更加桔梗辛开苦泄,宣肺散结,利咽止痛。二药相伍,为治疗实热咽痛之基础方,适用于客热咽痛而病情轻浅者。桔梗还可宣肺化痰排脓,二药合用,还具有清热化痰排脓之效。

【名家诠释】
李时珍《本草纲目》:仲景治肺痈唾脓,用桔梗甘草,取其苦辛清肺,又能排脓血补内漏也。其治少阴证二三日咽痛,亦用桔梗甘草,取其苦辛散寒,甘平除热,合而用之,能调寒热也。后人易名甘桔汤,通治咽喉口舌诸痛,宋仁宗加荆芥、防风、连翘,遂名如圣汤极言其验也。案王好古《医垒元戎》载之颇详,云:失音加诃子,声不出加半夏,上气加陈皮,涎嗽加知母、贝母,咳渴加五味子,酒毒加葛根,少气加人参,呕加半夏、生姜,唾脓血加紫菀,肺痿加阿胶,胸膈不利加枳壳,心胸痞满加枳实,目赤加栀子、大黄,面肿加茯苓,肤痛加黄芪,发斑加防风、荆芥,疫毒加鼠粘子、大黄,不得眠加栀子。

陈亦人《〈伤寒论〉求是》:甘草汤与桔梗汤,后世名为甘桔汤,为治疗咽喉疾患的基础方，开肺利咽，与手太阴肺的关系最切，而不关少阴心肾。

吉益东洞：急迫而咽痛者，甘草汤主之，加肿及脓者，桔梗汤所治，不可混用也。

二、辨证拾遗

【原文证候】

咽喉疼痛。

【证候拾遗】

根据桔梗汤清热化痰排脓的功效，结合《伤寒论》其他条文，以方测证，还应包括以下证候：

咳嗽，咯黄稠痰而量多，胸闷，气喘息粗，甚则鼻翼扇动，或喉中痰鸣，烦躁不安，发热口渴，或咳吐脓血腥臭痰，胸痛，大便秘结，小便短黄，舌红，苔黄腻，脉滑数。

【辨证分析】

本方主因痰壅热蒸，肺失清肃，气逆上冲，故咳嗽，气喘息粗，甚则鼻翼扇动；痰热互结，随肺气上逆，故咳痰黄稠而量多，或喉中痰鸣；若痰热阻滞肺络，气滞血壅，肉腐血败，则见咳吐脓血腥臭痰；痰热内盛，壅塞肺气，则胸痛；里热炽盛，蒸达于外，故见发热；热扰心神，则烦躁不安；热灼津伤，则口渴，小便短黄，大便秘结。舌红，苔黄腻，脉滑数，为典型的痰热内盛之征。

【证候总录】

咽喉疼痛，咳嗽，咳黄稠痰而量多，胸闷，气喘息粗，甚则鼻翼扇动，或喉中痰鸣，烦躁不安，发热口渴，或咳吐脓血腥臭痰，胸痛，大便秘结，小便短黄，舌红苔黄腻，脉滑数。

三、古方今用

桔梗汤可用于治疗肺痈、肺痿之痰涎壅盛，辨证为风热郁肺证者。

肺痈

任某，饮食起居失宜，咳嗽吐痰，用化痰发散之剂，时仲夏，脉洪数无力，胸满面赤，吐痰腥臭，汗出不止。余曰，水泛为痰之证，而用前剂，是为重亡津液，得非肺痈乎。不信，仍服前药，翌日果吐脓，脉数，左寸右寸为甚。始信，用桔梗汤一剂，脉数顿止，再剂全止。面色顿白，仍以忧惶，余曰，此证面白脉清，不治自愈。又用前药一剂，佐以六味丸治之而愈。（《薛氏医案》）

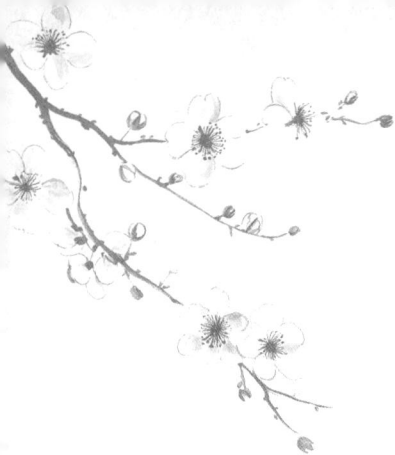

第十二章

苓桂术甘汤类

第一节　茯苓桂枝白术甘草汤证

一、原文赏析

【原文】

伤寒若吐，若下后，心下逆满，气上冲胸，起则头眩，脉沉紧，发汗则动经，身为振振摇者，茯苓桂枝白术甘草汤主之。（67）

【原文释义】

邪在太阳，治当汗解，而反用吐下之法，显为误治。误施吐下，损伤脾胃之阳，脾运失职，水饮内生，饮停心下，阻碍气机，则心下胀满；土虚不能制水，则水气上冲，故见心下逆满，气上冲胸；阳虚不能升清于上，清窍反被上冲之水气所蒙，故起则头眩。《金匮要略·水气病脉证并治》认为"脉得诸沉，当责有水"，脉沉主水，脉紧主寒，沉紧之脉，示本证为寒水为患。综合分析，是证乃是脾阳不足，水气上冲所致，故治当温阳健脾，利水降冲，方以茯苓桂枝白术甘草汤。

如此水寒之证，阳气已虚，若再误用发汗之法治疗，必致阳虚更甚，经脉失却温养，水气更加浸渍，必伤动经脉之气，而出现身体震颤动摇不能自持之症，是由脾虚而致肾阳不足，水气泛溢，非苓桂术甘汤所能治也。这提示本证的治疗当禁用汗法。

【方剂组成】

茯苓四两，桂枝三两（去皮），白术二两，甘草二两（炙）。

【煎服法】

上四味，以水六升，煮取三升，去滓，分温三服。

【方剂解析】

方中重用茯苓为君，借其甘淡，归脾、膀胱、心、肺诸经，能渗湿健脾，祛痰化饮，使水饮从小便而出。臣以桂枝，以其辛温，归心、脾、肺、膀胱经，温阳化气，布化津液，并平冲降逆，协君药以加强化饮利水之力；佐以白术，健脾燥湿，助运化以杜绝痰饮生成之源。合桂枝以温运中阳；协茯苓以健脾祛湿。佐使炙甘草补脾益气，合桂枝助化阳气，佐茯苓，制其渗利太过而伤津，兼和诸药。**诸药合用，共奏温阳健脾、利水降冲之功效。**

【名家诠释】

吴谦《医宗金鉴》：《灵枢》谓心包络之脉动则病胸胁支满者，谓痰饮积于心胞，其病则必若是也。目眩者，痰饮阻其胸中之阳，不能布津于上也。茯苓淡渗，遂饮出下窍，因利而去，故用以为君。桂枝通阳输水走皮毛，从汗而解，故以为臣。白术燥湿，佐茯苓消痰以除支满。甘草补中，佐桂枝建土以制水邪也。

成无己《注解伤寒论》：吐下后，里虚，气上逆者，心下逆满，气上冲胸；表虚阳不足，起则头眩；脉浮紧，为邪在表，当发汗；脉沉紧，为邪在里，则不可发汗，发汗则外动经络，损伤阳气，阳气外虚，则不能主持诸脉，身为振振摇也。与此汤以和经益阳。

尤在泾《伤寒贯珠集》：此伤寒邪解而饮发之证，饮停于中则满，逆于上则气上冲胸而头眩，入于经则身振振而动摇。《金匮》云：膈间支饮，其人喘满，心下痞坚，其脉沉紧。又云：心下有痰饮，胸胁支满，目眩。又云：其人振振身瞤剧，必有伏饮是也。发汗则动经者，无邪可发，而反动其经气，故与茯苓、白术以蠲饮气；桂、甘以生阳气，所谓病痰饮者，当以温药和之也。

二、辨证拾遗

【原文证候】

心下逆满，气上冲胸，头眩，脉沉紧。

【证候拾遗】

根据茯苓桂枝白术甘草汤温阳健脾、利水降冲的功效，结合《伤寒论》其他条文，以方测证，还应包括以下证候：

食少，腹胀，腹痛绵绵，喜温喜按，畏寒怕冷，四肢不温，面白少华或虚浮，口淡不渴，大便稀溏，甚至完谷不化，或肢体浮肿，小便短少，舌质淡胖或有齿痕，苔白滑。

【辨证分析】

本证多因脾阳虚衰，运化失权，而见食少腹胀，大便稀溏，甚至完谷不化；阳虚失运，寒从内生，寒凝气滞，故腹痛绵绵，喜温喜按。脾阳虚衰，水湿不化，泛溢肌肤，则为肢体浮肿，小便短少；脾阳虚衰，温煦失职，故畏寒怕冷，四肢不温；阳虚气血不荣，水气上泛，故面白少华或虚浮；脾阳虚衰，水液停聚则见口淡不渴。舌质淡胖、边有齿痕，苔白滑，为阳虚失运所致。

【证候总录】

心下逆满，气上冲胸，头眩，脉沉紧，食少，腹胀，腹痛绵绵，喜温喜按，畏寒怕冷，四肢不温，面白少华或虚浮，口淡不渴，大便稀溏，甚至完谷不化，或肢体浮肿，小便短少，或白带清稀量多，舌质淡胖或有齿痕，舌苔白滑，脉沉迟无力。

三、古方今用

茯苓桂枝白术甘草汤除治疗脾虚水停、水气上冲外，在现代还可应用于多种疾病，主要为以下几个方面。

1. 慢性阻塞性肺疾病

金乡县某医院使用苓桂术甘汤联合温阳通络法针灸治疗慢阻肺患者40例，其中临床治愈9例，显效20例，有效8例，无效3例，治疗总有效率为92.5%（37/40）。（出自《中外医疗》）

2. 慢性肾功能衰竭伴心衰

北京市某中西医结合医院使用苓桂术甘汤治疗慢性肾功能衰竭伴心衰患者32例，其中显效19例，有效12例，无效1例，治疗总有效率为96.88%（31/32）。（出自《内蒙古中医药》）

3. 室性早搏

上海市某医院运用苓桂术甘汤联合西药治疗阳虚水泛型室性早搏患者60例，其中显效30例，有效27例，无效3例，治疗总有效率为95%（57/60）。（出自《中国医学创新》）

4. 耳石症

西安市某医院运用苓桂术甘汤合泽泻汤治疗痰饮型耳石症复位后遗留头晕症状的患者36例，其中显效33例，有效2例，无效1例，总有效率为97.22%（35/36）。（出自《山东中医杂志》）

5．梅尼埃病

东莞市某医院采用加味苓桂术甘汤治疗梅尼埃病痰饮型眩晕患者 40 例，其中痊愈 18 例，显效 14 例，有效 6 例，无效 2 例，有效率达 95%（38/40）。（出自《光明中医》）

6．非酒精性脂肪肝

开封市某医院开展了苓桂术甘汤治疗非酒精性脂肪肝的研究，纳入的患者随机被分为两组，对照组采用多烯磷脂酰胆碱治疗，治疗组在多烯磷脂酰胆碱治疗的基础上加用苓桂术甘汤治疗，对照组总有效率为 73.81%，治疗组总有效率为 90.48%，治疗组疗效确切。（出自《河南中医》）

7．2 型糖尿病

福建省福州市某卫生院采用加味苓桂术甘汤联合二甲双胍治疗 2 型糖尿病伴肥胖患者 23 例，其中显效 10 例，有效 12 例，无效 1 例，总有效率为 95.65%（22/23）。（出自《实用中西医结合临床》）

第二节　茯苓桂枝甘草大枣汤证

一、原文赏析

【原文】

发汗后，其人脐下悸者，欲作奔豚，茯苓桂枝甘草大枣汤主之。（65）

【原文释义】

本条论述了心阳虚欲作奔豚的证治。正常情况下心阳下蛰于肾，使肾水温暖，且能蒸腾化气，水气上升，以调心火，则心火不亢，故为水火既济。今汗后见"脐下悸"是为过汗损伤心阳，致心火不能下蛰以暖肾，肾水无以蒸化而停于下，复因上虚而欲乘之，故见脐下筑筑然跳动而如奔豚之将作，故曰"欲作奔豚"。

【方剂组成】

茯苓半斤，桂枝四两（去皮），甘草二两（炙），大枣十五枚（擘）。

【煎服法】

上四味，以甘澜水一斗，先煮茯苓，减二升，内诸药，煮取三升，去滓，温服一升，日三服。

【方剂解析】

茯苓桂枝甘草大枣汤由桂枝甘草汤加大枣和大剂量茯苓组成。方中重用茯苓至半斤，为《伤寒论》群方之最，取其利小便、伐肾邪而宁心之功效，与桂枝相配，则通阳化气利水，使寒水之气从下而利，以防水邪上逆，而绝欲作奔豚之势；桂枝甘草相合，辛甘化阳以温通心阳。心阳一复，下蛰于肾，蒸腾化气，自无下焦寒水之患，且桂枝降逆平冲，可防奔豚于未然；大枣伍甘草，培土健脾以利于水气的运化。本方以甘澜水煎煮，前人有甘澜水"去其水性，以不助肾邪"之说。茯苓先煎，用量独重，意在加强利水排邪之力。**诸药合用，共奏温通心阳、化气利水之功效。**

【名家诠释】

成无己《伤寒论条辨》：汗者，心之液。发汗后脐下悸者，心气虚而肾气发动也。肾之积，名曰奔豚，发则从少腹上至心下，为肾气逆，欲上凌心。今脐下悸，为肾气发动，故云欲作奔豚。

汪苓友《伤寒论辨证广注》：发汗后者，即发汗过多之后也。脐下悸者，《条辨》云：肾乘心，汗后液虚，欲逆凌心而克之，故动惕见于脐下也。奔豚，《难经》云：肾之积名，发于少腹，上至心下，若豚状。此言奔豚，乃肾气发动，如欲作奔豚之状，非真脐下有积如豚也。《后条辨》云：肾气发动，水邪不安其位，急主之以茯苓桂枝甘草大枣汤，以益心气，伐肾邪，安中补土，水不得肆，而汗后之阳虚，可渐复矣。

柯韵伯《伤寒来苏集》：心下悸欲按者，心气虚；脐下悸者，肾水乘火而上克……豚为水畜，奔则昂首疾驰，酷肖水势上干之象。然水势尚在下焦，欲作奔豚，尚未发也，当先其时而治之。

二、辨证拾遗

【原文证候】

脐下悸，欲作奔豚。

【证候拾遗】

根据茯苓桂枝甘草大枣汤温通心阳、化气利水的功效，结合《伤寒论》其他条文，以方测证，还应包括以下证候：

心悸怔忡，心胸憋闷或痛，气短，自汗，畏冷肢凉，神疲乏力，面色㿠白，或面唇青紫，舌质紫暗，苔白滑，脉弱或结或代。

【辨证分析】

本证主因心阳虚衰，鼓动、温运无力，心动失常，故轻则见心悸，重则为怔忡；心阳虚弱，宗气衰少，胸阳不展，故心胸憋闷，气短；温运血行无力，心脉痹阻不通，则见心胸疼痛；阳虚而阴寒内生，温煦失职，故见畏冷肢凉；阳虚卫外不固，则可见自汗；温运乏力，血脉失充，寒凝而血行不畅，故见面色㿠白或面唇青紫。舌质紫暗，苔白滑，脉或结或代，为血行不畅而瘀滞之象。

【证候总录】

脐下悸，欲作奔豚，心悸怔忡，心胸憋闷或痛，气短，自汗，畏冷肢凉，神疲乏力，面色㿠白，或面唇青紫，舌质紫暗，苔白滑，脉弱或结或代。

三、古方今用

茯苓桂枝甘草大枣汤除治疗心阳不足、下焦寒饮欲逆外，在现代还可应用于多种疾病，主要为以下几个方面。

1. 奔豚病

姜某，男，39 岁，1988 年 1 月初诊。症状呈发作性，发作时首先少腹悸动不适，后自感气从少腹往上冲逆，至心胸则悸烦不安，胸满憋气，呼吸不利，头身汗出，每天发作 2~3 次。切脉沉弦无力，视其舌质淡而苔水滑，问其小便则称甚少，而又有排尿不尽感。辨证属水气下蓄，乘心脾虚而发为奔豚。当用茯苓桂枝甘草大枣汤，处方：茯苓 30 g，桂枝 12 g，大枣 12 枚，炙甘草 6 g。温服 2 剂，小便通畅而奔豚不作。更方用桂枝 10 g，炙甘草 6 g，以扶心阳，病遂获愈。（出自《新中医》）

2. 绝经综合征

绝经综合征患者，证属肾阳亏虚，脾阳不振，水湿内停，临床常表现为形寒肢冷、肢体浮肿、面色晦暗等症；水气上泛，自觉脐下跳动，状如奔豚；肾阳不足，膀胱气化无力，可见小便清长、夜尿增多。对于此类阳虚水泛型绝经综合征患者，治宜泻肾水而补心阳，方用茯苓桂枝甘草大枣汤通阳降逆利水。（出自《河南中医》）

第三节　茯苓甘草汤证

一、原文赏析

【原文】

伤寒汗出而渴者，五苓散主之；不渴者，茯苓甘草汤主之。（73）

【原文释义】

茯苓甘草汤证病机为胃阳不足，水停中焦，并不属于太阳蓄水证，依据口渴与否，辨水停于下或水停于中。外感表证经过发汗后，出现口渴，这是由于太阳经气受伤，膀胱气化不利，水蓄下焦，水津不能输布上承于口舌所致，根据病机还应伴有水蓄膀胱之主证小便不利，少腹满，治疗宜用五苓散。若太阳病发汗后，损伤胃中阳气，胃失腐熟之权，而致水停中焦，这时对水津的输布影响不大，故而口不渴，即使口渴也不严重，治疗当以茯苓甘草汤，重在温胃散水。

【方剂组成】

茯苓二两，桂枝二两（去皮），甘草一两（炙），生姜三两（切）。

【煎服法】

上四味，以水四升，煮取二升，去滓，分温三服。

【方剂解析】

本方由桂枝甘草汤加茯苓、生姜而成，或为桂枝汤去芍药、大枣加茯苓而成，为温阳健脾，化饮除湿之剂。方中茯苓淡渗利水，桂枝通阳化气，生姜温散胃中水饮，炙甘草和中补虚，**诸药合用，共奏温胃阳、散水饮之功效。**

【名家诠释】

吴谦《医宗金鉴》：此申上条或渴而不烦，或烦而不渴者，以别其治也。伤寒发汗后，脉浮数，汗出烦渴，小便不利者，五苓散主之，今唯曰汗出者，省文也。渴而不烦，是饮盛于热，故亦以五苓散主之，利水以化津也。若不烦且不渴者，是里无热也。唯脉浮数汗出，小便不利，是营卫不和也，故主以茯苓甘草和表以利水也。

张隐庵《伤寒论集注》：此释上文之义，而申明助脾调胃之不同也，夫汗出而渴者，乃津液不能上输，用五苓散以助脾；不渴者，津液犹能上达，但调和胃中可也，茯苓甘草汤主之，方中四味，主调中和胃而通利三焦。

陆渊雷《伤寒论今释》：此条以汗出而渴、不渴，辨五苓散、茯苓甘草汤之异，二方之证皆不具。然五苓散证承前二条而言，省文，从可知。茯苓甘草证，则必有阙文矣。厥阴篇云：伤寒厥而心下悸，宜先治水，当服茯苓甘草汤，却治其厥；不尔，水渍入胃，必作利也。据此，知茯苓甘草汤本是治水饮之方。

二、辨证拾遗

【原文证候】

伤寒汗出，口不渴。

【证候拾遗】

根据茯苓甘草汤温胃阳、散水饮的功效，结合《伤寒论》其他条文，以方测证，还应包括以下证候：

胃脘冷痛，绵绵不已，时发时止，喜温喜按，食后缓解，泛吐清水或夹有不消化食物，食少脘痞，倦怠乏力，畏寒肢冷，舌淡胖嫩，脉沉迟无力。

【辨证分析】

胃阳不足，虚寒内生，寒凝气机，故胃脘冷痛；性属虚寒，故其痛绵绵不已，时发时止，喜温喜按，食后病情缓解；受纳腐熟功能减退，水谷不化，胃气上逆，则食少脘痞，呕吐清水或夹不消化食物；阳虚气弱，全身失于温养，功能减退，则畏寒肢冷，体倦乏力，舌淡胖嫩，脉沉迟无力，为虚寒之象。

【证候总录】

伤寒汗出，口不渴，胃脘冷痛，绵绵不已，时发时止，喜温喜按，食后缓解，泛吐清水或夹有不消化食物，食少脘痞，倦怠乏力，畏寒肢冷，舌淡胖嫩，脉沉迟无力。

三、古方今用

茯苓甘草汤除治疗胃阳不足、水停中焦外，在现代还可应用于多种疾病，主要为以下几个方面。

1. 慢性阻塞性肺疾病

漯河市某医院应用加味茯苓甘草汤治疗慢性阻塞性肺疾病患者 64 例，其中治愈 38 例，好转 19 例，未愈 7 例，治疗总有效率为 89.06%（57/64）。（出自《吉林中医药》）

2. 肺动脉高压

郑州市某医院运用加味茯苓甘草汤联合米力农治疗慢性阻塞性肺疾病

（COPD）合并肺动脉高压患者 62 例，其中临床控制 7 例，显效 29 例，有效 18 例，无效 8 例，治疗总有效率为 87.10%（54/62）。（出自《中西医结合心脑血管病杂志》）

3. 顽固性便秘

长春市某医学院研究人员运用茯苓桂枝汤治疗顽固性便秘。患者 30 余年前因生活操劳、作息不规律引起便秘，自认为是正常现象未在意，之后形成了习惯性便秘，一般 5~7 天，长则 10 天以上 1 次。10 余年前因劳累、心情不畅出现双下肢浮肿、心悸，随劳动、活动量大小而加重或减轻，经省级医院确诊为冠心病。2 周前因过怒、过累、不欲进食，导致持续两周未大便，症见心悸加重，常觉气短，胸闷乏力，双腿沉重，行走困难，伴颜面发紧，双手胀痛，饮食减少，证属心脾两虚，治宜补益心脾，温阳化气。通过茯苓桂枝汤治疗后疗效明显，随访时未再复发。（出自《中国中医基础医学杂志》）

第四节　猪苓汤证

一、原文赏析

【原文】

若脉浮发热，渴欲饮水，小便不利者，猪苓汤主之。（223）

【原文释义】

第 223 条为论阳明热证误下后，邪热未除，且津液受伤，水气不利的证治。阳明病热盛于外则脉浮发热；津伤则渴欲饮水；水饮内停则小便不利。是时其热虽未除，但热已不盛，非白虎汤证邪热炽盛，充斥表里可比，故其热势不太甚，津伤也不太甚，只是渴欲饮水，而无白虎加人参汤证之大渴、烦渴或舌上干燥而烦，欲饮水数升等症。本证的病机是津伤有热，水气不利，其治疗以清热滋阴利水为法，方用猪苓汤。

【方剂组成】

猪苓一两（去皮），茯苓一两，泽泻一两，阿胶一两，滑石一两（碎）。

【煎服法】

上五味，以水四升，先煮四味，取二升，去滓，内阿胶烊消，温服七合，日三服。

【方剂解析】

方中猪苓利水渗湿，兼能清热，为君药。茯苓渗湿利水、泽泻利水益阴，助君药以加强利水之力，为臣药。滑石清热而利水通淋；阿胶滋阴补血而润燥，兼防利水伤阴，并能止血，为佐药。本方以渗利为主，兼施清热与育阴，利水不伤阴，滋阴不敛邪。**诸药合用，共奏利水渗湿、清热养阴之功效。**

【名家诠释】

吴崑《医方考》：伤寒少阴下利而主此方者，分其小便而下利自止也，伤寒渴欲饮水，小便不利，而主此方者，导其阳邪由溺而泄，则津液运化，而渴自愈也，又曰：猪苓质枯，轻清之象也，能渗上焦之湿；茯苓味甘，中宫之性也，能渗中焦之湿；泽泻味咸，润下之性也，能渗下焦之湿；滑石性寒，清肃之令也，能渗湿中之热，四物皆渗利，则又有下多亡阴之惧，故用阿胶佐之，以存津液于决渎尔。

柯韵伯《伤寒来苏集》：二苓不根不苗，成于太空元气，用以交合心肾，通虚无氤氲之气也。阿胶味厚，乃气血之属，是精不足者，补之以味也；泽泻气味轻清，能引水气上升；滑石体质重坠，能引火气下降，水升火降，得既济之理矣。且猪苓、阿胶，黑色通肾，理少阴之本。茯苓、滑石白色通肺，滋少阴之源。泽泻、阿胶咸先入肾，培少阴之体。二苓、滑石淡渗膀胱，利少阴之用……皆滋阴益气之品，是君火之下，阴精承之也。以此滋阴利水而升津，诸证自平矣。

方有执《伤寒论条辨》：下利固乃阴寒盛而水无制。六七日咳而呕渴，心烦不得眠者，水寒相搏，蓄积不行，内闷而不宁也。猪苓汤者，渗利以分清其水谷二道也，二道清则利无有不止者，利止，则呕渴心烦，不待治而自愈矣。

二、辨证拾遗

【原文证候】

脉浮发热，渴欲饮水，小便不利。

【证候拾遗】

根据猪苓汤利水渗湿、清热养阴的功效，结合《伤寒论》其他条文，以方测证，还应包括以下证候：

心烦不寐，或兼有咳嗽，呕恶，下利，热淋、血淋，小腹满痛，腹大胀满，或见青筋暴露，面色晦滞，唇紫，口燥咽干，时或鼻衄，牙龈出血，舌红绛少津，苔少或光剥，脉弦细数。

【辨证分析】

本证主因津液不布，水液内停所致。阴虚热扰，故心烦不寐。水气上逆于肺则为咳嗽；中停于胃则为呕恶；渗于肠间则为下利；气化受阻，热伤血络，则热淋、血淋，小腹满痛；水液停于腹部，则腹大胀满，或见青筋暴露；阴亏失润，损伤血络，则口燥咽干，时或鼻衄，牙龈出血；水液阻滞经络，血行不畅，则面色晦滞，唇紫；阴虚，水液停聚，则见舌红绛少津，苔少或光剥，脉弦细数。

【证候总录】

脉浮发热，渴欲饮水，小便不利，心烦不寐，或兼有咳嗽，呕恶，下利，热淋、血淋，小腹满痛，腹大胀满，或见青筋暴露，面色晦滞，唇紫，口燥咽干，心烦失眠，时或鼻衄，牙龈出血，小便短少，舌红绛少津，苔少或光剥，脉弦细数。

三、古方今用

猪苓汤除治疗阴伤有热、水气不利外，在现代还可应用于多种疾病，主要为以下几个方面。

1. 慢性心力衰竭

福州市某医院使用猪苓汤联合参附汤加减治疗阴阳两虚型慢性心力衰竭患者 31 例，其中显效 15 例，有效 11 例，无效 5 例，治疗总有效率为 83.87%（26/31）。（出自《海峡药学》）

2. 肝硬化腹水

温州市某医院采用猪苓汤加减联合西药治疗乙型病毒性肝炎肝硬化腹水患者 52 例，其中痊愈 22 例，显效 19 例，有效 6 例，无效 5 例，有效率达 90.38%（47/52）。（出自《新中医》）

3. 肾病综合征

江西省某医院使用补阳还五汤合猪苓汤治疗肾病综合征患者 35 例，其中完全缓解 11 例，显著缓解 14 例，部分缓解 5 例，无效 5 例，有效率达 85.71%（30/35），结果表明，相较于单纯西医治疗，使用补阳还五汤合猪苓汤治疗肾病综合征的疗效更好，可减轻激素不良反应，改善患者症状。（出自《实用中西医结合临床》）

4. 膝关节退变性滑膜炎

福建省某医院采用加味猪苓汤治疗阴虚湿热型膝关节退变性滑膜炎患者 33 例，其中显效 18 例，有效 12 例，无效 3 例，总有效率 90.90%（30/33），结果显示采用加味猪苓汤治疗阴虚湿热型膝关节退变性滑膜炎可以有效促进膝关节积液的吸收，缓解膝关节肿胀和疼痛，改善膝关节功能。（出自《风湿病与关节炎》）

第五节　五苓散证

一、原文赏析

【原文】

中风发热，六七日不解而烦，有表里证，渴欲饮水，水入则吐者，名曰水逆，五苓散主之。（74）

【原文释义】

本条论述了蓄水证的病因病机，并且补充了蓄水重证的表现。"太阳中风，六七日不解而烦"，指出太阳表证虽经六七日，然病证不解反而新增一"烦"象。其"烦"既可指心烦一症，也可理解为外有表邪，里有蓄水，经腑同病，诸证不除。至于蓄水重证，此时人体不仅水蓄膀胱，气化不利，津不上承，从而表现出小便不利，口渴欲饮的症状；而且由于水邪会自下向上逆于胃，导致胃失和降，使所饮之水，随入随吐，仲景称之为"水逆"，是蓄水重证的一种表现。

【方剂组成】

猪苓十八铢（去皮），泽泻一两六铢，白术十八铢，茯苓十八铢，桂枝半两（去皮）。

【煎服法】

上五味，捣为散，以白饮和服方寸匕，日三服。多饮暖水，汗出愈。如法将息。

【方剂解析】

方中重用泽泻，其直达肾与膀胱，能利水祛湿，兼能清热，为君药。茯苓、猪苓淡渗利水，以增强泽泻利水去湿之力，合而为臣。白术健脾燥湿，促进运化，既可化水为津，又可输津四布；更用桂枝温通阳气，内助膀胱气化，协渗利药以布津行水，又外散太阳经未净之邪，共为佐药。**诸药合用，共奏利水渗湿、温阳化气之功效。**

尤在泾《伤寒贯珠集》：伤寒之邪，有离太阳之经而入阳明之腑者，有离太阳之标，而入太阳之本者。发汗后，汗出胃干，烦躁饮水者，病去表而之里，为阳明腑热证也。脉浮，小便不利，微热消渴者，病去标而之本，为膀胱腑热证也。在阳明者，热能消水，与水即所以和胃。在膀胱者，水与热结，利水即所以去热。多服暖水汗出者，以其脉浮而身有微热，故以此兼撤其表，昔人谓五苓散为表里两解之剂，非以此耶。

成无己《伤寒明理论》：五苓之中，茯苓为主，故曰五苓散。茯苓味甘平，猪苓味甘平，甘虽甘也，终归甘淡，《内经》曰：淡味渗泄为阳。利大便曰攻下，利小便曰渗泄，水饮内蓄，须当渗泄之，必以甘淡为主，是以茯苓为君，猪苓为臣。白术味甘温，脾恶湿，水饮内蓄，则脾气不治，益脾胜湿，必以甘为助，故以白术为佐。泽泻味咸寒。《内经》曰：咸味下泄为阴。泄饮导溺，必以咸为助，故以泽泻为使。桂枝味辛热，肾恶燥，水蓄不行，则肾气燥。《内经》曰，肾恶燥，急食辛以润之。散湿润燥，可以桂枝为使。多饮暖水，令汗出愈者，以辛散水气外泄，是以汗润而解也。

吴谦《医宗金鉴》：中风发热，六七日不解而烦者，是有表证也。渴欲饮水，水入则吐者，是有里证也。若渴欲饮水，水入即消，如前条之胃干，少少与饮，令胃和则愈，今渴欲饮水，水入不消，上逆而吐，故名曰水逆。原其所以吐之之由，则因邪热入里，与饮相搏，三焦失其蒸化，而不能通调水道，下输膀胱，以致饮热相格于上，水无去路于下，故水入则吐，小便必不利也。宜五苓散辛甘淡渗之品，外解内利。多服暖水，令其汗出尿通，则表里两解矣。

二、辨证拾遗

【原文证候】

小便不利，小腹胀满，渴欲饮水，饮后欲吐，恶寒发热。

【证候拾遗】

根据五苓散利水渗湿、温阳化气的功效，结合《伤寒论》其他条文，以方测证，还应包括以下证候：

胃中有振水声，呕吐清水痰涎，口淡不渴，眩晕，舌淡，苔白滑，脉沉弦。

【辨证分析】

本证主因痰饮停留中焦，气机阻滞，胃失和降，饮邪留积胃腑，则胃中有振水声；饮停于胃，胃气上逆，水饮随胃气上泛，则呕吐清水痰涎；饮邪内阻，清阳不升，则眩晕；饮为阴邪，津液未伤，则口淡不渴。舌淡，苔白滑，脉沉弦为痰饮内停之象。

【证候总录】

小便不利，小腹胀满，渴欲饮水，饮后欲吐，恶寒发热，胃中有振水声，呕吐清水痰涎，口淡不渴，眩晕，舌淡，苔白滑，脉沉弦。

三、古方今用

五苓散除治疗水蓄膀胱、气化不利外，在现代还可应用于多种疾病，主要为以下几个方面。

1. 慢性阻塞性肺疾病

广东省某中医院使用真武汤合五苓散治疗阳虚水泛型慢性阻塞性肺疾病（COPD）患者 28 例，其中临床治愈 16 例，显效 8 例，有效 3 例，无效 1 例，治疗总有效率为 96.43%（27/28）。（出自《中国民间疗法》）

2. 心力衰竭

湖南省某医院运用五苓散治疗 33 例心力衰竭患者，其中显效 16 例，有效 16 例，无效 1 例，总有效率为 96.97%（32/33）。（出自《临床合理用药杂志》）

3. 糖尿病肾病

山东省某医院采取五苓散加减与西药联合治疗老年糖尿病肾病患者 57 例，其中显效 47 例，有效 8 例，无效 2 例，总有效率为 96.49%（55/57）。（出自《中国医学创新》）

4. 肝硬化腹水

河南省某医院用五苓散加减辅助治疗乙型肝炎肝硬化腹水患者 43 例，显效 23 例，好转 18 例，无效 2 例，有效率达 95.35%（41/43）。（出自《实用中医药杂志》）

5. 膝关节骨性关节炎

重庆市某医院应用五苓散加减治疗膝关节骨性关节炎阳虚寒湿型患者 43 例，临床治愈 7 例，显效 15 例，有效 18 例，无效 3 例，总有效率 93.02%（40/43）。（出自《实用中医药杂志》）

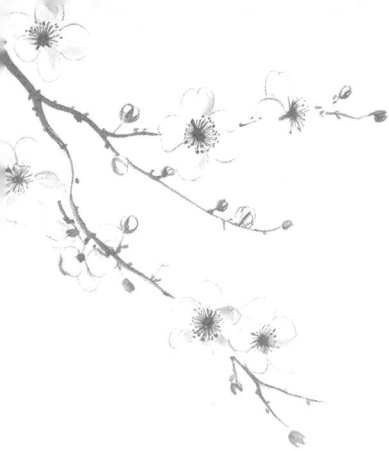

第十三章

黄连黄芩汤类

第一节　黄连汤证

一、原文赏析

【原文】

伤寒胸中有热，胃中有邪气，腹中痛，欲呕吐者，黄连汤主之。（173）

【原文释义】

本条论述了上热下寒，腹痛欲呕吐的证治。"胸中"与"胃中"，乃指上下部位而言。热邪偏于上，包括胃脘、上至胸膈，故称"胸中有热"。"胃中有邪气"，即指腹中有寒邪。胃与胸相对，部位偏于下。胸胃有热而气逆，所以欲呕吐；腹中有寒邪而气滞，所以腹中痛。腹中痛与欲呕吐同见，是热在上而寒在下的标志。因热与寒分居于上下胸腹，而未痞结于中，故无心下痞满。本证热者自热，寒者自寒，寒热上下，格柜不交，治以黄连汤清上温下，和胃降逆。

【方剂组成】

黄连三两，甘草三两（炙），干姜三两，桂枝三两（去皮），人参二两，半夏半升（洗），大枣十二枚（擘）。

【煎服法】

上七味，以水一斗，煮取六升，去滓，温服，昼三夜二。

【方剂解析】

黄连汤由半夏泻心汤去黄芩加桂枝而成。方中黄连苦寒，清在上之热，干姜辛热，温在下之寒，二药相伍，辛开苦降为主药；桂枝辛温散寒，宣通上下之阳气；炙甘草、人参、大枣甘温益气和中，恢复中焦升降之职；半夏降逆，和胃止呕。诸药合用，共奏清上温下、和胃降逆之功效。

【名家诠释】

成无己《注解伤寒论》：此伤寒邪气传里，而为下寒上热也。胃中有邪气，使阴阳不交，阴不得升，而独治于下，为下寒腹中痛；阳不得降而独治于上，为胸中热，欲呕吐。与黄连汤，升降阴阳之气。

柯韵伯《伤寒来苏集》：今胃中寒邪阻隔，胸中之热不得降，故上炎作呕；胃脘之阳不外散，故腹中痛也。热不在表，故不发热；寒不在表，故不恶寒。胸中为里之表，腹中为里之里，此病在焦府之半表里，非形躯之半表里也。

吴谦《医宗金鉴》：伤寒未解欲呕吐者，胸中有热邪上逆也；腹中痛者，胃中有寒邪内攻也。此热邪在胸，寒邪在胃，阴阳之气不和，失其升降之常，故用黄连汤，寒温互用，甘苦并施，以调理阴阳而和解也。

二、辨证拾遗

【原文证候】

上热下寒，腹中痛，欲呕吐。

【证候拾遗】

根据黄连汤清上温下、和胃降逆的功效，结合《伤寒论》其他条文，以方测证，还应包括以下证候：

头痛，目赤，咽干，咽痛，口渴，大便秘结，舌红，苔薄黄，脉弦。

【辨证分析】

本证多因胃中寒热不和，壅塞胃气，阻滞不通所致，中焦阴寒内蕴，郁而化热，或复感风热阳邪，上攻头咽胸膈，热灼头目，则头痛、目赤；热盛伤津，则咽干、咽痛；热盛伤津，则大便秘结，口渴，舌红苔薄黄，脉弦为寒热夹杂之征。

【证候总录】

上热下寒，腹中痛，欲呕吐，头痛，目赤，咽干，咽痛，口渴，大便秘结，舌红，苔薄黄，脉弦。

三、古方今用

黄连汤除治疗上热下寒、升降失调外，在现代还可应用于多种疾病，主要为以下几个方面。

1. 幽门螺杆菌感染

福建省某医院治疗幽门螺杆菌感染患者60例，对照组应用抗幽门螺杆菌感染三联补救方案治疗，治疗组在三联方案基础上再加黄连汤治疗，结果显

示对照组总有效率为93.33%，治疗组总有效率为73.33%，治疗组疗效确切。（出自《福建医药杂志》）

2. 反流性食管炎

四川省某医院曾运用加减黄连汤联合泮托拉唑肠溶胶囊治疗反流性食管炎患者43例，对照组应用泮托拉唑肠溶胶囊治疗，治疗组采用加减黄连汤联合泮托拉唑肠溶胶囊治疗，经过治疗后，治疗组患者中痊愈18例，显效13例，有效10例，无效2例，总有效率为95.35%，疗效确切。（出自《实用中医药杂志》）

3. 复发性阿弗他溃疡

山西省某医院曾运用经方黄连汤加减治疗寒热错杂型复发性阿弗他溃疡患者30例，取得了很好的疗效，经过治疗后，痊愈20例，显效7例，有效2例，无效1例，总有效率为96.67%，疗效确切。（出自《中国中医药现代远程教育》）

4. 失眠

佛冈县某医院运用加味黄连汤结合针灸治疗中老年女性失眠患者25例，其中痊愈9例，显效8例，有效5例，无效3例，总有效率为88%。（出自《中医临床研究》）

第二节　黄连阿胶汤证

一、原文赏析

【原文】

少阴病，得之二三日以上，心中烦，不得卧，黄连阿胶汤主之。（303）

【原文释义】

本条论述了少阴病阴虚火旺不寐的证治。少阴属心肾，心属火，肾属水。肾水亏虚、不能济于心，心火独亢于上则心中烦、不得卧。临床伴见口干咽燥，舌红少苔，脉沉细数等阴虚火旺的症状。本证心火独亢，肾水亏虚，治应泻心火、滋肾阴、交通心肾。

【方剂组成】

黄连四两，黄芩二两，芍药二两，鸡子黄二枚，阿胶三两。

【煎服法】

上五味，以水六升，先煮三物，取二升，去滓，内胶烊尽，小冷，内鸡子黄，搅令相得，温服七合，日三服。

【方剂解析】

方中黄连味苦性寒，直折心火；阿胶甘平，滋阴润燥，二药配伍，滋阴补肾，清心降火，共为君药。白芍酸寒，养血敛阴，配黄连则泻火而不伤阴，敛阴而不碍邪；阿胶则益水之力更强；黄芩清热泻火，合黄连则清火之功益著，同为臣药；佐以鸡子黄，养心安中，与阿胶配伍以增强滋阴养血之力。诸药相合，使阴复火降，心肾相交则心烦自除，夜寐自酣。本方苦寒与咸寒并用，降火与滋阴兼施，邪正兼顾，为泻火滋水，交通心肾之要剂。**诸药合用，共奏滋阴泻火、交通心肾之功效。**

【名家诠释】

尤在泾《伤寒贯珠集》：少阴之热，有从阳经传来者，亦有自受寒邪，久而变热者，日二三日以上，谓自二三日至五六日，或八九日，寒极而变热也。至于心中烦不得卧，则热气内动，尽入血中，而诸阴蒙其害矣。盖阳经之寒变，则热归于气，或入于血，阴经之寒变，则热归于血，而不归于气，此余历试之验也。

陈修园《伤寒论浅注》：少阴病，得之二三日以上，由二日以及三日，各随三阳主气之期，以助上焦君火之热化也。下焦水阴之气，不能上交于君火，故心中烦，上焦君火之气不能下入于水阴，故不得卧，法宜壮水之主以制阳光，以黄连阿胶汤主之。

周禹载《伤寒论三注》：气并阴则寐，故少阴多寐，今反不得卧，明是热邪入里劫阴，故使心烦，遂不得卧也，二三日以上，该以后之日而言之也。

程扶生《伤寒论注》：二三日邪未应传少阴，乃无呕利厥逆诸证，而心烦不得卧，是阳热内烦，真阴为邪热煎熬也，以解热滋阴为主治，与芩连之苦以除热，鸡子黄阿胶之甘以生血，芍药之酸收阴气而泄邪热。

喻嘉言《尚论篇》：心烦不得卧而无躁证，则与真阳发动迥别，盖真阳发动，必先阴气四布，为呕，为下利，为四逆，乃至烦而且躁，魄汗不止耳。今但心烦不卧，而无呕利、四逆等证，是其烦为阳烦，乃真阴为邪热所煎熬，如日中纤云，顷刻消散，安能霾蔽青天也哉，故以解热生阴为主治，始克有济，少缓则无及矣。

二、辨证拾遗

【原文证候】

心中烦，不得卧。

【证候拾遗】

根据黄连阿胶汤滋阴泻火、交通心肾的功效，结合《伤寒论》其他条文，以方测证，还应包括以下证候：

惊悸健忘，头晕，耳鸣，腰膝酸软，梦遗，口咽干燥，五心烦热，潮热盗汗，舌红少津，脉细数。

【辨证分析】

本证主因肾阴亏损，水不济火，不能上养心阴，心火偏亢，扰动心神，则见惊悸；肾阴亏虚，骨髓失充，脑髓失养，则头晕，耳鸣，健忘；腰膝失养，则腰膝酸软；虚火内炽，相火妄动，扰动精室，则梦遗；阴虚阳亢，虚热内生，则口咽干燥，五心烦热，潮热盗汗。舌红少津，脉细数，为肝阳亢盛，肝肾阴亏之征。

【证候总录】

心中烦，不得卧，惊悸健忘，头晕，耳鸣，腰膝酸软，梦遗，口咽干燥，五心烦热，潮热盗汗，舌红少津，脉细数。

三、古方今用

黄连阿胶汤除治疗阴虚火旺、心肾不交外，在现代还可应用于多种疾病，主要为以下几个方面。

1. 心血管神经症

连江县某中医院曾使用大剂量比索洛尔联合黄连阿胶汤加减和电针治疗阴虚火旺型心血管神经症患者40例，治疗效果突出、安全可靠，联合黄连阿胶汤加减和电针治疗能够更好地改善临床不适症状及焦虑、抑郁，降低炎症因子、同型半胱氨酸，升高脂联素水平，有效提高临床效果，减少疾病复发。（出自《中外医学研究》）

2. 更年期综合征

南京市某医院运用经方黄连阿胶汤加味治疗40例女性更年期综合征患者，其中显效33例、有效6例、无效1例，总有效率为97.5%（39/40）。（出自《内蒙古中医药》）

3.2 型糖尿病

北京中医医院使用黄连阿胶汤治疗阴虚热盛型 2 型糖尿病患者 60 例，其中显效 25 例，有效 30 例，无效 5 例，有效率达 91.67%（55/60）。（出自《四川中医》）

4. 功能失调性子宫出血

杭州市某医院应用黄连阿胶汤加味联合米非司酮治疗心肾不交型围绝经期功能失调性子宫出血患者 59 例，经过治疗后，痊愈 32 例，显效 19 例，有效 4 例，无效 4 例，总有效率 93.22%（55/59），治疗组治疗疗效显著高于对照组，能够有效抑制患者性激素分泌，提高免疫功能，疗效确切。（出自《新中医》）

第三节　黄芩汤

一、原文赏析

【原文】

太阳与少阳合病，自下利者，与黄芩汤；若呕者，黄芩加半夏生姜汤主之。（172）

【原文释义】

本条为辨太少合病下利或呕的证治。合病，属两经或三经之病合而俱见之义。但本条所谓"太阳与少阳合病"，却并无太阳之证，方无太阳之药，是有合病之名，而无合病之实，乃因疾病重心偏于少阳也。少阳邪热内迫阳明，以致胃肠功能失职，而见下利或呕吐，故云合病。再以方测证，当有发热，口苦，小便短赤，大便利而不爽，并有热臭气，腹痛，脉弦数等症。总的病机是少阳邪热内迫阳明，胃肠功能失职。

【方剂组成】

黄芩三两，芍药二两，甘草二两（炙），大枣十二枚（擘）。

【煎服法】

上四味，以水一斗，煮取三升，去滓，温服一升，日再，夜一服。

【方剂解析】

黄芩汤为治里热下利之祖方。方用黄芩苦寒，清泻里热，治肠澼下利；芍药酸寒坚阴，而止下利，缓急止痛；甘草、大枣，益气和中，调补正气。**诸药**

合用，共奏清热止利之功效。

【名家诠释】

柯韵伯《伤寒来苏集》：两阳合病，阳盛阴虚，阳气下陷入阴中，故自下利。太阳与阳明合病，是邪初入阳明之里，与葛根汤辛甘发散，以从阳也。又"下者举之"之法，太阳与少阳合病，是邪已入少阳之里，与黄芩汤酸苦涌泄，以为阴也，又通因通用之法。

汪苓友《伤寒论辨证广注》：太少合病而至自利，则在表之寒邪悉郁而为里热矣，里热不实，故与黄芩汤以清热益阴，使里热清而阴气得复，斯在表之阳热自解矣。所以此条病，若太阳桂枝在所当禁，并少阳柴胡亦不许用也。

钱天来《伤寒溯源集》：当用黄芩撤其热，而以芍药敛其阴，甘草、大枣，和中而缓其津液之下奔也。若呕者，是邪不下走而上逆，邪在胃口，胸中气逆而为呕也，故加半夏之辛滑，生姜之辛散，为蠲饮治呕之专剂也。

二、辨证拾遗

【原文证候】

太阳少阳合病，下利。

【证候拾遗】

根据黄芩汤清热止利的功效，结合《伤寒论》其他条文，以方测证，还应包括以下证候：

身热口渴，腹痛腹胀，小便短黄，舌质红，苔黄腻，脉滑数。

【辨证分析】

本证主因湿热之邪侵犯肠道，阻碍气机，气滞不通，则腹痛腹胀；湿热蒸达于外，则身热；热邪伤津，泻下耗液，则口渴，小便短黄。舌质红，苔黄腻，脉滑数，均为湿热内蕴之象。

【证候总录】

太阳少阳合病，下利，身热口渴，腹痛腹胀，小便短黄，舌质红，苔黄腻，脉滑数。

三、古方今用

黄芩汤除治疗少阳邪热内迫阳明、胃肠功能失职外，在现代还可应用于多种疾病，主要为以下几个方面。

1. 原发性肝癌

浙江省某医院应用黄芩汤加减辅助肝动脉化疗栓塞术（TACE）治疗原发性肝癌患者 30 例，结果显示对照组总有效率为 36.67%，治疗组总有效率为 63.33%，治疗组疗效确切。（出自《新中医》）

2. 胃溃疡合并胃出血

首都医科大学附属北京朝阳医院怀柔医院运用加味黄芩汤辅助治疗胃溃疡合并胃出血患者 52 例，其中痊愈 23 例，显效 19 例，有效 8 例，无效 2 例，总有效率为 96.15%。（出自《中外医学研究》）

3. 溃疡性结肠炎

崇仁县某医院在美沙拉秦肠溶片治疗基础上采用黄芩汤加减联合针刺治疗活动期溃疡性结肠炎湿热蕴结证患者 55 例，结果显示此联合治疗可提高治疗总有效率，降低中医证候积分，改善氧化应激指标水平，效果优于单纯美沙拉秦肠溶片治疗。（出自《中国民康医学》）

4. 2 型糖尿病

安康市某医院运用黄芩汤联合二甲双胍治疗 2 型糖尿病患者 40 例，结果显示该治疗方式能改善血糖指标及肠道菌群构成情况，且不良反应总发生率降低，其中显效 14 例，有效 23 例，无效 3 例，总有效率为 92.5%。（出自《临床医学研究与实践》）

第四节　黄芩加半夏生姜汤证

一、原文赏析

【原文】

太阳与少阳合病，自下利者，与黄芩汤；若呕者，黄芩加半夏生姜汤主之。（172）

【原文释义】

本条句首所言太少合病，是指邪之来路和病之初始阶段，可能有太阳病之症；同时也可能有少阳病之症。据理推论，当以少阳受邪为主。但证情转而即以下利或呕作为主证，乃少阳邪热逆阻于胃肠所致。本条述证简略，少阳邪热下迫于肠，疏泄不利，故下利。若少阳邪热上逆于胃，胃失和降，则见呕吐，以黄芩加半夏生姜汤清热止利，和胃降逆。

【方剂组成】

黄芩三两，芍药二两，甘草二两（炙），大枣十二枚（擘），半夏半升（洗），生姜一两半，一方三两（切）。

【煎服法】

上六味，以水一斗，煮取三升，去滓，温服一升，日再，夜一服。

【方剂解析】

方用黄芩苦寒，清泻里热，治肠澼下利；芍药酸寒坚阴，而止下利，缓急止痛；甘草、大枣，益气和中，调补正气。在黄芩汤证基础上，胃气上逆而呕者，加生姜、半夏，以和胃降逆止呕。**诸药合用，共奏清热止利、和胃降逆止呕之功效。**

【名家诠释】

成无己《注解伤寒论》：太阳阳明合病，自下利为在表，当与葛根汤发汗；阳明少阳合病，自下利，为在里，可与承气汤下之；此太阳少阳合病，自下利，为在半表半里，非汗下所宜，故与黄芩汤，以和解半表半里之邪。呕者，胃气逆也，故加半夏生姜以散逆气。

尤在泾《伤寒贯珠集》：少阳居表里之间，视阳明为较深，其热气尤易内侵。是以太阳与少阳合病，亦自下利，而治法则不同矣。太阳阳明合病者，其邪近外，驱之使从外出为易。太阳少阳合病者，其邪近里，治之使从里和为易。故彼用葛根，而此与黄芩也。夫热气内淫，黄芩之苦，可以清之。肠胃得热而不固，芍药之酸，甘草之甘，可以固之。若呕者，热上逆也，故加半夏、生姜，以散逆气。而黄芩之清里，亦法所不易矣。

二、辨证拾遗

【原文证候】

太阳少阳合病，下利，呕。

【证候拾遗】

根据黄芩加半夏生姜汤清热止利、和胃降逆止呕的功效，结合《伤寒论》其他条文，以方测证，还应包括以下证候：

脘腹胀闷，纳呆，口中黏腻，渴不多饮，便溏不爽，小便短黄，肢体困重，或身热不扬，汗出热不解，或见面目发黄色鲜明，舌质红，苔黄腻，脉濡数或滑数。

【辨证分析】

本证主因湿热阻滞中焦，纳运失健，升降失常，气机阻滞，故见脘腹胀闷，纳呆；湿热蕴脾，上蒸于口，则口中黏腻，渴不多饮；湿热下注，阻碍气机，大肠传导失司，则便溏不爽；湿热交结，热蒸于内，湿泛肌肤，阻碍经气，气化不利，则为肢体困重，小便短黄；湿遏热伏，郁蒸于内，故身热不扬；湿热之邪，黏滞缠绵，故汗出热不解；湿热蕴结脾胃，熏蒸肝胆，疏泄失权，胆汁不循常道而泛溢肌肤，则见面目发黄色鲜明。舌质红，苔黄腻，脉濡数或滑数，均为湿热内蕴之征。

【证候总录】

太阳少阳合病，下利，呕，脘腹胀闷，纳呆，口中黏腻，渴不多饮，便溏不爽，小便短黄，肢体困重，或身热不扬，汗出热不解，或见面目发黄色鲜明，舌质红，苔黄腻，脉濡数或滑数。

三、古方今用

黄芩加半夏生姜汤除治疗少阳邪热内迫阳明、胃肠功能失职外，在现代还可应用于多种疾病，主要为以下几个方面。

1. 急慢性胆囊炎

河南省某医院曾采用黄芩加半夏生姜汤加味治疗急慢性胆囊炎患者 53 例，经过治疗后，显效 31 例，有效 17 例，无效 5 例，总有效率为 90.6%。（出自《北方药学》）

2. 原发性胆汁反流性胃炎

洛阳市某医院曾采用四逆散合黄芩加半夏生姜汤加减治疗原发性胆汁反流性胃炎患者 30 例，结果显示采用四逆散合黄芩加半夏生姜汤加减治疗可明显改善患者的临床症状，缓解患者的焦虑及抑郁状态，降低复发率，其中痊愈 7 例，显效 6 例，有效 14 例，无效 3 例，总有效率 90%，疗效确切。（出自《河南中医》）

第五节　白头翁汤证

一、原文赏析

【原文】

热利下重者，白头翁汤主之。（371）

【原文释义】

此条所论厥阴热利，乃肝经湿热毒邪下迫，壅滞于肠道所致。热毒下迫，故见里急，湿邪黏滞，阻遏气机，故又见下重难通；湿热腐破血络，必见大便脓血。毒热伤津，且湿热蕴结，津液不化，故见渴欲饮水；湿热壅滞，气血壅遏，腹痛之证自在言外。此外舌红、苔黄腻、脉滑数等湿热内盛之象也应见到，治用白头翁汤清热解毒、凉血止痢。

【方剂组成】

白头翁二两，黄柏三两，黄连三两，秦皮三两。

【煎服法】

上四味，以水七升，煮取二升，去滓，温服一升，不愈，更服一升。

【方剂解析】

方中用苦寒而专入大肠经之白头翁，清热解毒，凉血治痢，尤善清胃肠湿热和血分热毒，是治疗热毒血痢之要药，为君药；黄连苦寒，泻火解毒，燥湿厚肠，亦为治痢之主药；黄柏，清热燥湿，共助君药清热解毒治痢，为臣药。秦皮苦涩而寒，入大肠经，一药两用，既助君臣清热燥湿，又能收涩止痢，为佐药。本方集苦寒清热解毒药于一方，清解中兼以凉血、收涩。**诸药合用，共奏清热解毒、凉血止痢之功效。**

【名家诠释】

成无己《注解伤寒论》：利则津液少，热则伤气，气虚下利，致后重也。与白头翁汤，散热厚肠。

柯韵伯《伤寒来苏集》：暴注下迫属于热。热利下重，乃湿热之秽气郁遏广肠，故魄门重滞而难出也。下利属胃寒者多，此欲饮水，其内热可知。

程郊倩《伤寒论后条辨》：下重者，厥阴经邪热下入于大肠之间，肝性急速，邪热盛则气滞壅塞，其恶浊之物急欲出而不得，故下重也。

张锡纯《医学衷中参西录》：白头翁一名独摇草……此物生冈阜之阴而性凉，原禀有阴性，而感初春少阳之气即突然发生，正与肝为厥阴，而具有升发之气者同也。为其与肝为同气，故能升达肝气，清散肝火，不使肝气夹热下迫以成下重也。且其头生白茸，叶上亦微有白毛，原兼禀西方之金气，故又善镇肝而不使肝木过于横恣也。至于又加连、柏、秦皮为之佐使，陈氏论中已详言其义，无庸愚之赘语也。

汪昂《医方集解》：此足阳明、少阴、厥阴药也。白头翁苦寒，能入阳明血分，而凉血止澼；秦皮苦寒性涩，能凉肝益肾而固下焦；黄连凉心清肝，黄柏泻火补水，并能燥湿止痢而厚肠，取其寒能胜热，苦能坚肾，涩能断下也……徐忠可曰：此主热利下重，乃热伤气，气下陷而重也，陷下则阴伤，阴伤则血热，虽后重而不用调气之药，病不在气耳。

二、辨证拾遗

【原文证候】

热痢下重。

【证候拾遗】

根据白头翁汤清热解毒、凉血止痢的功效，结合《伤寒论》其他条文，以方测证，还应包括以下证候：

身热口渴，腹痛腹胀，小便短黄，舌质红，苔黄腻，脉滑数。

【辨证分析】

本证主因湿热之邪侵犯肠道，阻碍气机，湿热蒸达于外，而见身热；热邪伤津，泻下耗液，则口渴，小便短黄；气滞不通，则腹痛腹胀；舌质红，苔黄腻，脉滑数，为湿热内蕴之象。

【证候总录】

热痢下重，身热口渴，腹痛腹胀，小便短黄，舌质红，苔黄腻，脉滑数。

三、古方今用

白头翁汤除治疗湿热下迫大肠、大肠传导失司外，在现代还可应用于多种疾病，主要为以下几个方面。

1. 溃疡性结肠炎

开封市某医院应用加味白头翁汤灌肠治疗大肠湿热型溃疡性结肠炎患者45例，治疗组应用加味白头翁汤灌肠治疗，相较于对照组常规西医疗法，治疗组效果更具有优势，且有助于促进患者关节功能的快速恢复，同时可减轻机体炎性损伤，进而有利于病情好转。（出自《临床研究》）

2. 放射性直肠炎

重庆市某医院运用刺血拔罐法联合白头翁汤加味口服合并灌肠治疗急性放射性直肠炎患者30例，其中痊愈11例，显效9例，有效6例，无效4例，总有效率为86.67%。（出自《中国中医急症》）

3. 急性细菌性痢疾

河南省某医院运用头孢地尼与白头翁汤联合治疗急性细菌性痢疾患者35例，结果显示运用头孢地尼与白头翁汤联合治疗可提高志贺菌转阴率，降低机体炎症反应，且用药安全性较高。（出自《实用中西医结合临床》）

4. 输卵管阻塞性不孕症

昆山市中医医院采用自拟白头翁汤灌肠治疗输卵管阻塞性不孕症患者30例，其中治愈8例，有效18例，无效4例，总有效率为86.67%，临床疗效显著。（出自《江苏中医药》）

第十四章

白虎汤类

第一节　白虎汤

一、原文赏析

【原文】

伤寒脉浮滑，此以表有热，里有寒，白虎汤主之。（176）

【原文释义】

176 条举脉略症，为论阳明病邪热炽盛，表里俱热的证治。伤寒泛指外感病，脉浮滑者，浮主热盛于外，滑主热壅于里。其证当为胃热弥漫，邪热充斥内外，表里俱热，其见证当有身热、汗自出、不恶寒反恶热、心烦、舌干、口渴等。"表有热，里有寒"句，是《伤寒论》悬而未决的问题之一，诸注家仁智互见，观点不一。然以方药而测病证，是研究《伤寒论》的基本方法之一，白虎汤为辛寒重剂，故当用于胃热弥漫之证，若非邪热充斥，表里俱热，恐不得妄投。因证属邪热炽盛，充斥表里，治宜辛寒清热，方用白虎汤。

【方剂组成】

知母六两，石膏一斤（碎），甘草二两（炙），粳米六合。

【煎服法】

上四味，以水一斗，煮米熟汤成，去滓，温服一升，日三服。

【方剂解析】

方中石膏辛甘大寒，辛能透热，寒能胜热，故能外解肌肤之热，内清肺胃之火，甘寒相合，又能生津以止渴，可谓一举三得，故为方中君药。知母苦寒质润，苦寒泻火，润以滋燥，既助石膏以清热，又滋润热邪已伤之阴，为方中臣药。粳米、甘草和胃护津，缓石膏、知母苦寒重降之性，以防寒凉伤中之弊，并使药气流连于胃，以更好地发挥作用，共为佐使。**诸药合用，共奏清热**

213

生津止渴之功效。

【名家诠释】

柯韵伯《伤寒来苏集》：此本阳明病，而略兼太少也。胃气不通，故腹满，阳明主肉，无气以动，故身重难以转侧者，少阳行身之侧也。口者，胃之门户，胃气病则津液不能上行，故不仁。阳明病则颜黑，少阳病则面微有尘，阳气不荣于面，故垢。膀胱不约为遗溺，遗尿者太阳本病也。虽三阳合病而阳明证多，则当独取阳明矣。无表证则不宜汗，胃未实则不当下，此阳明半表里证也，里热而非里实，故当用白虎，而不当用承气。若妄汗则津竭而谵语，误下则亡阳而额汗出手足厥也。此自汗出为内热甚者言耳，接遗尿句来。若自汗而无大烦大渴证，无洪大浮滑脉，当从虚治，不得妄用白虎。若额上汗出、手足冷者，见烦渴、谵语等证，与洪滑之脉，亦可用白虎汤。

陈修园《伤寒论浅注》：谵语亦有三阳合病者，太阳、阳明、少阳合而为病。腹满，阳明经热合于前也。身重，太阳经热合于后也。难以转侧，少阳经热合于侧也。三证见，而一身之前后左右俱热气弥漫矣。口不仁而面垢，热合少阳之腑也。谵语，热合阳明之腑也。遗尿，热合太阳之腑也。三证见，而身内之上、中、下俱热气充塞矣。大抵三阳主外，三阴主内，阳实于外，阴虚于内，故不可发汗，以耗欲绝之阴，若发汗则谵语。阳浮于外，则阴孤于内，故不可下夺，以伤其欲脱之微阳。若下之则额上生汗，手足逆冷。医者审其未经汗下之误，兼治太阳、少阳，不如专顾阳明。若自汗出一证者，从阳明而得太阳、少阳之总归，白虎汤主之。苟非自汗出，恐表邪抑塞，亦不敢鲁莽而轻用也。

徐灵胎《伤寒论类方》：三阳合病，腹满身重，难以转侧，口不仁而面垢，谵语遗尿。以上皆阳明热证之在经者，以三阳统于阳明也。但身重腹满，则似风湿，宜用术附。面垢谵语，则似胃实，宜用承气。此处一惑，生死立判。如何辨别，全在参观脉症，使有显据，方不误投。发汗则谵语，阳从此越。下之则额上生汗，手足逆冷，阴从此脱。若自汗出者白虎汤主之。自汗则热气盛于经，非石膏不治。

二、辨证拾遗

【原文证候】

脉浮滑，腹满身重，难以转侧，口不仁，面垢，谵语遗尿。

【证候拾遗】

根据白虎汤清热生津止渴的功效，结合《伤寒论》其他条文，以方测证，还应包括以下证候：

壮热面赤，不恶寒反恶热，汗自出，心烦，口干口渴，舌红苔黄。

【辨证分析】

气分热盛证多为伤寒热邪内传阳明经，或外感寒邪入里化热，或温热病邪热传入气分。阳明属胃，为多气多血之经，外主肌肉，其经脉上循头面，正盛邪实，热邪炽盛，故壮热面赤，不恶寒反恶热；里热炽盛，迫津外泄，故汗自出；热扰心神，故见心烦；热灼津伤，欲饮水自救，而见口干口渴；舌红苔黄，脉浮滑，此均为气分热盛之征象。

【证候总录】

脉浮滑，腹满身重，难以转侧，口不仁，面垢，谵语遗尿，壮热面赤，不恶寒反恶热，汗自出，心烦，口干口渴，舌红苔黄。

三、古方今用

白虎汤除治疗气分热盛以外，在现代还可应用于多种疾病，主要为以下几个方面。

1. 上呼吸道感染

郑州市某医院应用白虎汤加减治疗儿童上呼吸道感染的疗效观察研究中，结果显示观察组 40 例中，治愈 13 例，有效 23 例，无效 4 例，总有效率为 90%。这表明白虎汤加减不仅仅在疗效上与西药治疗无统计学差异（$P < 0.05$），而且在降低不良反应，减少耐药性方面，均有其独特优势。（出自《世界中西医结合杂志》）

2. 发热

江西省广信区某医院应用白虎汤结合还原型谷胱甘肽治疗重症肺炎伴高热的临床观察研究中，结果显示观察组 30 例，显效 17 例，有效 10 例，无效 3 例，总有效率为 90%。通过对重症肺炎伴高热病症患者行白虎汤结合还原型谷胱甘肽治疗能够取得显著疗效，且明显缓解患者的自身炎症反应，快速改善患者的肺功能，因此可有效提高患者的治疗预后，值得在当前临床中推广使用。（出自《中国中医药现代远程教育》）

3. 2 型糖尿病

广州市海珠区某医院曾应用白虎汤加减治疗 2 型糖尿病燥热津伤证患者，观察组共 30 例，经过治疗后，显效 18 例，有效 10 例，无效 2 例，总有效率为 93.33%，这表明白虎汤加减治疗 2 型糖尿病燥热津伤证效果显著，可改善胰岛 β 细胞功能，调节糖脂代谢水平，值得借鉴。（出自《深圳中西医结合杂志》）

第二节　白虎加人参汤

一、原文赏析

【原文】

伤寒，若吐若下后，七八日不解，热结在里，表里俱热，时时恶风，大渴，舌上干燥而烦，欲饮水数升者，白虎加人参汤主之。（168）

【原文释义】

伤寒表证，误用涌吐或泻下法后，病经七八天仍不解除，则表邪入里化热，阳明胃热炽盛，故曰"热结在里"。里热外蒸，邪热弥漫周身，充斥内外，因而就形成了"表里俱热"的阳明证。热结在里，蒸腾于外则身热，里热逼迫津液外泄则汗出。此两症条文中虽未明言，但可从"表里俱热"推知。热盛津伤，胃中干燥，故口大渴；欲饮水数升，是言渴饮之甚；舌上干燥而烦，是言津伤之甚。其中"烦"字指心烦，既是热扰心神之象，也是津伤渴甚所致。热盛汗出多，气随津泄，津气两伤，以致腠理开泄，不胜风袭，故见时时恶风。本证属阳明胃热弥漫，津气两伤，故治以白虎加人参汤，清热益气生津。

【方剂组成】

知母六两，石膏一斤（碎，绵裹），甘草二两（炙），粳米六合，人参三两。

【煎服法】

上五味，以水一斗，煮米熟汤成，去滓，温服一升，日三服。

【方剂解析】

方中石膏生用，辛甘大寒，主清泄，兼透解，入肺胃经，药力强，既清热泻火，又除烦止渴，为清解肺胃气分实热之要药；人参甘补微温，善补元气、生津液；二药相合，清热、益气、生津功著，故为君药。知母苦泄寒清，甘润滋滑，善清热泻火、滋阴润燥，与石膏相须为用，以增清热生津、除烦止渴之力，故为臣药。炙甘草甘补和，平偏温，既益气和中，又调和诸药；粳米甘补而平，善补中益气、健脾养胃；二药相合，既健脾养胃、补气生津，又防君臣药大寒伤中，还调和诸药，故为佐使药。**诸药合用，共奏清热益气生津之功效。**

【名家诠释】

尤在泾《金匮要略心典》： 中热亦即中暑，暍即暑之气也。恶寒者，热气入则皮肤缓，腠理开，开则洒然寒，与伤寒恶寒者不同。发热汗出而渴，表里热炽，胃阴待涸，求救于水，故与白虎加人参，以清热生阴，为中暑而无湿者之法也。

黄元御《金匮悬解》： 暑热而感风寒，其名曰暍。内热熏蒸，是以汗出。表邪束闭，是以恶寒。暑伤肺气，津液枯燥，是以身热而渴。白虎清金而补土，人参益气而生津也。

喻嘉言《医门法律》： 太阳中热者，暍是也。其人汗出恶寒，身热而渴，白虎加人参汤主之。以夏月之热淫，必僭而犯上，伤其肺金，耗其津液，用之以救肺金存津液也。本方之义，已见《尚论》一百一十三方中，兹再详之。夏月汗出恶寒者，卫气虚也。身热而渴者，肺金受火克而燥渴也。《内经》曰：心移热于肺，传为膈消，消亦渴也。心火适旺，肺金受制，证属太阳，然与冬月感寒之治不同，用此汤以救肺金，是为第一义矣。

张志聪《伤寒论集注》： 此合下三节言病太阳、阳明之气，而为白虎汤之热证也。伤寒若吐、若下后，则虚其中焦之津液矣。七八日乃太阳、阳明主气之期，至此不解则热结在里。结，交结也。太阳标阳，阳明火热交结在里，故表里俱热，太阳主表，阳明主里；时时恶风者，阳气内结，表气微虚也；大渴，舌上干燥而内烦，欲饮水数升者，病阳明火燥热之气也，故以白虎加人参汤主之。知母性寒凉而味甘辛，色黄白而外皮毛，秋金之凉品也；石膏质重以入里，纹理疏而似肌，味辛甘而发散，主清阳明之热，直从里而达肌，粳米土谷秋成，佐人参、甘草资生津液，以解阳明之火燥。白虎者，西方白虎七宿，能化炎蒸而为清肃，故以名之。

二、辨证拾遗

【原文证候】

表里俱热，时时恶风，背微恶寒，大渴，舌上干燥而烦，欲饮水数升。

【证候拾遗】

根据白虎加人参汤清热生津益气的功效，结合《伤寒论》其他条文，以方测证，还应包括以下证候：

自汗出，舌红，少苔乏津，脉浮大而按之中空无力。

【辨证分析】

阳明火热交结在里，充斥内外，阳明里热太盛，汗出肌疏，故见自汗出。

舌红，少苔乏津，脉浮大而按之中空无力为热盛伤津、气津两伤之征象。

【证候总录】

表里俱热，时时恶风，背微恶寒，大渴，舌上干燥而烦，欲饮水数升，自汗出，舌红，少苔乏津，脉浮大而按之中空无力。

三、古方今用

白虎加人参汤除治疗气津两伤外，在现代还可应用于多种疾病，主要为以下几个方面。

1. 糖尿病

上海市某医院运用白虎加人参汤治疗消渴病肺胃热盛证患者30例，其中显效22例，有效6例，无效2例，总有效率为93.3%，结果显示白虎加人参汤治疗消渴病肺胃热盛证效果显著，能促进患者血糖指标的改善，值得临床推广应用。（出自《临床合理用药》）

2. 老年重症肺炎

辽宁省灯塔市某医院运用白虎加人参汤联合哌拉西林钠舒巴坦钠治疗老年重症肺炎患者45例，其中显效23例，有效20例，无效2例，总有效率95.56%（43/45）。结果显示，白虎加人参汤联合哌拉西林钠舒巴坦钠治疗老年重症肺炎患者可提高治疗总有效率和肺功能指标水平，缩短症状消失时间和住院时间，以及降低血清炎性因子水平，效果优于单纯运用哌拉西林钠舒巴坦钠治疗。（出自《中国民康医学》）

3. 便秘

浙江省德清县某医院应用白虎加人参汤治疗发热后便秘患者81例，通过治疗后对疗效进行观察，其中显效42例，有效36例，无效3例，总有效率为96.30%。结果表明白虎加人参汤对于热病津伤引起的便秘治疗有明显优势。（出自《中国乡村医药》）

第三节　竹叶石膏汤

一、原文赏析

【原文】

伤寒解后，虚羸少气，气逆欲吐，竹叶石膏汤主之。（397）

【原文释义】

本条为论病后余热未清，气阴两伤的证治。伤寒热病解后，气液两伤，余热未尽，因其津液损伤，不能滋养形骸，故见身体虚弱消瘦；中气不足，所以短气不足以息。加之未尽之余热内扰，胃失和降，故气逆欲吐。治宜清热和胃，益气生津，方用竹叶石膏汤。

【方剂组成】

竹叶二把，石膏一斤，半夏半升（洗），麦门冬一升（去心），人参二两，甘草二两（炙），粳米半升。

【煎服法】

上七味，以水一斗，煮取六升，去滓，内粳米，煮米熟，汤成去米，温服一升，日三服。

【方剂解析】

本方是白虎加人参汤去知母，加竹叶、麦冬、半夏而成。由于白虎加人参汤具有清热益气生津的功效，故以此方作为基础方，加淡竹叶清热除烦；其病后余热，热势不盛，故去知母，使石膏与竹叶相配，以清肺胃之热邪。人参、炙甘草益气生津；半夏和胃降逆止呕，且能开胃行津液；麦冬、粳米滋阴养胃。**诸药合用，共奏滋阴清热、益气和胃之功效。**

【名家诠释】

吴谦《医宗金鉴》：是方也，即白虎汤去知母加人参麦冬、半夏、竹叶也。以大寒之剂易为清补之方，此仲景白虎变方也。经曰：形不足者，温之以气；精不足者，补之以味。故用人参、粳米，补形气也；佐竹叶、石膏，清胃热也；加麦冬生津，半夏降逆，更逐痰饮。甘草补中，且以调和诸药也。

钱天来《伤寒溯源集》：伤寒邪气已解，自当热退身凉，得谷而愈矣。但邪之所凑，其气必虚，此其常也。乃虚弱羸瘦，气少力绵，呼吸短浅，更气上逆而欲吐者，此胃中虚而未和也。仲景虽未言脉，若察其脉虚数而渴者，当以竹叶石膏汤主之；虚寒者，别当消息也。

陆渊雷《伤寒论今释》：方氏云"羸、病而瘦也；少气，谓短气不足以息"。《金鉴》云"是治病后虚热也"。钱氏云"仲景虽未言脉，若察其脉虚数而渴者，当以竹叶石膏汤主之；虚寒者，别当消息也"。汤本氏云"余之经验，本方证，病者常肉脱消瘦，有疲劳困惫之状，脉概虚数无力……屡发喘咳，腹部凹陷，甚则如舟底状，食机不振，常恶心，然属阳虚证，而非阴虚证，故有热状，而无寒状，呼吸及其他排泄物，辄有臭气，尿亦浓稠而赤浊，有此等内热情状可征焉"。

二、辨证拾遗

【原文证候】

虚羸少气，气逆欲吐。

【证候拾遗】

根据竹叶石膏汤滋阴清热、益气和胃的功效，结合《伤寒论》其他条文，以方测证，还应包括以下证候：

身热多汗，心胸烦闷，口干喜饮，虚烦不眠，舌红少苔，脉虚数或细。

【辨证分析】

由于热病后期，余热未尽，热淫于内，故见身热；热邪通津外泄，故多汗；热阻气机，故心胸烦闷；热伤阴津，故口干喜饮；热扰心神，故虚烦不眠。热邪最易伤津耗气，气津两伤，故见舌红少苔，脉虚数或细。

【证候总录】

虚羸少气，气逆欲吐，身热多汗，心胸烦闷，口干喜饮，虚烦不眠，舌红少苔，脉虚数或细。

三、古方今用

竹叶石膏汤除治疗气阴两伤外，在现代还可应用于多种疾病，主要为以下几个方面。

1. 急性放射性食管炎

浙江大学医学院某附属医院曾开展应用竹叶石膏汤防治气阴两虚型中晚期食管癌同步放化疗所致的急性放射性食管炎的临床研究，经过治疗后，结果显示治疗组放射性食管炎的发生率为 73.33%，明显低于对照组的 93.33%（$P < 0.05$），治疗组 2 级食管炎发生例数明显少于对照组（$P < 0.05$）。该结果表明预防性使用竹叶石膏汤能明显降低气阴两虚型中晚期食管癌患者同步放化疗所致的急性放射性食管炎发生率，推迟食管炎的发生时间。（出自《江苏中医药》）

2. 2 型糖尿病

绍兴市某医院开展了应用竹叶石膏汤联合西格列汀治疗老年 2 型糖尿病的临床研究，观察组总例数 60 例，显效 45 例，有效 12 例，无效 3 例，总有效率为 95%。结论为竹叶石膏汤联合西格列汀能有效改善患者糖脂代谢功能，减轻氧化应激损伤，不良反应少。（出自《新中医》）

3. 发热

五指山市某医院开展应用竹叶石膏汤加减治疗发热的疗效观察研究，纳入患者 81 例，通过治疗结果显示治愈 67 例，显效 9 例，无效 5 例，总有效率为 93.84%。这表明在治疗中只要抓住外邪已退，热势已衰这个特点，即使出现中热、高热，应用竹叶石膏汤加减进行治疗的效果也很好。（出自《中医临床研究》）

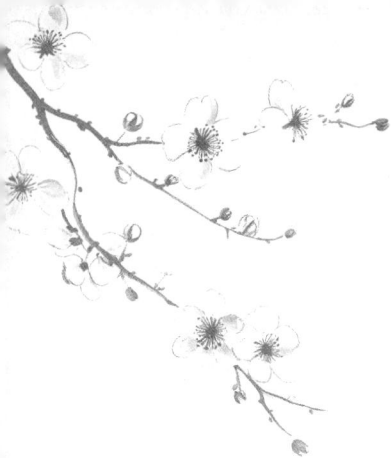

第十五章

柴胡汤类

第一节　小柴胡汤证

一、原文赏析

【原文】

伤寒五六日中风，往来寒热，胸胁苦满，默默不欲饮食，心烦喜呕，或胸中烦而不呕，或渴，或腹中痛，或胁下痞硬，或心下悸、小便不利，或不渴、身有微热，或咳者，小柴胡汤主之。（96）

【原文释义】

太阳病伤寒或中风，约过了五六日之后，出现往来寒热、胸胁苦满、默默不欲饮食、心烦喜呕等症，说明太阳表证已罢，邪入少阳。少阳受邪，枢机不利，正邪分争，正胜则发热，邪胜则恶寒，邪正交争，互有胜负，呈现往来寒热。邪犯少阳，经气不利，故见胸胁苦满。肝胆气郁，疏泄失职，故神情默默而寡言。胆热内郁，影响脾胃，脾失健运则不欲饮食。胆火内郁，上扰心神则心烦。胆热犯胃，胃失和降则喜呕。如邪郁胸胁，未犯胃腹，则胸中烦而不呕，邪热伤津则口渴；少阳胆腑气郁较甚，经气郁结较重则胁下痞硬；邪犯少阳，三焦不利，气化失职，水停心下则心下悸；水停下焦则小便不利；表邪未解，津液未伤则不渴，身有微热；寒饮犯肺，肺气上逆则咳。以上诸症，虽症状各异，但总的病机是胆热内郁，枢机不利，脾胃失和，故以小柴胡汤加减治之。

【方剂组成】

柴胡半斤，黄芩三两，人参三两，半夏半升（洗），甘草（炙），生姜各三两（切），大枣十二枚（擘）。

【煎服法】

上七味，以水一斗二升，煮取六升，去滓，再煎取三升，温服一升，日三服。

【方剂解析】

方中柴胡味苦，性平，气微寒而轻薄上升，入于肝、胆、三焦、脾与肺诸经，可疏解少阳郁滞，使少阳气郁得达，为君药；黄芩味苦，性寒，气重而下行，入于肝、胆、肺、胃及大肠诸经，能清泄肝、胆、三焦和大肠经郁结之火；半夏辛而苦，性温而燥，气重而下行，入于肺、脾、胃经，善燥湿化痰，降逆下气，和胃止呕，与黄芩共为臣药。柴胡得黄芩之寒，可解半表半里之郁热，得半夏之辛甘，可降逆止呕，除胸胁之满闷。人参味甘微苦，性温，气醇和，入于肺、脾经，走于心、肾经，能滋阴和阳，大补元气；炙甘草味甘，性温，入十二经，走五脏六腑，补中益气以安五脏，滋阴养血而和六腑；大枣味甘，性平，气厚，入于心、脾、胃经，补中气而益阴血；故人参、甘草和大枣合用取其补益气血，健脾和胃，扶正祛邪之功，共以为佐。而生姜味辛，性温，气薄，走而不守，入肺与脾胃经，兼走十二经，能温散风寒，和中止呕，为使药。诸药合用，有寒有温，有升有降，有补有散，共奏和解少阳、调达枢机之效。

【名家诠释】

汪昂《医方集解》：此足少阳药也。胆为清净之腑，无出无入，其经在半表半里，不可汗吐下，法宜和解。邪入本经，乃由表而将至里，当彻热发表，迎而夺之，勿令传太阴。

吴谦《医宗金鉴》：邪传太阳、阳明，曰汗、曰吐、曰下，邪传少阳唯宜和解，汗、吐、下三法皆在所禁，以其邪在半表半里，而角于躯壳之内界，在半表者，是客邪为病也；在半里者，是主气受病也。邪正在两界之间，各无进退而相持，故立和解一法，既以柴胡解少阳在经之表寒，黄芩解少阳在府之里热，犹恐在里之太阴，正气一虚，在经之少阳，邪气乘之，故以姜、枣、人参和中而预壮里气，使里不受邪而和，还表以作解也。世俗不审邪之所据，果在半表半里之间，与所以应否和解之宜，及阴阳疑似之辨，总以小柴胡为套剂。医家幸其自处无过，病者喜其药味平和，殊不知因循误人，实为不浅。故凡治病者，当识其未然，图机于早也。

方有执《伤寒论条辨》：柴胡少阳之君药也；半夏辛温，佐柴胡而消胸胁满；黄芩苦寒，佐柴胡而主寒热往来；人参、甘、枣之甘温者，调中益胃，止烦呕之不时也，此小柴胡之汤，所以为少阳之和剂与。

二、辨证拾遗

【原文证候】

口苦，咽干，目眩，往来寒热，胸胁苦满，默默不欲饮食，心烦喜呕。或胸中烦而不呕，或口渴，或腹中痛，或胁下痞硬，或心下悸，或小便不利，或不渴身有微热，或咳嗽。

【证候拾遗】

根据小柴胡汤和解少阳的功效，结合《伤寒论》其他条文，以方测证，还应包括以下证候群：

1. 少阳病兼见太阳表证、阳明里证及脾家气血不和

在原文证候基础上可见身热、恶风、颈项强、手足温、胁下痛、潮热、大便溏泄或不大便、小便自调、舌上白苔、脉沉紧或脉浮取而涩，沉取而弦。

2. 妇人热而入血室证

妇人经期感受外邪，发热恶寒，经水适来，谵语，胸胁下满如结胸状，舌暗，脉迟。

3. 阳微结证

头汗出，微恶寒，手足冷，心下满不欲食，大便硬，脉沉紧而细。

【辨证分析】

身热、恶风为邪郁太阳之表；颈项强为三阳兼有之症，因足太阳之脉循头下项行身之后，足阳明之脉下颈而行人身之前，足少阳之脉从耳后，下颈行人身之侧，合而言之，则颈项强属三阳；手足温而渴为阳明热盛达于四末，耗伤津液所致；邪滞经脉则胁下痛；潮热、大便溏泄或不大便、小便自调为病及阳明，燥热未实，阳明腑证未成；舌上白苔为热入未深，邪在半表半里之位；脉沉紧为邪去太阳转入少阳之象；浮取而涩，是脾胃亏虚，气血不足；沉取而弦，是邪入少阳，木郁乘土之象。

妇人中风，发热恶寒，是表证，经水适来，则血室空虚；在表之邪乘机内陷，热与血搏结于血室，血热上扰，神明不安故谵语；因胸胁是肝胆经脉所循行的部位，肝藏血，主疏泄，热与血结，经脉不利，疏泄失职故胸胁下满如结胸状；气血运行不畅，脉道瘀滞不利故舌暗、脉迟。

头汗出，为阳郁于里，不得宣发，但蒸于上所致；微恶寒为表证仍在；手足冷是阳郁于里，不达四末；心下满，口不欲食，大便硬是邪结胸胁，热郁于里，气机不利，津液不下，胃气失和所致；脉沉紧而细，是阳郁于里，脉道滞塞所致；较之阳明里实燥结之证，热结尚浅，且表证未解，故称阳微结。

【证候总录】

口苦，咽干，目眩，往来寒热，胸胁苦满，默默不欲饮食，心烦喜呕。或胸中烦而不呕，或口渴，或腹中痛，或胁下痞硬，或心下悸，或小便不利，或不渴身有微热，或咳嗽，身热，恶风，颈项强，手足温，胁下痛，潮热，大便溏泄或不大便，小便自调，发热恶寒，经水适来，谵语，胸胁下满如结胸状，头汗出，微恶寒，手足冷，心下满不欲食，大便硬，舌暗，舌上白苔，脉沉紧或脉沉紧而细，或脉迟，或脉浮取而涩、沉取而弦。

三、古方今用

小柴胡汤是现代临床应用最为广泛的一张方剂，外感内伤、男女老幼，各个系统病证，只要病机符合少阳枢机不利者，皆可应用。主要应用于以下几个方面。

1. 呼吸系统疾病

西安市中医院使用小柴胡汤加减治疗上呼吸道感染发热患者 40 例，其中治愈 29 例，显效 6 例，有效 4 例，无效 1 例，治疗总有效率为 97.5%（39/40）。（出自《陕西中医》）

广西壮族自治区北海市某医院运用小柴胡汤加减治疗慢性支气管炎患者 40 例，其中治愈 21 例，显效 17 例，无效 2 例，治疗总有效率为 95%。（出自《实用中医药杂志》）

湖北省武汉市某医院曾运用小柴胡汤加减治疗新型冠状病毒感染患者 112 例，经过 1~2 周的治疗，结果显示痊愈 51 例，临床治愈 57 例，无效 4 例；痊愈率为 45.54%（51/112），临床治愈率为 50.89%（57/112），临床治疗总有效率为 96.43%（108/112），无效率为 3.57%（4/112）。（出自《中西医结合研究》）

2. 神经系统疾病

内蒙古自治区某医院运用小柴胡汤加味治疗 100 例血管神经性头痛患者，其中治愈 50 例、显效 30 例、有效 15 例、无效 5 例，总有效率为 95%。（出自《中国民间疗法》）

齐齐哈尔市某医院使用小柴胡汤合温胆汤加味对 36 例小儿癫痫患者进行治疗，其中治愈 11 例、显效 8 例、好转 11 例、无效 6 例，有效率达 83.4%。（出自《齐齐哈尔医学院学报》）

北京市房山区某医院使用小柴胡汤加减治疗抑郁症患者 34 例，其中痊愈 24 例，显效 4 例，有效 3 例，无效 3 例，总有效率为 91.2%。（出自《中国社浙江省某医院曾运用小柴胡汤加减治疗高血压患者 30 例，经过治疗后对治疗效果进行分析，其中降压疗效比较结果显示，显效 6 例，有效 13 例，无效 11 例；中医证候疗效比较结果显示，显效 18 例，有效 7 例，无效 5 例。（出自《中国中医药科技》）

3. 消化系统疾病

河南省某医院曾运用小柴胡汤治疗非酒精性脂肪肝，对照组应用西药水飞蓟宾治疗，治疗组在水飞蓟宾的基础上加用小柴胡汤治疗，对照组总有效率为 86.75%，治疗组总有效率为 97.62%，治疗组疗效确切。（出自《实用中医药杂志》）

湖北省某医院曾运用小柴胡汤治疗慢性乙型肝炎肝硬变患者 60 例，对照组应用西药常规治疗，治疗组在对照组的基础上加用小柴胡汤加减治疗。治疗结束后，观察丙氨酸转氨酶、天冬氨酸转氨酶、总胆红素等指标变化，结果显示治疗组疗效均优于对照组。（出自《河南中医》）

山西省阳泉市某医院运用小柴胡汤加减治疗胆汁反流性胃炎患者 108 例，对照组采用常规西药治疗，治疗组在对照组常规治疗的基础上加用小柴胡汤加减治疗。结果显示，治疗组疗效优于对照组。（出自《中西医结合心血管病电子杂志》）

广东省某医院在西医常规疗法基础上结合小柴胡汤加减治疗小儿黄疸 34 例，经过治疗后，显效 21 例，有效 11 例，无效 2 例，总有效率为 94.12%，疗效显著高于单纯西医常规疗法组，值得临床借鉴。（出自《中医临床研究》）

4. 妇科疾病

小柴胡汤临床用于治疗各类妇科疾病，包括经行发热、经行头痛、经行感冒、痛经、月经不调、经前期综合征、崩漏、经断前后诸证等月经病；妊娠恶阻、妊娠感冒、妊娠发热、妊娠咳嗽等妊娠病；产后发热、产后郁冒、产后抑郁、产后缺乳等产后病；乳腺增生、乳腺癌等乳腺疾病。（出自《辽宁中医药大学学报》）

第二节　大柴胡汤

一、原文赏析

【原文】

太阳病，过经十余日，反二三下之，后四五日，柴胡证仍在者，先与小柴胡汤；呕不止，心下急，郁郁微烦者，为未解也，与大柴胡汤下之则愈。（103）

【原文释义】

太阳表证已罢，邪已传入少阳，谓之"过经"。病入少阳，当以和解为主，汗吐下之法均属禁忌。今反二三下之，是为误治，误治可能产生变证。但从后四五日柴胡证仍在，表明邪气并未因下而内陷，邪仍在少阳，故先与小柴胡汤以和解少阳。服小柴胡汤后，如枢机运转，病即可愈；若服后病未控制，反而加重，其由喜呕变为"呕不止"，此乃邪热不解，内并阳明，热壅于胃，胃气上逆所致；其由胸胁苦满变为"心下急"，是邪入阳明，胃热结聚，气机阻滞所致；由心烦而变为"郁郁微烦"，是气机郁遏、里热渐甚所致。以上诸症，虽症状各异，但总的病机是邪由少阳热聚成实，兼入阳明。少阳证不解，则不可下，而阳明里实，又不得不下，遂用大柴胡汤和解与通下并行，双解少阳、阳明之邪。

【方剂组成】

柴胡半斤，黄芩三两，芍药三两，半夏半升（洗），生姜五两（切），枳实四枚（炙），大枣十二枚（擘）。

【煎服法】

上七味，以水一斗二升，煮取六升，去滓再煎，温服一升，日三服。

【方剂解析】

方中以柴胡、大黄为君，柴胡专入少阳、疏邪透表，大黄入阳明泄热通腑。臣以黄芩味苦性寒，擅清少阳之郁热，与柴胡同用，起到和解少阳的作用；枳实行气破结，与大黄配合，可内泄热结，行气消痞。芍药缓急止痛，与大黄相配可治腹中实痛，与枳实相伍能调和气血，以除心下满痛；半夏和胃降逆，又重用生姜，则止呕之功更增，以治呕逆不止，共为佐药。大枣和中益气，合芍药酸甘化阴，既可防热邪入里伤阴，又能缓和枳实、大黄泻下伤阴之弊，大枣与生姜相配，还可调和诸药，为使药。**诸药合用，共奏和解少阳、内泄热结之功效。**

【名家诠释】

汪苓友《伤寒论辨证广注》：此条系太阳病传入少阳，复入于胃之证。太阳病过经十余日，知其时已传入少阳矣，故以二三下之为反也。下之而四五日后，更无他变，前此之柴胡证仍在者，其时纵有可下之证，须先予小柴胡汤，以和解半表半里之邪。如和解之而呕止者，表里气和，为已解也。若呕不止，兼之心下急，郁郁微烦，心下者，正当胃腑之中，急则满闷已极，郁烦为热结于里，此为未解也。后与大柴胡汤以下其里热则愈。

钱天来《伤寒溯源集》：以太阳之邪，久而未解，当仍以汗解为是，而反二三下之，后四五日而柴胡证仍在者，则知虽屡经误下，而外邪犹未全入于里，尚在少阳半表半里之间，故先与小柴胡汤。服汤后而呕不止，则少阳半表半里之邪，犹未解也；心下急，则邪已入阳明之里，胃邪实而胀满矣；热邪在里，故郁烦也。表里俱未解，邪不独在少阳一经，小柴胡不中与也，当以表里两解之大柴胡汤下之，则愈矣。

陆渊雷《伤寒论今释》：太阳病十余日，虽已过经，无表证，而有少阳柴胡证者，不可下，今乃二三下之，于治为逆，故曰反。又其后四五日，论日期，已入阳明，若柴胡证仍在者，仍当先与小柴胡汤，盖用药凭证，不凭日期也。呕本是小柴胡证之一，服小柴胡，呕当止。今乃不止，且加心下急，郁郁微烦，则知别有癥结矣。心下者，胃及横结肠之部位，是必病夹食积为内实，水毒愈不得下降，故令呕不止。呕不止而心下急，郁郁微烦，视小柴胡之默默不欲饮食，已更进一步。盖少阳未解，胃家已实，特未至大承气证之大实痛耳。少阳未解，则不可用承气；胃家已实，又不得不下，所以有取乎大柴胡也。大柴胡证，最所常见，不必误下后始有之。

二、辨证拾遗

【原文证候】

寒热往来，胸胁苦满，郁郁微烦，呕不止，心下急或痞硬。

【证候拾遗】

根据大柴胡汤和解少阳、内泄热结的功效，结合《伤寒论》其他条文，以方测证，还应包括以下证候：

大便秘结或协热下利，舌红，苔黄，脉弦数有力。

【辨证分析】

阳明热结，腑气不通，故见大便秘结；若里热下迫，大肠传导失司，又可见协热下利；舌红，苔黄，脉弦数有力均为少阳、阳明合病之征象。

【证候总录】

寒热往来，胸胁苦满，郁郁微烦，呕不止，心下急或痞硬，大便秘结或协热下利，舌红，苔黄，脉弦数有力。

三、古方今用

大柴胡汤除治疗少阳胆火内郁而兼阳明热结外，在现代还可应用于多种疾病，主要为以下几个方面。

1．功能性便秘

河南省某医院曾开展应用大柴胡汤加减联合复方嗜酸乳杆菌片治疗功能性便秘（FC）患者 70 例的临床疗效观察研究，其中治疗组纳入 35 例，经过治疗后，基本治愈 21 例，显效 9 例，有效 4 例，无效 1 例，治疗总有效率为97.14%。结果显示大柴胡汤加减联合复方嗜酸乳杆菌片治疗 FC 安全有效，且可减轻患者便秘症状，调节胃肠激素水平，提高生活质量。（出自《辽宁中医杂志》）

2．急性胰腺炎

长沙市某医院应用大柴胡汤内服合芒硝外敷治疗急性胰腺炎患者 33 例，痊愈 17 例，显效 11 例，有效 4 例，无效 1 例，总有效率为96.97%。结果可见大柴胡汤合芒硝外敷治疗急性胰腺炎的临床疗效较好。（出自《中国中医药现代远程教育》）

3．高脂血症

山东省某医院应用大柴胡汤治疗高脂血症患者 50 例，痊愈 25 例（50%），显效 15 例（30%），有效 9 例（18%），无效 1 例（2%），总有效率为98%。这表明大柴胡汤可改善脂质代谢，对改善高脂血症及作为易患因素引发的疾病有治疗作用，应用大柴胡汤治疗高脂血症的疗效确切。（出自《实用中医药杂志》）

第三节　柴胡桂枝汤

一、原文赏析

【原文】

伤寒六七日，发热微恶寒，支节烦疼，微呕，心下支结，外证未去者，柴胡桂枝汤主之。（146）

【原文释义】

伤寒六七日，发热、微恶寒、四肢关节烦疼，可见太阳表证未罢。同时又见轻微呕吐，并感心下支撑闷结，这是少阳病证已见胆热犯胃，少阳经气不利。因此，本证是比较典型的太阳少阳并病，治宜采用太阳、少阳兼顾的方法。但从微恶寒，可知发热亦微，仅肢节烦疼，而无头项强痛及周身疼痛，说明太阳表邪已轻。微呕即心烦喜呕而微，心下支结与胸胁苦满同类而轻，可见少阳证虽已见而未甚。本证属太少并病而病情较轻者，故须小制其剂，用桂枝汤原剂之半治太阳，小柴胡汤原剂之半治少阳，合成柴胡桂枝汤。

【方剂组成】

桂枝一两半（去皮），黄芩一两半，人参一两半，甘草一两，半夏二合半（洗），芍药一两半，大枣六枚（擘），生姜一两半（切），柴胡四两。

【煎服法】

上九味，以水七升，煮取三升，去滓，温服一升。本云人参汤，作如桂枝法，加半夏、柴胡、黄芩，复如柴胡法。今用人参作半剂。

【方剂解析】

本方取小柴胡汤、桂枝汤各半量合剂而成。用桂枝汤调和营卫、解肌辛散，以解太阳之表；用小柴胡汤和解少阳、畅达枢机，以治半表半里。因证情不重，用药剂量也较轻，故属太阳少阳表里双解之轻剂，犹有未尽者。**诸药合用，共奏调和内外、疏畅气机、燮理三焦营卫之功效。**

【名家诠释】

柯韵伯《伤寒来苏集·伤寒论注·卷三》：伤寒六七日，正寒热当退之时，反见发热恶寒证，此表证而兼心下支结之里证，表里未解也。然恶寒微，则发热亦微。但肢节烦疼，则一身骨节不烦疼可知。支，如木之支，即微结之谓也。表证微，故取桂枝之半，内证微，故取柴胡之半，此因内外俱虚，故以此轻剂和解之。

吴谦《医宗金鉴》：伤寒六、七日，发热微恶寒，肢节烦疼，微呕，心下支结者，是太阳之邪传少阳也。故取桂枝之半，以散太阳未尽之邪；取柴胡之半，以散少阳呕结之病。而不名桂枝柴胡汤者，以太阳外证虽未去，而病机已见于少阳里也，故以柴胡冠桂枝之上，意在解少阳为主，而散太阳为兼也。

《医宗金鉴·订正仲景全书·伤论注·少阳病脉证治》：程知曰，此邪入少阳，而太阳证未去者也。发热恶寒，肢节烦疼，太阳证也，乃恶寒而微，但肢节烦痛，而不头项强痛，则太阳证亦稍减矣。呕而支结，少阳证也，乃呕逆而微，但结于心下之偏旁，而不结于两胁之间，则少阳亦尚浅也。若此者，唯当以柴胡汤和解少阳，而加以桂枝汤发散太阳，此不宜之法也。

二、辨证拾遗

【原文证候】

发热微恶寒，肢节烦疼，微呕，心下支结。

【证候拾遗】

根据柴胡桂枝汤调和内外、疏畅气机、燮理三焦营卫的功效，结合《伤寒论》其他条文，以方测证，还应包括以下证候：

头痛或头目昏眩，舌苔薄白，脉浮弦。

【辨证分析】

邪气郁于经络，使经气不得畅通，不通则痛，故见头痛；邪气循经上扰清窍，故头目昏眩。舌苔薄白，脉浮弦，为太阳少阳合并之征象。

【证候总录】

发热微恶寒，肢节烦疼，微呕，心下支结，头痛或头目昏眩，舌苔薄白，脉浮弦。

三、古方今用

柴胡桂枝汤除治疗太阳少阳合病外，在现代还可应用于多种疾病，主要为以下几个方面。

1. 消化道肿瘤化疗后不良反应

江苏省南通良春中医医院应用柴胡桂枝汤治疗消化道肿瘤化疗后不良反应患者30例，其中显效10例，有效18例，无效2例，总有效率为93.33%（28/30）。结果显示柴胡桂枝汤对消化道肿瘤化疗后不良反应具有一定的防治作用，能够改善外周血常规指标，减少不良反应的发生，对临床治疗具有重要

意义，值得临床应用。(出自《光明中医》)

2. 肠易激综合征

湖南省某医院使用柴胡桂枝汤治疗肠易激综合征肝郁脾虚证患者54例，其中临床治愈18例，显效25例，有效8例，无效3例，治疗总有效率为94.44%（51/54）。结果显示使用柴胡桂枝汤治疗肠易激综合征肝郁脾虚证有较好的疗效，能调节肠道菌群，改善胃肠激素水平，缓解临床症状。(出自《中医药导报》)

3. 慢性胰腺炎

中国医科大学附属第一医院使用柴胡桂枝汤治疗慢性胰腺炎患者43例，其中痊愈20例，显效11例，有效7例，无效5例，治疗总有效率为88.37%（38/43）。结果显示使用柴胡桂枝汤治疗慢性胰腺炎的临床效果显著，能明显减轻患者的腹痛、腹泻等症状，改善患者的胰腺功能。(出自《中国中医药现代远程教育》)

4. 小儿感冒

义乌市某医院曾使用柴胡桂枝汤加减口服联合穴位贴敷治疗感冒风寒证儿童患者30例，经过治疗后，痊愈9例，显效12例，有效7例，无效2例，治疗总有效率为93.33%（28/30）。临床治疗结果显示，使用柴胡桂枝汤加减口服联合穴位贴敷治疗能明显改善患儿临床症状，疗效显著。(出自《中医儿科杂志》)

5. 痤疮

广东省某医院使用柴胡桂枝汤联合异维A酸红霉素凝胶治疗痤疮患者34例，其中显效20例，有效10例，无效4例，总有效率为88.24%。结果显示使用柴胡桂枝汤联合异维A酸红霉素凝胶治疗可有效改善患者面部痤疮症状，促进其病情康复，其不良反应发生率更低，有效性及安全性均较高，建议可进一步推广应用。(出自《皮肤病与性病》)

第四节　柴胡桂枝干姜汤

一、原文赏析

【原文】

伤寒五六日，已发汗而复下之，胸胁满微结，小便不利，渴而不呕，但头

汗出，往来寒热，心烦者，此为未解也，柴胡桂枝干姜汤主之。（147）

【原文释义】

本条主论少阳病兼水饮内结的证治。伤寒五六日，已用汗法解表，又用下法攻里，而病不解，足见汗下均属误治。误治伤正，邪气内传，邪犯少阳，邪正交争，互有胜负则往来寒热；胆火上炎，循经上扰于心则见心烦；邪犯少阳，枢机不利，经气郁结，但结而不甚则见胸胁满微结。以上诸症，可知邪犯少阳，胆火上炎，枢机不利，三焦决渎失职以致水饮内结。水饮内结，气化不行，津液不能下行则小便不利；津液不能上奉则口渴；胃气尚和，病在胸胁则不呕；水饮与邪热郁结于里，不能外达而上冲则头汗出。本证应为少阳枢机不利、水饮内结，治宜和解枢机、温化水饮，方用柴胡桂枝干汤。

【方剂组成】

柴胡半斤，桂枝三两（去皮），干姜二两，栝楼根四两，黄芩三两，牡蛎二两（熬），甘草二两（炙）。

【煎服法】

上七味，以水一斗二升，煮取六升，去滓，再煎取三升，温服一升，日三服，初服微烦，复服汗出便愈。

【方剂解析】

本方由小柴胡汤变化而来。柴胡、黄芩解少阳往来之寒热，除烦；然不呕，故去半夏；因有微结故去壅补之人参、大枣；栝楼根生津止渴；牡蛎咸能软结，敛而止渴；以上皆治之上热也。更加干姜、桂枝者，因其"发汗而复下之"，使由少阳而陷入阴证，即陷入太阴证。干姜、桂枝祛寒逐饮，治心下满微结、小便不利，治在下太阴之寒也；桂枝、甘草治气冲并兼和外。**诸药合用，共奏和解枢机、温化寒饮之功效。**

【名家诠释】

成无己《注解伤寒论》：伤寒五六日，已经汗下之后，则邪当解。今胸胁满，微结，小便不利，渴而不呕，但头汗出，往来寒热，心烦者，即邪气犹在半表半里之间，为未解也。胸胁满，微结，寒热心烦者，邪在半表半里之间也。小便不利而渴者，汗下后，亡津液，内燥也。若热消津液，令小便不利而渴者，其人必呕，今渴而不呕，知非里热也。伤寒汗出则和，今但头汗出而余处无汗者，津液不足而阳虚于上也。与柴胡桂枝干姜汤，以解表里之邪，复津液而助阳也。

吕震名《伤寒寻源》：此方全是小柴胡加减法。柯韵伯曰：心烦不呕而渴，故去参夏加栝楼根；胸胁满而微结，故去枣加牡蛎；小便虽不利，而心下不悸，故不去黄芩，不加茯苓；虽渴而表未解，故不用参而加桂枝，并以干姜易生姜，散胸胁之满结也。可见小柴胡加减之法，出入变化，妙用无穷，真神于法者矣！

喻嘉言《医门法律》： 治疟寒多微有热，或但寒不热，服一剂如神。此疟之寒多热少，或但寒不热，非不似于牡疟，而微甚则大不同。仲景不立论，止附一方，且云服一剂如神，其邪之轻而且浅，从可识矣。盖以卫即表也，营即里也，胸中之阳气，散行于分肉之间。今以邪气痹之，则外卫之阳，反郁伏于内守之阴。而血之痹者，愈瘀结而不散，遇卫气行阳二十五度而病发。其邪之入营者，既无外出之势，而荣之素痹者，亦不出而与阳争。所以多寒少热，或但有寒无热也。小柴胡汤，本阴阳两停之方，可随疟邪之进退以为进退者，加桂枝、干姜，则进而从阳，痹着之邪，可以开矣。更加牡蛎以软其坚垒，则阴阳豁然贯通，而大汗解矣，所以服一剂如神也。其加芩、连以退而从阴，即可类推。

二、辨证拾遗

【原文证候】

往来寒热，心烦，胸胁满微结，小便不利，渴而不呕，但头汗出。

【证候拾遗】

根据柴胡桂枝干姜汤和解枢机、温化寒饮的功效，结合《伤寒论》其他条文，以方测证，还应包括以下证候：

腹满或大便溏薄，舌淡苔白，脉弦而缓。

【辨证分析】

内伤脾寒，运化功能失司，故见腹满或大便溏薄。舌淡苔白，脉弦而缓亦为胆热脾寒之征象。

【证候总录】

往来寒热，心烦，胸胁满微结，小便不利，渴而不呕，但头汗出，腹满或大便溏薄，舌淡苔白，脉弦而缓。

三、古方今用

柴胡桂枝干姜汤除治疗少阳病兼脾寒外，现代还可应用于多种疾病，主要为以下几个方面。

1. 胃肠功能紊乱

浙江省湖州市某医院使用柴胡桂枝干姜汤联合耳穴压豆治疗胃肠功能紊乱

患者 55 例，其中显效 41 例，有效 12 例，无效 2 例，治疗总有效率为 96.36%（53/55）。结果显示相较于单纯使用奥美拉唑肠溶胶囊治疗，使用柴胡桂枝干姜汤联合耳穴压豆进行治疗可明显缩短改善嗳气、腹胀、腹部隐痛的时间，提高临床疗效。（出自《新中医》）

2. 溃疡性结肠炎

北京市昌平区某医院曾使用柴胡桂枝干姜汤联合康复新液保留灌肠治疗寒热错杂型溃疡性结肠炎患者 34 例，连续治疗 6 周后，临床结果显示，无效 4 例，内镜应答 18 例，内镜愈合 12 例，总有效率为 88.24%（30/34），这表明对于溃疡性结肠炎寒热错杂型患者，采用柴胡桂枝干姜汤内服联合康复新液保留灌肠治疗，可有效改善患者的临床症状，提高临床疗效，值得临床借鉴。（出自《光明中医》）

3. 慢性心力衰竭

南靖县某医院使用柴胡桂枝干姜汤治疗慢性心力衰竭患者 51 例，治愈 29 例，显效 20 例，有效 1 例，无效 1 例，总有效率 98.04%（50/51），这表明治疗中联合中药治疗有利于提升疗效，改善心功能。（出自《深圳中西医结合杂志》）

4. 失眠

聊城市某医院使用柴胡桂枝干姜汤联合低频重复经颅磁刺激治疗胆热脾寒型失眠患者 37 例，其中痊愈 7 例，显效 8 例，有效 20 例，无效 2 例，治疗总有效率为 94.59%（35/37），这表明使用柴胡桂枝干姜汤联合低频重复经颅磁刺激治疗疗效显著，能更好地改善患者临床症状，值得推广应用。（出自《国医论坛》）

北京市某医院使用柴胡桂枝干姜汤化裁治疗寒热错杂型糖尿病 31 例，连续用药 12 周后，结果显示显效 18 例，有效 11 例，无效 2 例，治疗总有效率为 93.55%（29/31），这表明使用柴胡桂枝干姜汤化裁治疗寒热错杂型糖尿病疗效确切，可降低患者血糖水平，改善糖尿病相关症状，提高患者生活质量。（出自《中国民间疗法》）

5. 社区获得性肺炎

厦门市某医院曾使用柴胡桂枝干姜汤治疗上热下寒型非重症社区获得性肺炎患者 30 例，经过治疗后，显效 22 例，有效 6 例，无效 2 例，治疗总有效率为 93.33%（28/30）。这表明使用柴胡桂枝干姜汤治疗的效果良好，对提高总有效率、改善中医证候评分、降低炎症指标方面具有显著作用。（出自《中国医药指南》）

第五节　柴胡加芒硝汤

一、原文赏析

【原文】

伤寒十三日不解，胸胁满而呕，日晡所发潮热，已而微利，此本柴胡证，下之以不得利，今反利者，知医以丸药下之，此非其治也。潮热者，实也，先宜服小柴胡汤以解外，后以柴胡加芒硝汤主之。（104）

【原文释义】

本条为论少阳兼里实误下的证治，可分三段理解。自"伤寒十三日不解"至"已而微利"为第一段，是论伤寒多日不解，有向里传变之势。传变与否，据证而定，今见胸胁满而呕，知邪传少阳，胆火内郁，枢机不利，胆逆犯胃；日晡所发潮热，知邪入阳明，腑实已成。此为少阳兼阳明里实之证，多见大便燥结难下，可取和解兼通下之法。投以大柴胡汤，本应诸证悉除，今反见下利，是与病情发展趋势不符，须探究其原委。

自"此本柴胡证"至"此非其治也"为第二段，为论述下利的原因。本证为少阳兼阳明里实证，应以大柴胡汤和解少阳、攻下里实，则病可愈，不应出现下利。今反下利者，是治不如法，乃医者不明其理误用丸药攻下所致。丸药性缓力轻，但作用持久，不仅不能荡涤胃肠燥实，泻下之性却留中而致微利，故虽下利而潮热不除。

自"潮热者，实也"至"后以柴胡加芒硝汤主之"为第三段，讨论误治后的治法。此证虽经误治，但病证未除，潮热未罢，仍为少阳兼阳明里实之证。但毕竟误下微利，正气已伤，故先用小柴胡汤以和解少阳，畅达枢机，透达表里之邪；若因燥实较甚，服汤不愈者，再服柴胡加芒硝汤以和解少阳，泄热润燥。

【方剂组成】

柴胡二两十六铢，黄芩一两，人参一两，甘草一两（炙），生姜一两（切），半夏二十铢（洗），大枣四枚（擘），芒硝二两。

【煎服法】

上八味，以水四升，煮取二升，去滓，内芒硝，更煮微沸。分温再服，不解更作。

【方剂解析】

方中柴胡苦泄辛散，芳疏性升，微寒能清，善和解退热，故重用为君药。黄芩苦寒清泻而燥，善清热泻火，与君药相配，一散半表之邪，一清半里之热，使邪热外透内清，故为臣药。人参甘补微温，善大补元气、生津；炙甘草甘补和，平偏温，善益气补中、和药；芒硝苦寒沉降，咸能软润，善泄热通便、润软燥屎，加速排便，为治实热内结、燥屎坚硬难下之要药；半夏辛散温燥，有毒而力较强，善消痞散结、降逆止呕。四药相合，善泄热通便、润软燥屎，又消痞止呕，还补中扶正以助祛邪，故为佐药。大枣温补甘缓，善补中益气、缓和药性；生姜辛微温而发散，善温中散寒、开胃止呕、解半夏毒。二药相合，既调和脾胃、止呕，又制半夏之毒、调和诸药，故为佐使药。**诸药合用，共奏和解少阳、泻下燥结之功效。**

【名家诠释】

李中梓《伤寒括要》：胸胁满，呕而潮热，邪在半表半里，小柴胡汤为常之剂。但下之失宜，则里邪未尽，非柴胡汤所能疗也。故加芒硝以荡之。

钱潢《伤寒溯源集》：当先用小柴胡汤以解外邪，然后再以柴胡汤加入芒硝下之，则胃中之热邪亦解，所谓胃和则愈也。然有潮热胃实之证，仍留人参而不去者，以少阳本属虚邪，又以十三日之久，元气自耗，更因误下之虚，故虽加泻实之芒硝，而人参不去也。

魏荔彤《伤寒论本义》：此实指热之虚实而言，非言胃之已成实之实，所以仍主小柴胡汤，正以胃不成实，邪已半在少阳，故仍从前法。半治少阳，半治阳明，而少变之也。先宜小柴胡汤以解外，使邪在少阳者，从外而上透也，后以柴胡加芒硝汤以涤内，使邪在阳明者，从里以下泄也，此就少阳证中，兼治阳明。胃中余热，为太阳病过经不解，阳明有热者言之也。阳明有热而不大下之，乃于柴胡汤中用芒硝，则非胃实大下之故也。

二、辨证拾遗

【原文证候】

胸胁满而呕，日晡潮热或下后微利。

【证候拾遗】

根据柴胡加芒硝汤和解少阳、泻下燥结的功效，结合《伤寒论》其他条文，以方测证，还应包括以下证候：

大便燥结，舌红苔薄黄或腻，脉弦或弦滑。

【辨证分析】

伤寒多日不解,向里传变,少阳阳明合病,热结肠胃,则大便秘结。舌红苔薄黄或腻,脉弦或弦滑为少阳阳明合病之征象。

【证候总录】

胸胁满而呕,日晡潮热或下后微利,大便燥结,舌红苔薄黄或腻,脉弦或弦滑。

三、古方今用

柴胡加芒硝汤除治疗少阳枢机不利、阳明燥实微结外,在现代还可应用于多种疾病,主要为以下几个方面。

1. 轻症胆源性胰腺炎

长春市某医院运用柴胡加芒硝汤治疗轻症胆源性胰腺炎胆热犯胃证患者30例,治疗7天后,治愈9例,显效17例,有效3例,无效1例,总有效率为96.67%。结果表明运用柴胡加芒硝汤治疗不仅可明显改善证候,而且在纠正血清淀粉酶、尿淀粉酶、脂肪酶异常指标上作用也十分显著,比单纯西医治疗方案安全有效、不易复发,远期疗效好。(出自长春中医药大学硕士学位论文,2022年)

2. 胆囊炎

河南省南阳市某医院曾运用柴胡加芒硝汤加减治疗胆囊炎患者62例,经过治疗后,显效39例,有效22例,无效1例,总有效率98.39%(61/62)。结果显示,运用柴胡加芒硝汤加减治疗胆囊炎的临床效果显著。(出自《湖南中医杂志》)

第六节　柴胡加龙骨牡蛎汤

一、原文赏析

【原文】

伤寒八九日,下之,胸满烦惊,小便不利,谵语,一身尽重,不可转侧者,柴胡加龙骨牡蛎汤主之。(107)

【原文释义】

本条为论述太阳表证误下后所致邪气弥漫、虚实夹杂、表里俱病的变证及其治法方药。伤寒时已八九日，本已暗伏内传之机，而反误下伤其正气，则邪气乘虚而入，而变证由生。误下致变，种类繁多，然皆取决于人体阴阳禀赋、病邪性质及轻重等因素。今见胸满而烦，是少阳枢机不利、胆火内郁之象；胆火上炎，更兼胃热上蒸，心神不宁，则有谵语惊惕之变；而小便不利者，是少阳三焦决渎失常，水道不调之故也；邪气郁于半表半里之界，内外气机无以正常运行，是以一身尽重而难于转侧。纵观全局，虽然病象所涉脏腑经络较广，究以少阳胆与三焦为其病变重心；而外邪虽入里化热为患，但亦有内生饮邪与之狼狈为奸。饮热互结，而正气却因误下而虚馁，是以形成如此虚实互见、表里俱病之证，治宜和解少阳通阳泄热，而兼宁心安神，方用柴胡加龙骨牡蛎汤。

【方剂组成】

柴胡四两，龙骨一两半，黄芩一两半，生姜一两半（切），铅丹一两半，人参一两半，桂枝一两半（去皮），茯苓一两半，半夏二合半（洗），大黄二两，牡蛎一两半（熬），大枣六枚（擘）。

【煎服法】

上十二味，以水八升，煮取四升，内大黄，切如棋子，更煮一二沸，去滓，温服一升。

【方剂解析】

柴胡加龙骨牡蛎汤和解少阳，通阳泄热，重镇安神。本方是以半量小柴胡汤去甘草，加龙骨、牡蛎、桂枝、茯苓、铅丹、大黄组成。方中柴胡、桂枝、黄芩和里解外，以治寒热往来、身重；龙骨、牡蛎、铅丹重镇安神，以治烦躁惊狂；半夏、生姜和胃降逆；大黄泻里热，和胃气；茯苓安心神，利小便；人参、大枣益气养营，扶正祛邪。**诸药合用，共奏和解清热、镇惊安神之功效。**

【名家诠释】

方有执《伤寒论条辨》：心虚则惊也，故用人参茯苓之甘淡，入心以益其虚；龙骨、牡蛎、铅丹之重涩，敛心以镇其惊；半夏辛温，以散胸膈之满；柴胡苦寒，以除郁热之烦；亡津液而小便不利，参、苓足以润之；胃中燥而谵语，姜、枣有以调也；满在膈中，半夏开之，非大黄不能涤；重在一身，人参滋之，非桂枝不能和。然是证也，虽无三阳之明文，而于是汤也，总三阳以和之之治可征也。

吴谦《医宗金鉴》：是证也，为阴阳错杂之邪；是方也，亦攻补错杂之药。柴、桂解未尽之表邪，大黄攻已陷入里热，人参、姜、枣补虚而和胃，茯苓、半夏利水而降逆，龙骨、牡蛎、铅丹之涩重，镇惊收心而安神明，斯为以错杂之药，而治错杂之病也。

梅国强《伤寒论讲义》：本方由小柴胡汤加减变化而成。因病入少阳，故治以小柴胡汤，以和解枢机，扶正祛邪为主。加桂枝通阳和表，大黄泄热清里，龙骨、牡蛎、铅丹重镇理怯而安神明。铅丹有毒，不可久用，或用生铁落代之，亦有效验。茯苓宁心安神并可通利小便。因邪热弥漫于全身，故去甘草之缓，以专除热之力，使表里错杂之邪，得以速解。

二、辨证拾遗

【原文证候】

胸胁苦满，烦惊谵语，小便不利，一身尽重，不可转侧。

【证候拾遗】

根据柴胡加龙骨牡蛎汤和解清热、镇惊安神的功效，结合《伤寒论》其他条文，以方测证，还应包括以下证候：

大便秘结，舌红苔黄腻，脉弦滑或弦数。

【辨证分析】

误下之后，邪热乘虚内扰，气机升降失常，腑气不通，故见大便秘结；舌红苔黄腻，脉弦滑或弦数，均为邪热内陷、三焦不利之征象。

【证候总录】

胸胁苦满，烦惊谵语，小便不利，一身尽重，不可转侧，大便秘结，舌红苔黄腻，脉弦滑或弦数。

三、古方今用

柴胡加龙骨牡蛎汤除治疗邪热内陷外，现代还可应用于多种疾病，主要为以下几个方面。

1. 室性早搏

黑龙江省某医院曾开展应用柴胡加龙骨牡蛎汤加减治疗室性期前收缩气滞痰阻证的临床研究，治疗组纳入 32 例室性早搏患者，经过治疗后，显效 22 例，有效 8 例，无效 2 例，治疗总有效率为 93.75%（30/32）。这表明采用柴胡加龙骨牡蛎汤加减治疗室性早搏能够明显改善患者的中医证候，减少早搏次数，提高临床疗效，具有较高的临床应用价值，值得借鉴。（出自《湖北中医杂志》）

2. 原发性高血压

北京市某医院使用柴胡加龙骨牡蛎汤加减联合平衡针灸治疗原发性高血压

患者 39 例，其中显效 12 例，有效 23 例，无效 4 例，治疗总有效率为 89.74%（35/39）。原发性高血压患者给予柴胡加龙骨牡蛎汤加减联合平衡针灸治疗，可改善患者临床症状、脂糖代谢及睡眠质量，疗效确切，且不良反应较少，具有一定的临床应用价值。（出自《世界中医药》）

3. 抑郁症

聊城市某医院使用柴胡加龙骨牡蛎汤加减治疗抑郁症患者 48 例，其中痊愈 36 例，显效 5 例，有效 3 例，无效 4 例，治疗总有效率为 91.67%（44/48）。结果表明在抑郁症患者的治疗中，使用柴胡加龙骨牡蛎汤加减治疗有利于患者临床症状的改善，对于提高患者的生活质量具有积极意义，治疗效果显著。（出自《中国实用医药》）

4. 阳痿

天津市某医院曾使用柴胡加龙骨牡蛎汤加减联合万艾可治疗 40 例阳痿患者，经过治疗后，治愈 21 例，显效 12 例，有效 6 例，无效 1 例，治疗总有效率为 97.50%（39/40）。柴胡加龙骨牡蛎汤加减配合万艾可在治疗阳痿患者方面获得明显的治疗效果，疗效较为理想。（出自《中国城乡企业卫生》）

第七节　四逆散

一、原文赏析

【原文】

少阴病，四逆，其人或咳，或悸，或小便不利，或腹中痛，或泄利下重者，四逆散主之。（318）

【原文释义】

此为论阳郁厥逆的证治。本证只提"四逆"主证，他症皆称或然症，知"四逆"是本证辨证指征。少阴寒化证，阳虚不温四肢，易见四逆，或称厥、厥冷，证属虚寒。而本证的"四逆"是肝郁气滞，为阳气内郁不达四肢而致，证属实、属郁。证同而病机不同，故特提"四逆"以示虚、实的鉴别。

因本证属阳气郁遏，气机不畅，故可见诸多或然症。若兼肺寒气逆，则为咳；心阳不足则为悸；气化不行，则小便不利；阳虚中寒，则腹中痛；兼中寒气滞，则泄利下重等，不一而足。总之，本证病机为阳郁，非阳虚，故治不用回阳救逆的四逆汤,而用宣通阳气、疏达郁滞的四逆散。

【方剂组成】

甘草(炙),枳实(破,水渍,炙干),柴胡,芍药。

【煎服法】

上四味,各十分,捣筛,白饮和服方寸匕,日三服。咳者,加五味子、干姜各五分,并主下利;悸者,加桂枝五分;小便不利者,加茯苓五分;腹中痛者,加附子一枚,炮令坼;泄利下重者,先以水五升,煮取三升,去滓,以散三方寸匕内汤内,煮取一升半,分温再服。

【方剂解析】

四逆散由柴胡、枳实、芍药、甘草组成。方中柴胡疏肝解郁,透达阳气;芍药苦泄破结,通络止痛;枳实导滞行气;甘草调和诸药。**诸药合用,共奏疏畅气机、透达郁阳之功效。**

【名家诠释】

王旭高《王旭高医书六种·退思集类方歌注》:小柴胡汤,少阳枢机之剂也;四逆散,少阴枢机之剂也。少阴为三阴之枢,犹少阳为三阳之枢也。此四逆散与小柴胡制方之义略同,特以枢有阴阳之异,故用药亦分气血之殊,而其扶正逐邪,和解表里,则两方如一方也。盖彼用黄芩泻肺热,恐金胜木也;此用枳实泄脾实,恐土胜水也。彼用人参补脾气,恐少阳之邪传入于太阴也;此用芍药益肝阴,恐少阴之邪传入于厥阴也。而枢机为病,必以和解,故柴胡、甘草在所不易矣。

唐容川《血证论》:四肢厥冷,谓之四逆。仲景四逆汤,皆用温药,乃以热治寒之正法。至四逆散,则纯用清疏平和之品,亦能治四肢厥冷,何也?盖虚寒固有四逆证,亦有热遏于内,不得四达,而亦四逆者。实热内伏,热深厥亦深,非芩、连、大黄不克;虚热内扰,非玉烛散、玉女煎不退;若是腠理不和,遏其阳气,则但用四逆散。枳壳、甘草解土中之郁,而白芍以调其内,柴胡以达于外,斯气畅而四肢通,自不冷厥矣。此方与小柴胡转输外达相似,又疏平肝气,和降胃气之通剂,借用处尤多。

程门雪《书种室歌诀二种》:《伤寒论》少阴篇之四逆散,据其方药,非少阴证主治,应列于厥阴篇内,方始切合……其所主治之"四逆",既非亡阳,亦非热深厥深,应是邪热郁结不舒。虽症见手足逆冷,脉沉细紧,不得谓之阴证。其辨证关键,应是大便硬,或泄利下重;其次是身无汗或但头汗出。所谓"阳气一郁,不但阳证似阴,阳脉亦似阴也"。

二、辨证拾遗

【原文证候】

四肢厥逆，或咳，或悸，或小便不利，或腹中痛，或泄利下重。

【证候拾遗】

根据四逆散疏畅气机、透达郁阳的功效，结合《伤寒论》其他条文，以方测证，还应包括以下证候：

胁肋胀闷，肠鸣矢气，大便溏结不调，舌红，苔薄白，脉弦。

【辨证分析】

肝失疏泄，经气郁滞，则胁肋胀闷；肝气横逆犯脾，气滞湿阻，则肠鸣矢气，大便溏结不调；舌红，苔薄白，脉弦亦为肝脾不和之征。

【证候总录】

四肢厥逆，或咳，或悸，或小便不利，或腹中痛，或泄利下重，胁肋胀闷，肠鸣矢气，大便溏结不调，舌红，苔薄白，脉弦。

三、古方今用

四逆散除治疗阳郁厥逆、肝脾不和外，在现代还可应用于多种疾病，主要为以下几个方面。

1. 失眠

北京市某社区卫生服务中心曾使用四逆散加减结合针灸治疗肝郁脾虚型失眠患者 40 例，经过治疗后，治愈 24 例，显效 10 例，有效 5 例，无效 1 例，治疗总有效率为 97.50%（39/40）。这表明四逆散加减结合针灸可显著改善肝郁脾虚型失眠患者的睡眠质量，且安全可靠，值得推广。（出自《内蒙古中医药》）

2. 功能性消化不良

广东省某医院肛肠科使用四逆散加减治疗功能性消化不良患者 128 例，其中显效 86 例，有效 37 例，无效 5 例，治疗总有效率为 96.09%（123/128）。在功能性消化不良患者的临床治疗中，采用四逆散加减治疗的效果更明显，这表明使用四逆散加减治疗可以有效改善患者病情症状，值得推广应用于临床治疗中。（出自《中国实用医药》）

3. 溃疡性结肠炎

遵义市某医院曾使用痛泻要方合四逆散加味治疗溃疡性结肠炎患者 42 例，经过治疗后，临床缓解 5 例，显效 24 例，有效 11 例，无效 2 例，治疗总有效率为95.24%（40/42）。结果表明，使用痛泻要方合四逆散加味治疗疗效满意，可显著改善患者临床症状和焦虑抑郁情绪。（出自《中药材》）

4. 慢性稳定性冠心病

新泰市某医院应用四逆散加味联合西医常规治疗慢性稳定性冠心病气滞血瘀证患者41例，其中显效23例，有效15例，无效3例，总有效率为92.68%（38/41）。结果表明应用四逆散加味联合西医常规治疗可明显改善患者的血脂水平及心功能，提高患者生活质量，临床疗效显著。（出自《甘肃中医药大学学报》）

第十六章

芍药当归汤类

第一节 芍药甘草汤证

一、原文赏析

【原文】

伤寒脉浮，自汗出，小便数，心烦，微恶寒，脚挛急，反与桂枝欲攻其表，此误也。得之便厥，咽中干，烦躁，吐逆者，作甘草干姜汤与之，以复其阳；若厥愈足温者，更作芍药甘草汤与之，其脚即伸；若胃气不和，谵语者，少与调胃承气汤；若重发汗，复加烧针者，四逆汤主之。（29）

【原文释义】

本条论述了虚人外感误用桂枝汤致阴阳两虚证的救误方法及可能出现的其他两种变证与治疗。误治后致阴阳两虚证，其主证是厥逆、脚挛急、咽中干、烦躁、吐逆。病因病机是虚人外感，误用桂枝汤致阳气阴液更伤。治法是先复其阳，后复其阴。方药：复阳用甘草干姜汤，复阴用芍药甘草汤。

本证伤寒、脉浮、自汗出、微恶寒，为病在表，属太阳表虚证；小便数为阳虚不能摄敛津液；心烦，脚挛急是阴虚、心神不安、筋脉失养之象，证属阴阳两虚复感外邪，治当扶阳解表为主。若反与桂枝汤攻其表，是为误治。误治后，表证不复存在，而阴阳更伤。阳虚不温则手足厥逆；阴伤不润则咽中干燥；阳虚则阴寒气逆，故生烦躁吐逆。证型错综复杂，治法当遵先后缓急之序，因本证以阳虚为急，故以复阳为先，冀其阳生阴长，因为无形之阳可以速复，有形之阴难以骤生，是以先与甘草干姜汤以复其阳，待阳回厥愈足温之后，再投芍药甘草汤以复其阴，使筋脉得以濡润，挛急得以缓解，其脚胫自能伸展自如。

【方剂组成】

芍药四两，甘草四两（炙）。

【煎服法】

上二味，以水三升，煮取一升五合，去滓，分温再服。

【方剂解析】

方中芍药酸苦，既养血益阴，又缓急止痛，故为君药。臣以炙甘草补中益气，以资气血生化之源，另能缓急止痛，以助芍药缓挛急，止腹痛。再者，两味配伍，又是酸甘化阴的重要药对，补阴血之力相得益彰。二药合用，酸甘化阴，使阴液得复，筋脉得养，则脚挛急自伸。**诸药合用，共奏滋阴养血、缓急止痛之功效。**

【名家诠释】

《内科摘要》：（芍药甘草汤）治小肠腑咳，发咳而失气。

《古今医统》：芍药甘草汤，治小儿热腹痛，小便不通及痘疹肚痛。

《魏氏家藏方》：六半汤（芍药甘草汤加无灰酒少许再煎服），湿热脚气，不能行步。

《类聚方广义》：芍药甘草汤，治腹中挛急而痛者，小儿夜啼不止，腹中挛急甚者，亦奇效。

《建殊录》：云州医生求马，年可二十，一日，忽苦跟痛如锥刺，如刀刮，不可触近，众医莫能处方者。有一疡医，以为当有脓，刀辟之，亦无效矣。于是迎先生，诊之，腹皮挛急，按之不弛，为芍药甘草汤饮之，一服，痛即已。

《生生堂医谈》：城州山崎，一翁五十余岁，闲居则安静，聊劳动则身体痛不可忍，家事坐废，殆三十年。医药无一验。来请予，予诊之，周身有青筋，放之，迸出毒血甚多，即与芍药甘草汤，约十次而复常，任耕稼矣。

《伤寒总病论》：芍药甘草汤主脉浮而自汗，小便数，寸口脉浮大。浮为风，大为虚，风则生微热，虚则两胫挛，小便数仍汗出为津液少，不可误用桂枝汤，宜补虚退热。通治服汤后，病证仍存者。

《伤寒分经》：芍药甘草汤，甘酸合用，专治荣中之虚热，其阴虚阳乘，至夜发热，血虚筋挛，头面赤热，过汗伤阴，发热不止，或误用辛热，扰其荣血，不受补益者，并宜用之，真血虚夹热者之神方也。

《玉机微义》：芍药甘草汤治小肠腑发咳而失气，气与咳俱失。

《怪疾奇方》：大腿肿痛，坚硬如石，足系梁上差可，否则其疼如砍，肿渐连臀，不容着席。用生甘草一两，白芍三两，水煎服，即效。

二、辨证拾遗

【原文证候】

伤寒脉浮，自汗出，小便数，心烦，微恶寒，脚挛急。

【证候拾遗】

根据芍药甘草汤证滋阴养血、缓急止痛的功效，结合《伤寒论》其他条文，以方测证，还应包括以下证候：

口干，口渴，咽干，皮肤干涩，或发热，肢体麻木，头晕头痛，或大汗，心慌心悸，或便秘，舌红苔少，脉细数，或舌紫暗，脉涩。

【辨证分析】

本证多因长期劳累，或素体阳亢，耗伤阴津，则表现为一系列的干燥之象，如口干、口渴、咽干、皮肤干涩；阳盛阴衰，发热，阴不敛阳，表现为大汗，心慌心悸；阴津亏损，血虚无力，运行不畅，阻于经络，故而出现肢体麻木，头晕头痛，便秘；舌红苔少，脉细数，为阴血不足，津液亏虚之象；血行不畅，瘀阻脉络，故舌紫暗，脉涩。

【证候总录】

伤寒脉浮，心烦恶寒，脚挛急，口干、口渴、咽干，皮肤干涩，或发热，肢体麻木，头晕头痛，或大汗、心慌心悸，或便秘，舌红苔少，脉细数，或舌紫暗，脉涩。

三、古方今用

芍药甘草方在现代临床应用中十分广泛，主要应用于以下几个方面。

1. 消化内镜氩离子凝固术后溃疡

北京市某医院运用芍药甘草汤加减联合雷贝拉唑治疗消化内镜氩离子凝固术后溃疡，纳入相关患者，患者被随机分为对照组和观察组，每组各100例。对照组给予雷贝拉唑治疗，观察组在对照组基础上给予芍药甘草汤加减治疗。治疗后，观察组、对照组的总有效率分别为94%、83%，观察组的脘痛连胁、胃脘胀满、胸闷、反酸、嗳气积分均明显低于对照组（$P < 0.05$）。（出自《中国中西医结合消化杂志》）

2. 带状疱疹后遗神经痛

江西省上饶市某医院使用芍药甘草汤治疗带状疱疹后遗神经痛患者80例，对照组采用西医常规治疗，观察组采用西医常规治疗与芍药甘草汤联合治疗。结果显示，治疗组疗效明显优于对照组。（出自《临床合理用药杂志》）

3. 强直性脊柱炎

广州市某医院运用芍药甘草汤联合刺络拔罐治疗对强直性脊柱炎患者 30 例，结果显示，患者治疗前后的 Bath 强直性脊柱炎活动指数（BASDAI）、Bath 强直性脊柱炎功能指数（BASFI），以及枕墙距、指地距、胸廓活动度、SF– 评分的差异有统计学意义（$P < 0.05$）。（出自《中医临床研究》）

第二节　芍药甘草附子汤证

一、原文赏析

【原文】

发汗，病不解，反恶寒者，虚故也，芍药甘草附子汤主之。（68）

【原文释义】

本条为讨论汗后阴阳两虚的证治。发汗后，病不解，有表证未罢或病情发生变化两种可能。若发汗后病不解是表证未罢，则当见发热恶寒，头身疼痛，脉浮等症。今发汗后，恶寒曰"反"，是恶寒加重，又不见发热脉浮等症，说明本方证之"病不解"为因汗而发生的变证，并非表证不解。从判为"虚故也，芍药甘草附子汤主之"来看，此变证当为阴阳两虚证。

【方剂组成】

芍药三两，甘草三两（炙），附子一枚（炮，去皮，破八片）。

【煎服法】

上三味，以水五升，煮取一升五合，去滓，分温三服。疑非仲景方。

【方剂解析】

芍药甘草附子汤方由芍药、甘草和附子组成。方中芍药苦酸，养血敛阴。甘草甘温，补中缓急，酸甘相合而化阴。附子大辛大热，补火助阳，得甘草之甘，辛甘化阳；且附子性猛，得甘草而缓，芍药性寒，得附子而和。**诸药合用，共奏阴阳双补、缓急止痛之功效。**

【名家诠释】

成无己《注解伤寒论·辨太阳病脉证并治中》：芍药之酸，收敛津液而益营，附子之辛热，固阳气而补卫，甘草调和辛酸而安正气。

钱天来《伤寒溯源集·太阳中篇》：此桂枝汤去桂、姜、枣，加附子，亦桂枝汤之变方也。经云：发汗病不解，反恶寒者，虚故也，此汤主之。发汗后之恶寒，其非表邪可知。若因其恶寒而投以桂枝，误也，故以附子合芍药、甘草，从阴分敛戢其阳，阳回而虚自止矣。

裘庆元《珍本医书集成·伤寒类》：未汗而恶寒，邪盛而表实。已汗而恶寒，邪退而表虚，怯懦之恶也。盖汗出之后，大邪退散，营卫衰微，卫气疏慢，病虽未尽解，不他变而但恶寒，故曰虚，言表气新虚而非病变也。

汪苓友《伤寒论辨证广注·辨太阳阳明病中寒脉证并治法》：原方后，有"疑非仲景意"五字，或叔和王氏于撰此方之时，认上条（指本条原文）为伤寒病，发汗不解而恶寒，乃表邪未尽，仍宜发汗，因疑此方为非仲景意，似不可用，故《内台方议》亦云：若非大汗出，又反恶寒，其脉沉微，及无热证者，不可服也。明乎此，而上方之用，可无疑矣。

二、辨证拾遗

【原文证候】

发汗，病不解，反恶寒。

【证候拾遗】

根据芍药甘草附子汤阴阳双补、缓急止痛的功效，结合《伤寒论》其他条文，以方测证，还应包括以下证候：

关节肌肉疼痛，酸楚游走不定，或关节疼痛遇寒加重，得热痛减，或关节重着，肿胀散漫，肌肤麻木不仁，关节屈伸不利，舌质淡，苔薄或白腻，脉弦紧或濡缓。

【辨证分析】

本证多因居处潮湿，涉水冒雨，或睡卧当风，或冒雾露，气候变化，冷热交错等，致风寒湿邪乘虚侵袭人体，风寒湿邪留滞经络，气血闭阻不通，不通则痛，表现为关节肌肉疼痛。若风邪较重，则表现为酸楚游走不定；若寒邪较重，则表现为关节疼痛遇寒加重，得热痛减；若湿邪较重，则表现为关节重着，肿胀散漫，肌肤麻木不仁，关节屈伸不利。弦紧脉为受风寒且疼痛之脉，濡脉为湿邪侵入机体之脉，结合舌质淡，舌苔薄或白腻，则为风寒湿邪入侵机体之象。

【证候总录】

发汗，病不解，反恶寒，关节肌肉疼痛，酸楚游走不定，或关节疼痛遇寒加重，得热痛减，或关节重着，肿胀散漫，肌肤麻木不仁，关节屈伸不利，舌质淡，舌苔薄或白腻，脉弦紧或濡缓。

三、古方今用

芍药甘草附子汤在现代临床主要应用于以下几种疾病：

1. 关节痛

南京市某医院运用芍药甘草附子汤加减治疗关节痛取得了良好的疗效，并得出其治疗作用可能与其抑制炎症介质的释放有关的结论。（出自《浙江中医杂志》）

2. 坐骨神经痛

北京市某医院运用芍药甘草附子汤加味治疗 69 例坐骨神经痛患者，治疗总有效率为 98.6%。（出自《中国社区医师》）

辽宁省某医院使用芍药甘草附子汤对腰椎间盘突出症引起的坐骨神经痛的 56 例患者进行治疗，结果显示治愈 31 例，显效 21 例，有效 0 例，无效 4 例，有效率达 92.86%。（出自《中国民间疗法》）

第三节 当归四逆汤证

一、原文赏析

【原文】

手足厥寒，脉细欲绝者，当归四逆汤主之。（351）

【原文释义】

本条为论血虚寒凝致厥的证治。手足厥寒，当察气血阴阳，辨其寒热虚实。本条叙证简略，举脉以引申其辨证。脉细者，以形象言，为脉形细如丝线，多属血虚。脉微者，以力量言，脉来微弱无力，多属阳虚。本证脉细欲绝，乃脉来如丝，似有似无。血虚则脉道不充，寒凝则脉行不利，血虚感寒，寒凝经脉，故见脉细欲绝。血虚寒凝，气血运行不畅，四末失于温养，故见手足厥寒。此证为血虚寒凝所致，用当归四逆汤养血通脉，温经散寒。

【方剂组成】

当归三两，桂枝三两（去皮），芍药三两，细辛三两，甘草二两（炙），通草二两，大枣二十五枚（擘，一法，十二枚）。

【煎服法】

上七味，以水八升，煮取三升，去滓，温服一升，日三服。

【方剂解析】

本方为养血通脉的常用方。方中当归苦辛甘温，补血和血，为温补肝血之要药；桂枝辛温，温经通脉，以祛经脉中客留之寒邪而畅血行。两药配伍，养血温通并施，使寒邪除，血脉畅，共为方中君药。白芍养血和营，配当归更增补益阴血之力，伍桂枝则成调和营卫之功；细辛辛温走窜，外温经脉，内温脏腑，通达表里，以散寒邪，助桂枝温经散寒之力，与白芍同为方中臣药。方中"通草"，即木通，本方配伍通草，其意义有二：一借其通血脉，利关节，以助当归、桂枝通脉；二因其性寒凉，又可防桂、辛之燥热太过，使本方补血而不滞，温阳而不燥。通草苦寒，通利血脉，又可防桂枝、细辛温燥太过可能耗血伤津，为佐药。重用大枣，既助归、芍补血，又助桂、辛通阳；甘草益气健脾，调和诸药，均为使药。诸药相伍，使阴血充，阳气振，阴寒除，经脉通，则手足温暖，其脉亦复。养血和营与辛散温通相合，使血脉得充而畅行，且温经而不燥，养血而不滞。**诸药合用，共奏养血通脉、温经散寒之功效。**

【名家诠释】

许宏《金镜内台方议》：阴血内虚，则不能荣于脉；阳气外虚，则不能温于四末，故手足厥寒，脉细欲绝也。故用当归为君，以补血；以芍药为臣，辅之而养营气；以桂枝、细辛之苦，以散寒温气为佐；以大枣、甘草之甘为使，而益其中，补其不足；以通草之淡，而通行其脉道与厥也。

方有执《伤寒论条辨》：寒，与逆同，本阳气内陷也。细则为虚，阴血不足也。当归、芍药，养血而收阴；通草、细辛，行脉而通闭；桂枝辛甘，助阳而固表；甘草、大枣，健脾以补胃。夫心主血，当归补其心，而芍药以收之；肝纳血，甘草缓其肝，而细辛以润之；脾统血，大枣益其脾，而甘草以和之。然血随气行，桂枝卫阳，气固则血和也。

张志聪《伤寒论集注》：此言脉细欲绝，主阴阳血气皆虚而不同于上文之促滑也。手足厥寒者，阴阳虚也。脉细血气皆欲绝者，阳气虚而阴血并竭也，故主当归四逆汤。桂枝、细辛助君火之神气以养阳，当归、芍药资中焦之血气以养阴，大枣、甘草益其中土，通草通其脉络。阴阳血气通调，而脉体自和，寒厥可愈。

钱潢《伤寒溯源集》：此条之手足厥寒，即四逆也，故当用四逆汤。而脉细欲绝，乃阳衰而血脉伏也，故加当归，是以名之曰当归四逆汤也。不谓方名虽曰四逆，而方中并无姜、附，不知何以挽回阳气？即有桂枝，亦不过解散卫邪之药耳。李东垣所谓气薄则发泄，桂枝上行而发表，岂能如干姜之温中散寒耶？细辛虽能温少阴之经，亦岂能如附子之补真阳而入命门乎？且芍药不过敛阴，通草无非渗利，又焉能治手足厥寒、脉细欲绝哉？

二、辨证拾遗

【原文证候】

手足厥寒，脉细欲绝。

【证候拾遗】

根据当归四逆汤养血通脉、温经散寒的功效，结合《伤寒论》其他条文，以方测证，还应包括以下证候：

手足指尖有如白蜡，继则青紫，伴头晕目眩，面色少华，舌淡苔白，脉沉细。

【辨证分析】

本证多因素体气虚血弱，又外受风寒之邪，致血行瘀滞而见手足指尖有如白蜡，甚至血行不畅出现青紫的情况；血虚不能濡养头面，故头晕目眩，面色少华。沉细脉为气血虚弱之脉；舌淡苔白，为体内有寒之象。故舌淡苔白，脉沉细为血虚寒凝之舌脉。

【证候总录】

手足厥寒，脉细欲绝，手足指尖有如白蜡，继则青紫，伴头晕目眩，面色少华，舌淡苔白，脉沉细。

三、古方今用

当归四逆汤是现代临床应用较为广泛的一种方剂，主要应用于以下几种疾病：

1. 痛性糖尿病周围神经病变

厦门市某医院使用当归四逆汤联合普瑞巴林治疗痛性糖尿病周围神经病变患者 62 例，对照组采用普瑞巴林胶囊治疗，观察组采用当归四逆汤联合普瑞巴林胶囊治疗。结果显示，观察组总有效率为 90.32%（28/31），显著高于对照组的 67.74%（21/31）。（出自《中外医学研究》）

2. 雷诺病

温州市某医院运用当归四逆汤联合硝苯地平治疗雷诺病患者 78 例，观察组 40 例以当归四逆汤联合硝苯地平口服；对照组 38 例仅给予硝苯地平口服。结果显示，观察组总有效率为 95.0%，对照组总有效率为 60.5%。（出自《新中医》）

3. 腰椎间盘突出症

惠东县某医院使用当归四逆汤加味配合针刺联合麦肯基疗法治疗血虚寒凝型腰椎间盘突出症患者 60 例，对照组采用麦肯基疗法治疗；治疗组采用麦肯基疗法联合当归四逆汤加味及针刺疗法。结果显示治疗组临床疗效总有效率为 93.3%，明显高于对照组的 73.3%，治疗组疗效确切。（出自《新中医》）

第四节　当归四逆加〔吴〕茱萸生姜汤证

一、原文赏析

【原文】

若其人内有久寒者，宜当归四逆加吴茱萸生姜汤。（352）

【原文释义】

本条承上文 351 条，为阐述血虚寒凝兼"内有久寒者"的证治。"内"指内脏，从加用吴茱萸、生姜分析，内脏主要是肝、胃等脏器。"久寒"指沉寒痼疾，当包括与肝、胃有关的如呕吐脘痛，舌卷囊缩，寒疝痛经，少腹冷痛等症状。这种患者，不仅有血虚寒凝经脉，且有寒邪沉积脏腑，故用吴茱萸、生姜，暖肝温胃，通阳降浊，并以清酒扶助药力，温经暖脏，以驱在内之久寒。

当归四逆加吴茱萸生姜汤，用当归四逆汤养血通脉，温经散寒。加吴茱萸、生姜，暖肝温胃，以除痼疾，加清酒煎药，更增温通经脉之力。

【方剂组成】

当归三两，桂枝三两（去皮），芍药三两，细辛三两，甘草二两（炙），通草二两，生姜半斤（切），吴茱萸二升，大枣二十五枚（擘）。

【煎服法】

上九味，以水六升，清酒六升，和煮取五升，去滓，温分五服（一方，水酒各四升）。本方煎服法：将药物放入水酒各半的溶液中煎煮，分 5 次温服。仲师用清酒，现代临床除用清酒外，尚有用白酒、黄酒者，但用量宜小。

【方剂解析】

该方既名四逆，又治久寒，但方中不用干姜、附子，却用吴茱萸、生姜，这是因为"四逆"乃血虚寒凝所致，"久寒"因肝胃虚寒而成，病不在脾肾，而在肝胃，此即《伤寒论析义》所言："从其药性，分经投治，法律精严，使各自发挥优势，而直捣病所。"吴茱萸、生姜走厥阴、阳明经，散久滞陈寒，入清酒煎煮，更增强散寒通脉之力。诸药合用，共奏温经散寒、养血通脉之功。

【名家诠释】

吴谦《医宗金鉴》：凡厥阴病，必脉细而厥，以厥阴为三阴之尽，阴尽阳生，若受邪则阴阳之气，不相顺接，故脉细而厥也。然相火寄居于厥阴之脏，经虽寒而藏不寒，故先厥者后必发热也。故伤寒初起，见手足厥冷，脉细欲绝者，皆不得遽认为虚寒，而用姜附也。此方取桂枝汤，君以当归者，厥阴主肝为血室也；佐细辛味极辛，能达三阴，外温经而内温藏；通草性极通，能利关节，内通窍而外通荣；倍加大枣，即建中加饴用甘之法；减去生姜，恐辛过甚而迅散也。肝之志苦急，肝之神欲散，甘辛并举，则志遂而神悦，未有厥阴神志遂悦，而脉细不出，手足不温者也。不须参、芩之补，不用姜、附之峻者，厥阴、厥逆与太阴、少阴不同治也。若其人内有久寒，非辛温甘缓之品所能兼治，则加吴茱萸、生姜之辛热，更用酒煎，佐细辛直通厥阴之藏，迅散内外之寒，是又救厥阴内外两伤于寒之法也。

二、辨证拾遗

【原文证候】

手足厥寒，脉细欲绝。

【证候拾遗】

根据当归四逆加吴茱萸生姜汤温经散寒、养血通脉的功效，结合《伤寒论》其他条文，以方测证，还应包括以下证候：

手足或腰、股、腿、足、肩臂疼痛，口不渴，喜暖恶寒，得温痛减，舌淡，苔白，脉沉细而缓。

【辨证分析】

本证因素体阳虚且血脉伏所致，血得温则行，得寒则凝，寒邪客于血脉，阻碍气机，血行不畅，阳气不能达于四肢末端，营血不能充盈血脉，故出现手足逆冷或脘腹冷痛，喜暖恶寒，得温痛减，脉沉细而缓，这代表气血虚弱，而舌淡苔白，则为寒凉之象。

【证候总录】

手足厥寒，脉细欲绝，或腰、股、腿、足、肩臂疼痛，口不渴，喜暖恶寒，得温痛减，舌淡，苔白，脉沉细而缓。

三、古方今用

当归四逆加吴茱萸生姜汤在现代临床应用中主要应用于以下几种疾病：

1. 慢性荨麻疹

江西省某医院开展应用当归四逆加吴茱萸生姜汤联合枸地氯雷他定片治疗慢性荨麻疹的研究，纳入 150 名患者，被随机分为研究组和对照组各 75 例。通过为期 2 周的临床治疗，记录两组患者风团和瘙痒临床症状的改善情况、总体治疗率、3 个月内复发率及药物的不良反应。结果显示，中西医联合治疗的研究组对于慢性荨麻疹临床症状的改善程度高于对照组，研究组的总体治疗率为 93.33%，对照组总体治疗率为 78.67%。（出自《光明中医》）

2. 偏头痛

广东省某医院运用当归四逆加吴茱萸生姜汤治疗偏头痛患者 81 例，治疗组予当归四逆加吴茱萸生姜汤治疗，对照组予西药治疗，共观察 3 个月。结果显示治疗组总有效率明显高于对照组。（出自《陕西中医》）

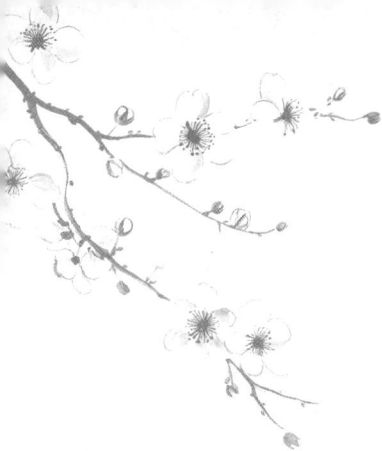

第十七章

四逆汤类

第一节　四逆汤证

一、原文赏析

【原文】

吐利汗出，发热恶寒，四肢拘急，手足厥冷者，四逆汤主之。（388）

【原文释义】

由于霍乱会引起急剧的呕吐下利，从而严重损伤津液，导致中阳失守，肾阳随之外亡，阳越于外，故见发热。阳虚无统摄之权，故而汗出。亡阳里虚，故见恶寒。四肢失于温煦，故见手足厥冷。津液骤然大量耗损，又阳气外亡，筋脉失于温煦和濡养，故四肢拘急而厥冷。由此可见，本证是缘于寒湿内盛，中焦升降失常，吐利交作而致亡阳脱液的危证，故用四逆汤回阳救逆，驱逐阴寒为治。既有液脱倾向，何以不用养阴生津之药？由于亡阳危在顷刻，而阴液不能速生，只有阳复而吐利停止，才能化气生津，故用四逆汤急救回阳，寓有阳生阴长之义。

【方剂组成】

甘草二两（炙），干姜一两半，附子一枚（生，去皮，破八片）。

【煎服法】

上三味，以水三升，煮取一升二合，去滓，分温再服。

【方剂解析】

方中附子为大辛大热之品，为补益先天命门真火之第一要品，能通行十二经脉，迅达内外以温肾壮阳，祛寒救逆，为君药。钱潢曰："附子辛热，直走下焦，大补命门之真阳，故能治下焦逆上之寒邪，助清阳之升发而腾达于四肢，则阳回气暖而四肢无厥逆之患矣。"（《伤寒溯源集》卷4）。干姜为臣药，温中焦之阳而除里寒,助附子生发阳气。《本经疏证》卷10说:"附子以走下,干姜以守中,有姜无附,难收斩将夺旗之功,有附无姜,难取坚壁不动之效。"附、姜同用,可温壮脾肾之阳,祛寒救逆。但两药过于温燥,恐伤阴液,因而以炙甘草为佐,调和诸药,以制约附、姜大辛大热之品劫伤阴液之弊。炙甘草配干姜又可温健脾阳。脾阳得健,则水谷运化正常。如此则脾肾之阳得补,先后天相互滋助,以建回阳救逆之功。诸药合用,共奏回阳救逆之功效。

【名家诠释】

成无己《注解伤寒论·辨霍乱病脉证并治》:上吐下利,里虚汗出;发热恶寒,表未解也;四肢拘急,手足厥冷,阳虚阴盛也。与四逆汤助阳退阴。

钱天来《伤寒溯源集·附霍乱篇》:汗出发热恶寒,似桂枝证,然霍乱则与中风迥异。盖中风之初,有表证而尚无里证,但治其表可也。霍乱则方有表证,而寒邪已先入里,故上吐下利也。且吐且利,而又四肢拘急,则诸寒收引也。手足厥冷,则阳气衰微而不充于四肢也。其证之急,里甚于表,故急宜救里,当以四逆汤主之。寒中霍乱,本无汗下及寒凉之治者,皆以寒邪在里,阳气虚衰故也。所以但用温经散寒,而其表证亦无不解也。

张隐庵《伤寒论集注·辨霍乱病脉证》:吐利汗出,乃中焦津液外泄;发热恶寒,表气虚也。四肢拘急,津液竭也。手足厥冷者,生阳之气不达于四肢。故主四逆汤,启下焦之生阳,温中焦之土气。

二、辨证拾遗

【原文证候】

吐利汗出,发热恶寒,四肢拘急,手足厥冷。

【证候拾遗】

根据四逆汤回阳救逆的功效,结合《伤寒论》其他条文,以方测证,还应包括以下证候:

心悸怔忡,心胸憋闷或痛,气短,神疲乏力,重则出现面色苍白,口唇发青,虚烦不宁,舌淡苔白,脉微欲绝。

【辨证分析】

本证乃寒湿内盛,中焦升降失常,吐利交作而致亡阳脱液,心阳虚衰,故可见心悸怔忡、心胸憋闷或痛,气短、神疲乏力等心气虚表现,进一步发展,心阳不能运行敷布全身,故面色苍白,口唇发青;阳气浮越,故虚烦不宁;脉微欲绝,乃为阳气大虚,正气欲脱之象。

【证候总录】

吐利汗出，发热恶寒，四肢拘急，手足厥冷，心悸怔忡，心胸憋闷或痛，气短，神疲乏力，重则出现面色苍白，口唇发青，虚烦不宁，舌淡苔白，脉微欲绝。

三、古方今用

四逆汤是现代临床应用较为广泛的一种方剂，主要应用于以下几个方面。

1. 冠心病

湖北省某医院使用四逆汤加减联合麝香保心丸辅助治疗冠心病心绞痛患者 128 例，结果显示，观察组总有效率高于对照组（$P < 0.05$）。治疗后，观察组心绞痛发作次数、单次发作持续时间、硝酸甘油用量均少于对照组。观察组总有效率为 95.31%，对照组总有效率为 78.12%。（出自《实用中医药杂志》）

2. 2 型糖尿病

合肥市某医院运用四逆汤加减联合二甲双胍对 112 例 2 型糖尿病（T2DM）患者进行治疗，并检测治疗前后患者糖代谢及脂代谢的变化。结果显示，观察组总有效率为 95%，对照组总有效率为 81%，观察组总有效率高于对照组。（出自《世界中医药》）

沭阳县某医院使用四逆汤加减治疗老年 2 型糖尿病患者，并观察其对患者糖代谢、脂代谢和葡萄糖转运蛋白 4 的影响。结果显示观察组患者治疗总有效率高达 100.00%，高于对照组患者的 87.50%，差异有统计学意义（$P < 0.05$）。（出自《临床医药文献电子杂志》）

3. 慢性乙型病毒性肝炎

广州市某医院使用四逆散联合旋覆花汤加味及恩替卡韦片治疗 60 例肝郁脾虚夹瘀型慢性乙型病毒性肝炎患者，结果显示，与对照组相比，联合组在治疗后 2 周、1 个月及 2 个月的症状积分及乙肝病毒的脱氧核糖核酸（HBV–DNA）定量均显著降低，差异具有统计学意义（$P < 0.05$）。（出自《中医临床研究》）

第二节 四逆加人参汤证

一、原文赏析

【原文】

恶寒脉微而复利，利止亡血也，四逆加人参汤主之。(385)

【原文释义】

霍乱吐下之后，津液大量耗伤，证见"恶寒脉微"，是阳随液泄，阳气虚弱之故。而又复利，则津液更伤，阳气更微。此时虽然利止，但这不是阳复津生，而是由于津血耗伤，无物可利而利止，故曰"利止亡血也"。由此可见，亡血并非直接失血，而是津液耗伤过重，进而损及血液，以津血同源故也。本条"利止亡血也"与上条"欲似大便，而反失气，仍不利者，此属阳明也"不同，应加鉴别。盖以上条无恶寒脉微，且有转矢气和大便硬；本证则见恶寒脉微而无转矢气和大便硬，故不难区分。本条病机为吐利过重，亡阳脱液，虽属病情危重，仍应积极救治，以回阳固脱、益气生阴为法。

【方剂组成】

附子一枚（生，去皮，破八片），人参一两，甘草二两（炙），干姜一两半。

【煎服法】

上四味，以水三升，煮取一升二合，去滓，分温再服。

【方剂解析】

方中附子、干姜、炙甘草温补脾肾、回阳救逆，加入人参大补元气、益气养阴，生津固脱。诸药合用，共奏回阳救逆、益气养阴之功效。

【名家诠释】

徐灵胎《伤寒论类方》：恶寒脉微而复利，利止亡血也。按：亡阴即为亡血，不必真脱血也。成无己注引《金匮玉函》曰：水竭则无血。谓利止则津液内竭，四逆加人参汤主之。加参以生津液。

成无己《注解伤寒论》：恶寒脉微而利者，阳虚阴盛也。利止则津液内竭，故云亡血。《金匮玉函》曰：水竭则无血。与四逆汤温经助阳，加人参生津液益血。

钱天来《伤寒溯源集》：此又承上文，脉微转入阴经必利而言也。言如前证而不发热，但恶寒，脉微而复下利，则阴寒在里，阳气微弱甚矣，而忽得利止，此非阳回利止，乃亡血也。"亡血"二字，以仲景意推之，皆无阳之意，不知是何深义，殊不能解。如太阳篇中云：假令尺中脉迟者，不可发汗，盖尺中迟，则为下焦虚冷，真阳衰少，恐更亡其阳，故云不可发汗。不意下文曰，何以知之然，以营气不足、血少故也。以阳虚而云血少，因有营气不足四字，此段犹为易解，既云营气不足，则知夺血者无汗、夺汗者无血。天地以阳蒸阴而为雨，人身以阳蒸阴而为汗，故曰阳之汗，以天地之雨名之。若发其汗，则阳气随汗而泄，汗泄则营血去，而阳随之亡矣，故以尺中虚为血少耳。又如厥阴篇中云，伤寒五六日，不结胸，腹软脉虚，复厥者不可下。此为无血，下之死。

二、辨证拾遗

【原文证候】

恶寒脉微而复利。

【证候拾遗】

根据四逆加人参汤回阳救逆、益气养阴的功效，结合《伤寒论》其他条文，以方测证，还应包括以下证候：

心悸怔忡，心胸憋闷或痛，气短，面色苍白，手足厥冷，躁扰不宁，舌淡，苔白。

【辨证分析】

本证因霍乱吐下之后，津液大量耗伤，阳随津泄，大量阳气耗伤，不能护运心阳，故而出现心悸怔忡、心胸憋闷或痛、气短等症状；阳气大虚不能敷布全身，故面色苍白，手足厥冷；阳气浮越，故躁扰不宁。舌淡苔白，为阴寒内盛之征；脉微欲绝，乃阳气大虚，亡阳之象。

【证候总录】

恶寒脉微而复利，心悸怔忡，心胸憋闷或痛，气短，面色苍白，手足厥冷，躁扰不宁，舌淡苔白，脉微。

三、古方今用

四逆加人参汤现代临床主要应用于心血管系统疾病。

1. 心力衰竭

莆田市某医院运用四逆加人参汤联合常规治疗对100例心力衰竭患者开展治疗。对照组采用地高辛、氢氯噻嗪、呋塞米、螺内酯进行常规治疗，观察组

在对照组基础上加用四逆加人参汤。结果显示，观察组心力衰竭治疗有效率、中医证候总有效率均高于对照组。（出自《中成药》）

2. 冠心病

广东省某医院运用四逆加人参汤煎剂治疗冠心病心绞痛患者 45 例，结果显示，在心绞痛发作缓解方面，显效率为 31.1%，改善率为 48.9%，总有效率为 80%；心电图检查结果表明，显效率为 26.7%，改善率为 42.2%，总有效率为 68.9%。（出自《江西中医药》）

第三节　茯苓四逆汤证

一、原文赏析

【原文】

发汗，若下之，病仍不解，烦躁者，茯苓四逆汤主之。（69）

【原文释义】

发汗太过，易伤其阳，阳虚则病不解，而人误下，是诛伐无过，则易伤阴，终成阴阳两虚之证。阳虚而神气浮越，更兼阴虚，而阳气无所依恋，故烦躁。

【方剂组成】

茯苓四两，人参一两，甘草二两（炙），干姜一两半，附子一枚（生用，去皮，破八片）。

【煎服法】

上五味，以水五升，煮取三升，去滓、温服七合，日二服。（现代用法：水煎服）

【方剂解析】

干姜、生附子辛热，破阴寒而壮元阳。炙甘草甘温补中，与上二味为伍，既为辛甘化阳之用，亦有甘守于内之义，均是四逆汤法。人参大补元气，益津气，补五脏，安精神，定魂魄，与四逆汤合用，于回阳中有益阴之效，益阴中有助阳之功，阳虚而阴液不继者，多取此法，乃仲景用药之妙识也。重用茯苓者，一则助姜、附通阳利水以消阴翳，协人参壮元阳以安精神。阴平阳秘，水火互济，则烦躁可愈。**诸药合用，共奏回阳益阴之功效。**

【名家诠释】

成无己《注解伤寒论》：发汗若下，病宜解也，若病仍不解，则发汗外虚阳气，下之内虚阴气，阴阳俱虚，邪独不解，故生烦躁。与茯苓四逆汤，以复阴阳之气。

吴谦《医宗金鉴》：表里之病，治不如法，先过汗后复过下，或下后复汗，误而又误，变成坏病。若其人阳盛而从热化，则转属三阳，阳虚而从寒化，则系在三阴，此二条烦躁，皆坏病也。烦躁，虽六经俱有，而多见于太阳、少阴者，太阳为真阴之标，少阴为真阳之本也。未经汗下而烦躁，多属阳，其脉实大，其证热渴，是烦为阳盛，躁为阴虚。已经汗下而烦躁，多属阴，其脉沉微，其证汗厥，是烦为阳虚，躁为阴盛也。夫先下后汗，于法为逆，外无大热，内不呕渴，似乎阴阳自和，而实阳虚阴盛。所以虚阴（"阴"字，疑为"阳"字之误）扰乱于阳分，故昼日烦躁不得眠；盛阴独治于阴分，故夜而安静，脉沉微，是真阳将脱而烦躁也。用干姜、附子，壮阳以配阴。姜、附者，阳中之阳也，生则力更锐，不加甘草，则势更猛，比之四逆为更峻，救其离散故当急也。先汗后下，于法为顺，病仍不解，遽增昼夜烦躁，亦是阴盛格阳之烦躁也，用茯苓四逆汤，抑阴以回阳。

汪苓友《伤寒论辨证广注》：伤寒汗下，则烦躁止而病解矣。若中寒证，强发其汗，则表疏亡阳，复下之，则里虚亡阴，卫气失守，营血内空，邪仍不解，因生烦躁，此亦虚躁虚烦，乃假热之象也。止宜温补，不当散邪，故以茯苓四逆汤主之也。

二、辨证拾遗

【原文证候】

烦躁。

【证候拾遗】

根据茯苓四逆汤回阳益阴的功效，结合《伤寒论》其他条文，以方测证，还应包括以下证候：

心悸怔忡，胸闷，失眠或不得卧，四肢厥逆，小便不利，肢体浮肿，甚至面色苍白胸痛彻背，神志淡漠，神志不清，冷汗淋漓，舌淡，苔薄白，脉微弱。

【辨证分析】

本证因发汗太过，伤阳尤甚，心阳虚衰，鼓动无力，故心悸怔忡，胸闷、失眠不得卧；肾阳虚衰，气化失司，水湿内停，外泛肌肤，甚则水气凌心，故肢体浮肿，小便不利；心肾两脏阳虚，形体失于温养，脏腑功能衰退，故面色苍白；患病日久，阳气大伤，故出现神志淡漠，神志不清，冷汗淋漓，四肢厥逆等亡阳之征象；舌淡，苔薄白，脉微弱为阴寒内盛，阳气虚弱的表现。

【证候总录】

烦躁，心悸怔忡，胸闷，失眠或不得卧，四肢厥逆，小便不利，肢体浮肿，甚至面色苍白胸痛彻背，神志淡漠，神志不清，冷汗淋漓，舌淡，苔薄白，脉微弱。

三、古方今用

茯苓四逆汤在现代临床主要应用于以下几个方面。

1. 心力衰竭

上海市某医院开展加味茯苓四逆汤联合西药对老年心力衰竭患者心功能影响的研究，按照随机数字表法将研究对象分为观察组和对照组，两组各40例。对照组患者口服美托洛尔、曲美他嗪，观察组患者在对照组基础上口服加味茯苓四逆汤。结果显示，观察组治疗后的总有效率为90.00%，对照组治疗后的总有效率为70.00%。（出自《四川中医》）

2. 晚期原发性肝癌

柳州市某医院观察茯苓四逆汤联合索拉非尼治疗晚期原发性肝癌的疗效及对患者免疫功能的影响，纳入相关患者，将其随机分为西药组（单纯索拉非尼治疗）、中药组（单纯中药茯苓四逆汤治疗）和联合组（索拉非尼联合茯苓四逆汤治疗），经过一定程度的治疗后对疗效进行评价。治疗4周后，基于改良版实体肿瘤疗效评价标准（mRECIST）的近期疗效评价结果显示，联合组患者的疾病控制率为84.85%（28/33），显著高于西药组的53.13%。（出自《中医药学报》）

第四节　通脉四逆汤证

一、原文赏析

【原文】

少阴病，下利清谷，里寒外热，手足厥逆，脉微欲绝，身反不恶寒，其人面色赤，或腹痛，或干呕，或咽痛，或利止脉不出者，通脉四逆汤主之。（317）

【原文释义】

本条的辨证条目是"里寒外热"。"里寒外热"既是对下利清谷、手足厥逆、脉微欲绝、身反不恶寒等症状的概括，亦是对病的概括。其"里寒"是肾阳虚衰而阴寒内盛，故见下利清谷、手足厥逆、脉微欲绝等症；其"外热"是虚阳被格于外的假热，阳虚阴盛，证当恶寒而不恶寒，故曰"身反不恶寒"，是虚阳浮越于外的表现。总而言之，"里寒外热"实为里真寒而外假热。"里寒外热"正是本条的病机和证候特点。

"其人面色赤"一证，虽是阴盛格阳证的临床主要表现，从条文文字叙述来看，紧接"身反不恶寒"之后，属"外热"之象。但细观之，通脉四逆汤的方后注记载有"面色赤者，加葱九茎"。可见"加葱九茎"属随证加减之列，故而"其人面色赤"当属或有之证，不得作为通脉四逆汤证的主证。阴寒内盛而见"面色赤"后世称之为"戴阳证"，即阴寒内盛而虚阳被格于上，与阴寒内盛而见身反不恶寒的阴寒内盛而虚阳被格于外，同为格阳证。其证治，格阳于外者，治以通脉四逆汤；格阳于上者，治以白通汤。

由于本证属阴盛格阳之证，证情多较重笃，变化亦较多，是为多或然之症。若阴寒内盛而虚阳被格于上，则可见面色赤；脾肾阳虚，气血凝滞，则可见腹痛；阴寒犯胃，胃失和降，则可见干呕；虚阳上浮，郁于咽嗌，则可见咽痛；阳气大虚，阴液内竭，其利止非为阳回而为阴竭，故可见止脉不出。

【方剂组成】

附子大者一枚（生用，去皮，破八片），甘草二两（炙），干姜三两（强人可四两）。

【煎服法】

上三味，以水三升，煮取一升二合，去滓，分温再服。若"吐已下断，汗出而厥，四肢拘急不解，脉微欲绝者"，加猪胆汁半合（5mL），名"通脉四逆加猪胆汁汤"，分温再服，其脉即来。无猪胆，以羊胆代之。

【方剂解析】

通脉四逆汤即四逆汤重用附子、倍用干姜而成，重用附子、倍用干姜，可加强破阴回阳的作用，使温阳驱寒的力量更强，能治脉微欲绝之证，故方名通脉四逆汤，诸药合用，共奏破阴回阳、通达内外之功效。

【名家诠释】

成无己《注解伤寒论》：下利清谷，手足厥逆，脉微欲绝，为里寒；身热，不恶寒，面色赤，为外热。此阴甚于内，格阳于外，不相通也。与通脉四逆汤，散阴通阳。

张隐庵《伤寒论集注》：此言通脉四逆汤治下利清谷，脉微欲绝也。下利清谷，少阴阴寒之证，里寒外热，内真寒而外假热也。手足厥逆，则阳气外虚，脉微欲绝，则生气内陷，夫内外俱虚，身当恶寒，今反不恶寒，乃真阴内脱，虚阳外浮，故以通脉四逆汤主之。夫四逆汤而曰通脉者，以倍干姜，土气温和，又主通脉也。

喻嘉言《尚论篇》：下利里寒，种种危殆，其外反热，其面反赤，其身反不恶寒，而手足厥逆，脉微欲绝，明系群阴隔阳于外，不能内返也，故仿白通之法，加葱入四逆汤中，以入阴迎阳而复其脉也。前条云脉暴出者死，此条云脉即出者愈，其辨最细。盖脉暴出已离根，即出则阳已返舍，籍其外反发热，反不恶寒，真阳尚在躯壳，然必通其脉而脉即出，始为休征。设脉出艰迟，其阳已随热势外散，又主死矣。

二、辨证拾遗

【原文证候】
下利清谷，手足厥逆，脉微欲绝，身反不恶寒，面赤。

【证候拾遗】
根据通脉四逆汤破阴回阳、通达内外的功效，结合《伤寒论》其他条文，以方测证，还应包括以下证候：
精神萎靡，或腹痛，舌淡，苔白。

【辨证分析】
本证病因为阴盛于内，格阳于外。阴盛于内，阳气虚弱则见精神萎靡；阳气无力推动血脉，故寒凝不通则痛，出现腹痛；舌淡，苔白均为阴寒格阳的表现。

【证候总录】
下利清谷，手足厥逆，身反不恶寒，面赤，精神萎靡，或腹痛，舌淡苔白，脉微欲绝。

三、古方今用

通脉四逆汤在现代临床中主要应用于以下几个方面。

1. 低血压
苏州市某医院使用通脉四逆汤联合盐酸米多君治疗透析中低血压患者86例，对照组使用盐酸米多君治疗，治疗组使用盐酸米多君联合通脉四逆汤治疗。结果显示，治疗后，两组患者透析中的最低收缩压、舒张压均有升高，且治疗组高于对照组；两组患者透析前后收缩压、舒张压差值均下降，且治疗组

低于对照组，差异有统计学意义（P < 0.05）。（出自《中外医学研究》）

2. 糖尿病

沈阳市某医院运用通脉四逆汤配合盐酸丁咯地尔注射液治疗糖尿病合并双下肢动脉硬化症患者 50 例。结果显示，治疗组 50 例中，显效 15 例，有效 31 例，无效 4 例，总有效率为 92%。（出自《光明中医》）

第五节　真武汤证

一、原文赏析

【原文】

太阳病，发汗，汗出不解，其人仍发热，心下悸，头眩，身𥆧动，振振欲擗地者，真武汤主之。（82）

【原文释义】

太阳表证，汗之当解。然表证有虚实之别，汗法有峻缓之分，临床运用自应审辨，以免造成太过不及之遗患。设素体阳气不足之人，复感外邪，治宜扶阳解表，以为两全之策。而峻汗之法，理当禁用。今虚人外感而过汗，表证虽解而少阴阳气更形虚馁。少阴主水，今阳虚不能制水，而致水气泛滥成灾，上攻则为头眩心悸，外窜筋脉而致身体震颤。"仍发热"者，非表邪尚存，而当责之阴寒水气格拒虚阳于外。至于恶寒肢厥、腹痛下利、小便不利等，皆为阳虚水泛常见征象，本条虽未明确提出，然于临床审证之际，不可不知。

【方剂组成】

茯苓三两，芍药三两，生姜三两（切），白术二两，附子一枚（炮，去皮，破八片）。

【煎服法】

上五味，以水八升，煮取三升，去滓，温服七合，日三服。（现代用法：水煎服）。

【方剂解析】

本方是为脾肾阳虚，水气内停之证而设。治疗阳虚水停之证，应将温补肾阳与利水渗湿二者结合运用。方中用大辛大热之附子为君药，峻补元阳，"益火之源，以消阴翳"。盖本品乃纯阳燥烈之品，归心、肾、脾经，其性善走，长于补命门真火，且能逐在里之寒邪。茯苓甘淡性平，长于健脾利水渗湿，使水湿从小便而去，尤其适用于脾虚不健，水湿内停之证。茯苓、白术相伍，以益气健脾祛湿，均为臣药。生姜辛而微温，走而不守，既能助附子以化气，又可助茯苓、白术以温中健脾，还可直接温散溢于肌表之水湿，故为佐药。仲景在方中配伍芍药一味，颇具深意，盖芍药味酸苦性寒，用于此方，一药而具三用：一者芍药可利小便而行水气，助苓、术以除水湿；二者能益阴柔肝，缓急止痛，以治水饮下注肠间所致之腹痛；三者可敛阴舒筋以止筋惕肉瞤，并可防附子燥热以伤阴。**诸药合用，共奏温阳利水之功效。**

【名家诠释】

吴谦《医宗金鉴》：大汗出，仍热不解者，阳亡于外也；心下悸筑筑然动，阳虚不能内守也；头眩者，头晕眼黑，阳微气不能升也；身瞤动者，蠕蠕然瞤动，阳虚液涸，失养于经也。振，耸动也。振振欲擗地者，耸动不已，不能兴起，欲堕于地，阳虚气力不能支也。

丹波元坚《伤寒论述义》：此证虚阳外越，故发热；阳虚饮动，故心下悸；饮阻清阳，故头眩；经脉衰弱，为饮被动，故身瞤动，振振欲擗地。其用此方者，以扶阳利水也。此身瞤动，与大青龙变肉瞤殆异矣。

陆渊雷《伤寒论今释·卷三》：此条言太阳病，以麻黄青龙辈大发其汗。其人充实者，当汗出复度也。若其人虚弱者，汗出表证罢，而病仍不解，发热，心下悸，头眩，身动欲仆地，此以汗出多而亡阳故也。虽有发热，非表不解之发热，乃虚火炎上之发热，后世所谓真寒假热者也。心下悸者，胃阳虚而水饮停蓄也。头眩者，头中之阳虚也，《灵枢·卫气》篇所谓上虚则眩是也。身瞤欲仆者，经中之阳虚也，茯苓桂枝白术甘草汤条所谓发汗则动经，身振振摇是也。此表里上下俱虚之候具焉，故与真武汤以复其阳，以行其水也。

二、辨证拾遗

【原文证候】

心下悸，头眩，身瞤动，振振欲擗地。

【证候拾遗】

根据真武汤温阳利水的功效，结合《伤寒论》其他条文，以方测证，还应包括以下证候：

唇甲青紫，畏寒肢冷，小便不利，四肢浮肿，舌暗淡，脉细涩。

【辨证分析】

本证因阳气虚衰，胸阳不振，气机痹阻，血行瘀滞所致。心阳虚衰，鼓动无力，阳气不得温运四肢，则见畏寒肢冷；温运无力，血行不畅，故见唇甲青紫。肾阳虚衰，气化失司，水湿内停，则小便不利，外泛肌肤，故肢体浮肿。阳气虚衰，胸阳不振，气机痹阻，血行瘀滞，故舌黯淡，脉细涩。

【证候总录】

心下悸，头眩，身瞤动，振振欲擗地，唇甲青紫，畏寒肢冷，小便不利，四肢浮肿，舌黯淡，脉细涩。

三、古方今用

真武汤是现代临床应用较为广泛的一种方剂，只要病机符合脾肾阳虚，水气内停者，皆可应用。主要应用于以下几个方面。

1. 慢性心力衰竭

河南省某医院使用真武汤联合常规西药治疗慢性心力衰竭，共纳入患者90例，每组各45例。对照组给予常规西药治疗，观察组在对照组治疗的基础上加用真武汤。结果：两组患者治疗后中医证候评分等指标低于本组治疗前，且治疗后观察组低于对照组，差异具有统计学意义（$P < 0.05$）。（出自《河南中医》）

2. 肾衰竭

河南省某医院运用加味真武汤联合血液透析治疗肾衰竭患者40例，其中对照组依据患者个人病情定期采用血液透析进行干预治疗，同时对患者临床中出现的原发病及并发症进行对症治疗，观察组在对照组的基础上联合加味真武汤进行干预。结果：观察组有效率显著高于对照组。（出自《实用中医内科杂志》）

河北省某医院使用真武汤合四君子汤治疗脾肾阳虚型糖尿病肾病，共纳入患者80例，随机分为联合组和对照组，两组各40例。对照组在西医常规治疗基础上给予厄贝沙坦片治疗，联合组在对照组基础上给予真武汤合四君子汤治疗。结果：联合组总有效率为92.5%（37/40），对照组为70.0%（28/40），联合组明显高于对照组。（出自《现代中西医结合杂志》）

3. 肝硬化腹水

河南省襄城县某医院使用真武汤联合多巴胺、呋塞米腹腔注射治疗肝硬化腹水，共纳入患者66例，按照随机数字表法随机分为观察组和对照组，每组各33例。结果：观察组总有效率（90.91%）明显高于对照组（63.64%），差

异有统计学意义（$P < 0.05$）。（出自《光明中医》）

第六节　白通汤证

一、原文赏析

【原文】

少阴病，下利，白通汤主之。（314）

【原文释义】

本条叙证太简，因"少阴病，下利"，就《伤寒论》所述即有寒热之异，生死之殊。从前后对勘和以方测证的方法来分析，本条之少阴病下利当属虚寒下利。根据315条"少阴病，下利，脉微者，与白通汤"则知本证亦当是脉微；从方药来分析，方中用干姜、附子，则知本证亦属脾肾阳虚，阳气不能通达于四肢，是以本证还当有恶寒、四肢厥冷等症；白通汤即四逆汤去甘草加葱白，根据317条通脉四逆汤方后加减法，谓"面色赤者，加葱九茎"，因而推知白通汤证中应有"面色赤"一症，阳虚阴盛而见面赤，是阴盛格阳于上的表现，加葱白取其急通上下阳气之意。综上所述，白通汤证当有下利、恶寒、四肢厥冷、脉微、面赤等证，病机为阴盛于下，虚阳被格于上，治以白通汤破阴回阳，宣通上下。

【方剂组成】

葱白四茎，干姜一两，附子一枚（生，去皮，破八片）。

【煎服法】

上三味，以水三升，煮取一升，去滓，分温再服。若"利不止，厥逆无脉，干呕，烦者"，加猪胆汁一合（5mL），人尿五合（25mL），名"白通加猪胆汁汤"。

【方剂解析】

白通汤由葱白、干姜、附子组成。就其药物组成，可以说是四逆汤去甘草加葱白，也可以说是干姜附子汤加葱白。方中干姜、附子辛热，可温经散寒，葱白辛温而善通阳，能使被格于上之阳气得以下达，而起宣通上下之用。**诸药合用，共奏破阴回阳、宣通上下之功效。**

【名家诠释】

钱天来《伤寒溯源集·少阴篇》： 白通汤，即四逆汤而以葱易甘草，甘草所以缓阴气之逆，和姜附而调护中州，葱则辛温行气，可以通行阳气而解散寒邪，二者相较，一缓一速，故其治亦颇有缓急之殊也。

汪苓友《伤寒论辨证广注》：武陵陈氏云，白通汤者，谓葱白能通阳气，而因名白通也。少阴阳气原微，又为大寒所中，而独见下利一证症，阴盛阳微，其势大危，故用姜附二味，使其从中焦直达下焦，补益真阳之气，而散极寒也。此方与四逆汤相类，独去甘草，盖祛寒欲其速，辛热之性，取其骤发，直达下焦，故不欲甘以缓之也，而尤重在葱白。少阴为阴，天之寒气亦为阴，两阴相合而偏于下利，则与阳气隔绝不通，姜附之力，虽能益阳，不能使真阳之气必入于阴中，惟葱白味辛，能通阳气，令阴得阳而利可愈。盖大辛大热之药，原非吾身真阳，不过借以益吾阳气，非有以通之，能令真阳和会，而何以有济之耶。

周禹载《伤寒论三注·少阴中篇》：少阴下利，纯阴之象也，纯阴则必取纯阳之味以散邪而回阳，然有时阳不得回者，正以阴气窒塞，未有以通之也，故阴阳和而为泰，阴阳格而为否，真阳既虚，阴邪复深，姜附之性，虽能益阳，而不能使阳气必入于阴中，不入于阴中，阳何由复，阴何能去，故惟葱白味辛，可通于阴，使阴得达于阳，而利可除矣。

二、辨证拾遗

【原文证候】

下利。

【证候拾遗】

根据白通汤破阴回阳、宣通上下的功效，结合《伤寒论》其他条文，以方测证，还应包括以下证候：

恶寒喜暖，畏寒肢冷，小腹冷痛，腰膝酸软，小便不利，舌淡胖或边有齿痕，苔白，脉沉细或脉微弱。

【辨证分析】

下焦阳虚日久，无以温煦脏腑，无以温养皮毛，故而出现恶寒喜暖，畏寒肢冷，小腹冷痛，腰膝酸软；脾肾两脏阳气虚衰，温煦、运化、固摄作用减弱，故小便不利。舌淡胖或边有齿痕，苔白为脾虚之脉，脉沉细或脉微弱，此阴盛阳虚之脉。

【证候总录】

恶寒喜暖，畏寒肢冷，小腹冷痛，腰膝酸软，小便不利，下利清谷，舌淡胖或边有齿痕，苔白，脉沉细或脉微弱。

三、古方今用

白通汤在现代临床应用中，只要病机符合阴盛于下、虚阳被格于上者，皆可应用。主要应用于以下几种疾病：

1. 慢性肾病

贵州省某中医院使用白通汤对 60 例脾肾阳虚型慢性肾脏病（CKD）3 期患者进行治疗，对照组给予常规西药治疗，研究组在对照组基础上加用白通汤治疗，疗程为 4 周。结果：治疗 4 周后，研究组的总有效率为 86.7%（26/30），对照组为 63.3%（19/30），研究组的疗效明显优于对照组。（出自《广州中医药大学学报》）

2. 激素依赖性皮炎

宁夏回族自治区某医院临床运用白通汤加减治疗阴盛戴阳型激素依赖性皮炎取得良好疗效，其认为治疗此类患者时，不应拘泥于"热""毒"，见热治热，见毒治毒；还需认识到阴盛阳虚亦会格阳于上导致虚阳外浮，面红如妆，貌似发热，故而治疗必须抓住阴寒内盛之本质，辨清面红发热之假象，辨证施治，破阴通阳。（出自《河南中医》）

第七节　附子汤证

一、原文赏析

【原文】

少阴病，得之一二日，口中和，其背恶寒者，当灸之，附子汤主之。（304）

【原文释义】

口中和是审证要点，主症是背恶寒。口中和并非病症，是指口中不苦、不燥、不渴，是为排除热证而提出的鉴别指征。督脉循行于背，统督诸阳。少阴病阳虚，背部失于温煦，故背恶寒。由于阳虚湿盛，故以附子汤温阳化湿。"灸之"可祛寒通阳，使阳气畅通，药力则会更好地发挥作用，一般认为，当灸大椎、关元、气海等穴。附子汤证病因为少阴阳虚，寒湿不化，故宜温阳化湿祛寒，兼以通络止痛。附子汤与真武汤药味大部分相同，皆用附术苓芍，所不同处，附子汤附、术倍用，并配伍人参，重在温补元阳；真武汤附、术半量，更佐生姜重在温散水气。

【方剂组成】

附子二枚（炮，去皮，破八片），茯苓三两，人参二两，白术四两，芍药三两。

【煎服法】

上五味，以水八升，煮取三升，去滓，温服一升，日三服。

【方剂解析】

方中炮附子辛甘大热，具有回阳救逆、补火助阳、散寒止痛的功效，"为回阳救逆第一品药"；人参补益元气，复脉固脱；茯苓、白术健脾化湿，且白术可增强附子祛寒湿之邪的功效；芍药和营止痛，以监制附子之悍。全方诸药合用，共奏温经助阳、祛寒除湿之功效。

【名家诠释】

汪昂《医方集解》：肾主骨，寒淫则痛，此一身骨节尽痛，乃阳虚阴盛而生内寒所致，非外寒也。若以外感之痛治之，则杀人矣。故用参、附助阳而胜肾寒，加芍药敛阴以为阳之附也。

吴谦《医宗金鉴》：少阴为寒水之脏，故寒伤之重者，多入少阴，所以少阴一经最多死证。方中君以附子二枚者，取其力之锐，且以重其任也，生用者，一以壮少火之阳，一以散中外之寒，则身痛自止，恶寒自除，手足自温矣。以人参为臣者，所以固生气之原，令五脏六腑有本，十二经脉有根，脉自不沉，骨节可和矣。更佐白术以培土，芍药以平木，茯苓以伐水，水伐火自旺，旺则阴翳消，木平土亦安，安则水有制，制则生化，此诚万全之术也。

王子接《绛雪园古方选注》：附子汤，少阴固本御邪之剂，功在倍用生附，力肩少阴之重任，故以名方。其佐以太、厥之药者，扶少阴之阳，而不调太、厥之开阖，则少阴之枢终不得和，故用白术以培太阴之开，白芍以收厥阴之阖，茯苓以利少阴之枢纽。独是少阴之邪，其出者从阴内注于骨，苟非生附，焉能直入少阴，注于骨间，散寒救阳？尤必人参佐生附，方能下鼓水中之元阳，上资君火之热化，全赖元阳一起，而少阴之病霍然矣。

二、辨证拾遗

【原文证候】

口中和，背恶寒。

【证候拾遗】

根据附子汤温经助阳、祛寒除湿的功效，结合《伤寒论》其他条文，以方测证，还应包括以下证候：

心痛彻背，喘不得卧，遇寒加重，甚则四肢厥冷，胸闷气短，心悸，怔忡，面色苍白，舌淡苔白滑，脉沉细无力或脉沉紧。

【辨证分析】

本证因诸阳受气于胸中而转行于背，阳气不运，气机阻闭，故见胸痛彻背，感寒则气机凝滞加剧而痛甚。胸阳不振，气机受阻，故见胸闷气短，心悸，怔忡，甚则喘息不能平卧。阳气不足，失于温煦则面色苍白，四肢厥冷。舌淡苔白滑，脉沉细无力为阳虚阴盛，寒湿无力运化之象，脉沉紧为体内阴寒过重之脉。

【证候总录】

口中和，背恶寒，心痛彻背，喘不得卧，遇寒加重，甚则四肢厥冷，胸闷气短，心悸，怔忡，面色苍白，舌淡苔白滑，脉沉细无力或脉沉紧。

三、古方今用

附子汤在现代临床应用较为广泛，主要应用于骨关节疾病：

1. 骨质疏松

河南省某中医院使用附子汤联合阿仑膦酸钠治疗老年骨质疏松，研究纳入患者92例，采用随机数字表法随机分为对照组和观察组，每组各46例。两组均使用阿仑膦酸钠治疗，观察组加用附子汤治疗。结果：总有效率方面，观察组高于对照组。（出自《实用中医药杂志》）

2. 急性痛风性关节炎

佳木斯市某医院运用加味附子汤治疗急性痛风性关节炎，研究纳入患者50例，按随机分组方法将其分为对照组（25例）和观察组（25例）。对照组给予西医治疗，观察组在此基础上给予加味附子汤治疗。结果：治疗后观察组与对照组的临床总有效率分别为96%和76%，观察组显著高于对照组。（出自《光明中医》）

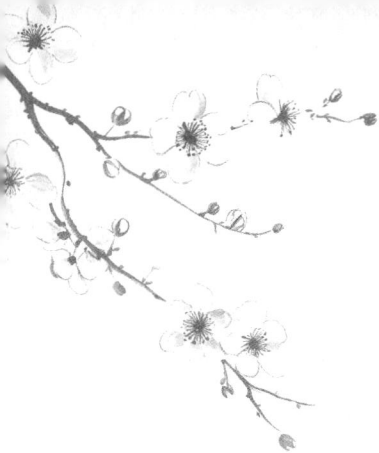

第十八章

杂方类

第一节　厚朴生姜半夏甘草人参汤

一、原文赏析

【原文】

发汗后，腹胀满者，厚朴生姜半夏甘草人参汤主之。(66)

【原文释义】

本条为论述脾虚气滞腹胀的证治。不当发汗而汗之，或发汗过多，往往损阳伤津，但随体质阴阳差异而不同。素体脾虚之人，虽欲发汗，然必顾护中气，若直接用汗法，最易损伤脾阳，发汗后即见腹胀满，正属此情。脾主运化，又主大腹，脾阳不足，运化失职，湿浊内生阻碍气机，气滞于腹，壅而作满，而生大腹胀满。本证虽为脾虚所致的气滞湿阻，属虚实夹杂之证，然以方测证，本证当以气滞腹胀为主，脾虚次之，故宜温运健脾，消除满，消补兼施，而以消法为主，方宜厚朴生姜半夏甘草人参汤。

【方剂组成】

厚朴半斤（炙，去皮），生姜半斤（切），半夏半升（洗），甘草二两，人参一两。

【煎服法】

上五味，以水一斗，煮取三升，去滓，温服一升，日三服。

【方剂解析】

厚朴行气消满，燥湿而温运；生姜辛温，宣阳行阴，走而不守；半夏和胃降逆，而兼化湿开结之功，三药同用，则能疏通气机、宽中除满。人参、甘草补益脾胃，而助其健运，是为消补兼施之剂。然则药物剂量大有差异，如厚朴、生姜各半斤，半夏半升，知其量重力宏，而甘草二两，人参一两，知其量小，组方旨在缓补脾胃，对实多虚少之证尤为相宜。**诸药合用，共奏宽中除满、补气健脾之功效。**

【名家诠释】

钱天来《伤寒溯源集》：腹胀满者，太阴脾土之本证也。发汗后阳气虚损，胃气不行，脾弱不运，津液不流，阴气内壅，胃病而脾亦病也，虽非误下成痞，而近于气痞矣，以厚朴生姜半夏甘草人参汤主之。

成无己《注解伤寒论·太阳病脉证并治法中》：吐后腹胀与下后腹胀，皆为实，言邪气乘虚入里为实。发汗后，外已解也。腹胀满，知非里实，由脾胃津液不足，气涩不通，壅而为满，与此汤和脾胃而降也气。

程郊倩《伤寒论后条辨·辨太阳病脉证篇》：胃为津液之主，发汗亡阳则胃气虚，而不能敷布诸气，故壅滞而为胀满是当实其所虚，自能虚其所实矣。虚气留滞之胀满，较实者自不坚痛。

二、辨证拾遗

【原文证候】

腹胀满。

【证候拾遗】

根据厚朴生姜半夏甘草人参汤宽中除满、补气健脾的功效，结合《伤寒论》的其他条文，以方测证，还应包括以下证候：

喜按，神疲乏力，纳谷呆滞，舌胖或边有齿痕，苔薄白，脉沉缓。

【辨证分析】

脾胃素虚，脾气不升，胃气不降，升降失衡，因虚所致，故腹得按则舒；脾虚失运、气血生化乏源，故见神疲乏力；脾虚不运，胃虚不纳，故见纳谷呆滞；舌胖或边有齿痕，苔薄白，脉沉缓，均为脾虚气滞之征。

【证候总录】

腹胀满，喜按，神疲乏力，纳谷呆滞，舌胖或边有齿痕，苔薄白，脉沉缓。

三、古方今用

厚朴生姜半夏甘草人参汤除治疗脾虚气滞证外，在现代还可应用于多种疾病，主要为以下几个方面。

1.慢性非萎缩性胃炎

长春市某附属医院开展了应用厚朴生姜半夏甘草人参汤治疗慢性非萎缩

性胃炎的研究，其中治疗组 33 例，痊愈 5 例，显效 17 例，有效 8 例，无效 3 例，总有效率为 90.91%，并且运用厚朴生姜半夏甘草人参汤加味与枳术宽中胶囊治疗慢性非萎缩性胃炎（脾虚气滞证）均能改善患者临床症状，二者均有一定的疗效，但是厚朴生姜半夏甘草人参汤加味治疗本病疗效更好，临床值得推广应用。（出自长春中医药大学硕士学位论文，2021 年）

2. 功能性消化不良

广东省某医院开展了运用厚朴生姜半夏甘草人参汤加味联合艾灸治疗功能性消化不良的研究，其中观察组 50 例，治愈 39 例，显效 10 例，无效 1 例，总有效率为 98.0%。这表明厚朴生姜半夏甘草人参汤加味联合艾灸治疗能够有效提高功能性消化不良患者的治愈率，具有较高的临床推广价值。（出自《临床合理用药杂志》）

3. 糖尿病并发症

湖南省某医院观察了厚朴生姜半夏甘草人参汤加味对糖尿病胃动力障碍患者胃泌素（GAS）、胃动素（MTL）及中医证候的影响，其中研究组 60 例，痊愈 23 例，显效 29 例，有效 6 例，无效 2 例，总有效率为 96.67%。这表明厚朴生姜半夏甘草人参汤加味治疗能够有效改善糖尿病胃动力障碍患者的临床症状，降低血清中 GAS 与 MTL 含量，安全性较高，具有较高的临床应用价值。（出自《现代中西医结合杂志》）

第二节　茵陈蒿汤证

一、原文赏析

【原文】

伤寒七八日，身黄如橘子色，小便不利，腹微满者，茵陈蒿汤主之。（260）

【原文释义】

伤寒七八日，身黄如橘子色是湿热阳黄证的主要特征；小便不利，腹微满是湿热黄疸的基本症状，为湿热浊邪内蕴，气化不利，腑气壅滞所致。治宜清热利湿，方用茵陈蒿汤。

【方剂组成】

茵陈蒿六两，大黄二两（去皮），栀子十四枚（擘）。

【煎服法】

上三味，以水一斗二升，先煮茵陈，减六升，内二味，煮取三升，去滓，分三服。（小便当利，尿如皂荚汁状，色正赤，一宿腹减，黄从小便去也）

【方剂解析】

本方是主治湿热发黄的方剂。药虽三味，但配伍严谨，疗效卓著。茵陈一药，为治疗黄疸的专药，故用以为君；大黄泄热破结，栀子屈曲下行，故为臣使。茵陈在本方中宜先煎，大黄、栀子后下，则发挥治疗黄疸的作用。由于湿热黏腻之邪胶结难解，故在治疗时，还可单用茵陈一味煎汤代茶饮。**诸药合用，共奏清热利湿退黄之功效。**

【名家诠释】

吴谦《医宗金鉴》：伤寒七八日，身黄色明，小便不利，其腹微满，此里热深也。故以茵陈蒿治疸病者为君；佐以大黄，使以栀子，令湿热从大、小二便泻出，则身黄腹满自可除矣。

柯韵伯《伤寒来苏集》：茵陈禀北方之色，经冬不凋，傲霜凌雪，遍受大寒之气，故能除热邪留结；率栀子以通水源，大黄以调胃实。令一身内外瘀热悉从小便出，腹满自减，肠胃无伤，仍合引而竭之之法，此阳明利水之圣剂也。

二、辨证拾遗

【原文证候】

身黄如橘子色，小便不利，腹微满。

【证候拾遗】

根据茵陈蒿汤清热利湿退黄湿的功效，结合《伤寒论》其他条文，以方测证，还应包括以下证候：

身体困重，口渴、口苦、口黏，食欲不振，大便黏腻不爽，舌红，苔黄腻，脉濡数。

【辨证分析】

本证因湿热之邪蕴结于肝胆、脾胃等部位，导致气机阻滞，故出现身体困重、食欲不振等气机不畅等症状，湿邪黏腻，故出现口渴、口苦、口黏，大便黏腻不爽。舌红苔黄代表热象，苔腻代表湿邪瘀阻于中焦，脉濡数，为中焦湿盛之象。

【证候总录】

身黄如橘子色，小便不利，腹微满，身体困重，口渴、口苦、口黏，食欲不振，大便黏腻不爽，舌红，苔黄腻，脉濡数。

三、古方今用

茵陈蒿汤在现代临床应用中较为广泛，只要病机符合阳明瘀热在里发黄，湿热壅滞中焦者，皆可应用。主要应用于以下几个方面。

1. 急性黄疸型肝炎

江苏省某医院使用茵陈蒿汤治疗急性黄疸型肝炎患者 100 例，分为对照组和观察组，各 50 例。对照组接受常规西医治疗，观察组加施茵陈蒿汤治疗，结果显示观察组临床总有效率（94%）明显高于对照组（80%）。（出自《中外医疗》）

2. 慢性持续期支气管哮喘

洪湖市某医院曾开展应用加味茵陈蒿汤治疗慢性持续期支气管哮喘的研究，团队纳入 80 例患者，应用随机数字表法将患者分为对照组（40 例）和观察组（40 例），对照组予以布地奈德福莫特罗粉吸入剂雾化吸入治疗，观察组在对照组的基础上加用加味茵陈蒿汤治疗，结果显示观察组的治疗总有效率高于对照组。治疗后，观察组各项中医证候（咳嗽、喘息、咳痰）评分均低于对照组，血清肿瘤坏死因子 $-\alpha$（TNF$-\alpha$）、白细胞介素 -6（IL-6）、嗜酸性粒细胞（EOS）水平也低于对照组。（出自《中医临床研究》）

第三节　乌梅丸证

一、原文赏析

【原文】

伤寒，脉微而厥，至七八日，肤冷，其人躁无暂安时者，此为脏厥，非蛔厥也。蛔厥者，其人当吐蛔，令病者静，而复时烦者，此为脏寒，蛔上入其膈，故烦，须臾复止，得食而呕，又烦者，蛔闻食臭出，其人常自吐蛔，蛔厥者，乌梅丸主之，又主久利。（338）

【原文释义】

本条为辨脏厥与蛔厥的论述，以及蛔厥的证治。从"伤寒，脉微而厥"至"非蛔厥"也，论述了脏厥的脉证，并提出应与蛔厥相鉴别。伤寒脉微而手足逆冷，为肾阳虚衰，阴寒内盛之象。迁延日久，则阳愈虚而寒益甚，不仅患者四肢厥逆，且周身肌肤皆冷，加之患者躁扰无片刻安宁之时，乃真阳将绝，脏气衰败的表现，其病凶险，预后不良。此证与蛔厥的病机及临床表现均有较大差异，故云"非蛔厥也"。

从"蛔厥者"至"乌梅丸主之"，论述了蛔厥的证候及其治疗。蛔厥证因蛔虫内扰所致，有时作时止的特点，且常有吐出蛔虫的病史，故曰"今病者静，而复时烦""其人当吐蛔"。因患者脾虚肠寒，使蛔虫不安其位，内扰上窜，产生剧烈疼痛，而使患者烦躁不宁。若蛔虫内伏不扰，则疼痛、烦躁消失，故称"须臾复止"。若患者进食，则可引起蛔虫扰动，不仅疼痛又生而烦躁，且可致胃失和降而发生呕吐，蛔虫有可能随之吐出。蛔厥证的治疗，当用清上温下、安蛔止痛的乌梅丸。

【方剂组成】

乌梅三百枚，细辛六两，干姜十两，人参六两，桂枝六两，当归四两，蜀椒四两（去目），附子六枚（炮），黄连十六两，黄柏六两。

【煎服法】

上十味，异捣筛，合治之。以苦酒渍乌梅一宿，去核，蒸之五斗米下，饭熟捣成泥，和药令相得。内臼中，与蜜杵二千下，丸如梧桐子大。先食饮服十丸，日三服，稍加至二十丸。禁生冷、滑物、臭食等。

【方剂解析】

本方为蛔厥而设，该证病机属寒热错杂，蛔虫上扰，故治宜寒热并调，安蛔止痛。方中重用乌梅为君，本品酸温，既能安蛔，使蛔静则痛止；又能涩肠以止泻止痢。蜀椒、细辛皆辛温之品，辛可伏蛔，温能祛脏寒，另蜀椒又有直接杀虫的作用；黄连、黄柏味苦性寒，苦可下蛔，寒则清热，该两味又是止痢要药，椒、辛、连、柏四味配伍，既温清并用，又伏蛔下蛔，共为臣药。佐以附子、干姜、桂枝温脏以祛里寒；人参、当归补养气血，以扶助正气。全方配伍，使寒祛热清，蛔安痛解厥回，肠固痢止。**诸药合用，共奏温脏安蛔之效。**

【名家诠释】

许宏《金镜内台方议》： 蛔为阴虫，故知阳微而阴胜，阴胜则四肢多厥也。若病者时烦时静，得食而呕，或口常吐清水，时又吐蛔者，乃蛔病也。又腹痛脉反浮大者，亦蛔症也。有此，当急治，不治杀人。故用乌梅为君，其味酸能胜蛔；以川椒、细辛为臣，辛以杀虫；以干姜、桂枝、附子为佐，以胜寒气，而温其中；以黄连、黄柏之苦以安蛔，以人参、当归之甘而补缓其中，各为使。以其蛔虫为患，为难比寸白虫等剧用下杀之剂，故用胜制之方也。

柯韵伯《古今名医方论》：乌梅丸主胃气虚而寒热错杂之邪积于胸中，所以蛔不安而时时上攻。故仍用寒热错杂之味治之。方中乌梅之酸以开胃，蜀椒之辛以泄滞，连、柏之苦以降气。盖蛔闻酸则定，见辛则伏，遇苦则下也。其他参、归以补中气之虚寒，姜、附以温胸中之寒饮。若无饮则不呕逆，蛔亦不上矣。辛、桂以祛陷内之热邪，若无热邪，虽有寒饮，亦不至于呕逆。若不呕逆，则胃气纵虚，亦不至于蛔厥矣。

汪昂《医方集解》：此足阳明、厥阴药也。蛔得酸则伏，故以乌梅之酸伏之；蛔得苦则安，故以连、柏之苦安之；蛔因寒而动，故以桂、附、姜、椒温其中脏，而以细辛、当归调其肾肝；人参用以助脾；乌梅兼以敛肺。

二、辨证拾遗

【原文证候】

烦躁，吐蛔。

【证候拾遗】

根据乌梅丸温脏安蛔的功效，结合《伤寒论》其他条文，以方测证，还应包括以下证候群：

面红，口干口臭，咽干咽痛，消谷善饥，下腹冷痛剧烈，喜温喜按，遇寒加重，遇热减轻，久泻久痢，大便清稀，舌淡或红，脉数或沉。

【辨证分析】

本证因胸中有热，故出现面红、口干口臭、咽干咽痛，此外还会消谷善饥，腹中有寒，则会下腹冷痛剧烈，喜温喜按，遇寒加重，遇热减轻，久泻久痢，大便清稀；若胃热盛则表现为舌红脉数，肠寒盛则为舌淡脉沉。

【证候总录】

烦躁，吐蛔，面红，口干口臭，咽干咽痛，消谷善饥，下腹冷痛剧烈，喜温喜按，遇寒加重，遇热减轻，久泻久痢，大便清稀，舌淡或红，脉数或沉。

三、古方今用

乌梅丸在现代临床应用较为广泛，只要病机符合脾胃寒热错杂、正气虚弱者，皆可应用。主要应用于以下几种疾病：

1. 溃疡性结肠炎

西安市某医院使用乌梅丸改良方联合美沙拉秦缓释片治疗溃疡性结肠炎患者42例，对照组予美沙拉秦缓释片治疗，治疗组在对照组基础上口服乌梅丸改良方。结果显示，治疗组的治疗总有效率高于对照组。（出自《临床医学研

2. 原发性高血压眩晕

广东省深圳市某医院运用加味乌梅丸煎剂对原发性高血压眩晕患者进行治疗，纳入 102 例患者，按随机数字表法分为治疗组 52 例和对照组 50 例。对照组给予硝苯地平缓释片治疗，治疗组在对照组治疗方案的基础上口服加味乌梅丸煎剂，疗程均为 8 周。结果治疗后，经统计分析得出两组血压、欧洲眩晕评价量表（EEV）评分、颈动脉内中膜厚度（IMT）均有显著改善，且治疗组的改善情况优于对照组，治疗组的临床总有效率为 84.6%（44/52）优于对照组的 64.0%（32/50）。（出自《世界中西医结合杂志》）

3. 脊柱关节炎

广东省深圳市某医院使用乌梅丸联合托法替布治疗中轴型脊柱关节炎（ax-SpA）患者 64 例，对照组予以托法替布片治疗，治疗组在对照组的治疗基础上加用乌梅丸治疗，治疗后，两组腰背晨僵持续时间、脊柱疼痛视觉模拟评分、指－地距、枕－墙距、红细胞沉降率（ESR）、C 反应蛋白（CRP）均低于治疗前，治疗组疗效确切。（出自《湖北中医杂志》）

第四节　吴茱萸汤证

一、原文赏析

【原文】

干呕吐涎沫，头痛者，吴茱萸汤主之。（378）

【原文释义】

干呕吐涎沫，谓或干呕，或吐涎沫。肝寒犯胃，胃失和降，则干呕；肝寒犯胃，胃寒饮停，泛溢于口，则吐清稀涎沫。肝经与督脉会于颠顶，阴寒循经上扰，故见头痛以颠顶为甚。此证为肝寒犯胃，浊阴上逆所致，故用吴茱萸汤，暖肝温胃降浊。

【方剂组成】

吴茱萸一升（洗），人参三两，生姜六两（切），大枣十二枚（擘）。

【煎服法】

上四味，以水七升，煮取二升，去滓，温服七合，日三服。若呕吐较甚者，加半夏、陈皮、砂仁以增强和胃止呕之功；头痛较甚者，加川芎以加强止痛之功；肝胃虚寒重证，加干姜、小茴香温里祛寒。

【方剂解析】

方中吴茱萸味辛苦而性热，既能温胃暖肝祛寒，又能和胃降逆止呕，为君药。生姜温胃散寒，降逆止呕，为臣药；人参益气健脾，为佐药；大枣甘平，合人参益脾气，为使药。**诸药合用，共奏温中补虚、降逆止呕之功效。**

【名家诠释】

汪琥《伤寒论辨证广注》：呕为气逆，气逆者必散之。吴茱萸辛苦，味重下泄，治呕为最。兼以生姜，又治呕圣药，非若四逆中之干姜守而不走也。武陵陈氏云，其所以致呕之故，因胃中虚生寒，使温而不补，呕终不愈，故用人参补中，合大枣以为和脾之剂焉。

郭雍《仲景伤寒补亡论》：凡寒厥，手足逆冷而烦躁的，不论其他余证，当先服吴茱萸汤；如手足厥逆不见烦躁者，当先与四逆汤；如果手足厥逆而又下利，脉沉微不见者，则当急服通脉四逆汤。

二、辨证拾遗

【原文证候】

干呕吐涎沫，头痛。

【证候拾遗】

根据吴茱萸汤温中补虚、降逆止呕的功效，结合《伤寒论》其他条文，以方测证，还应包括以下证候：

食后泛泛欲吐，或呕吐酸水，胸满脘痛，畏寒肢冷，甚则伴手足逆冷，大便泄泻，舌淡，苔白滑，脉沉弦或迟。

【辨证分析】

本证因肝胃虚寒，胃失和降，浊阴上逆所致，故见食后泛泛欲吐，或呕吐酸水；浊阴阻滞，气机不利，故见胸满脘痛；肝胃虚寒，阳虚失温，故畏寒肢冷甚则手足逆冷；脾胃同居中焦，胃病及脾，脾不升清，故见大便泄泻。舌淡，苔白滑，脉沉弦而迟，均为虚寒之象。

【证候总录】

干呕吐涎沫，头痛，食后泛泛欲吐，或呕吐酸水，胸满脘痛，畏寒肢冷，甚则伴手足逆冷，大便泄泻，舌淡，苔白滑，脉沉弦或迟。

三、古方今用

吴茱萸汤在现代临床应用中较为广泛，只要病机符合阴寒内盛、浊阴上逆者，皆可应用。主要应用于以下几种疾病：

1. 前列腺炎

上海市某医院使用吴茱萸汤联合温针灸治疗ⅢA型前列腺炎寒凝肝脉证，研究纳入患者120例，对照组口服左氧氟沙星联合坦索罗辛，治疗组在对照组治疗基础上应用吴茱萸汤、温针灸治疗。结果显示，治疗后，治疗组疗效优于对照组，复发率低于对照组；两组患者美国国立卫生研究院慢性前列腺炎症状指数（NIH-CPSI）、国际前列腺症状评分（IPSS）、汉密尔顿焦虑量表（HAMA）、汉密尔顿抑郁量表（HAMD）评分及IL-1β、IL-6、TNF-α水平均低于治疗前，急性发作率（AFR）、平均发作率（MFR）水平高于治疗前。（出自《陕西中医》）

2. 晕病

北京市顺义区某医院使用吴茱萸汤结合倍他司汀治疗胃虚肝寒性眩晕患者65例，医者给予参照组患者盐酸倍他司汀注射液治疗，将10 mg倍他司汀和250 mL的0.9%氯化钠注射液相融合，静脉滴注，1次/天，连续治疗2周；观察组采用盐酸倍他司汀注射液结合吴茱萸汤治疗，方药随证加减，连续治疗2周。结果显示，观察组治疗总有效率为87.88%，参照组治疗总有效率为65.63%。（出自《辽宁中医杂志》）

河南省某医院运用吴茱萸汤结合艾灸百会、三阴交穴治疗胃虚肝寒型眩晕患者155例，参照组患者采取西医（盐酸氟桂利嗪胶囊）治疗，中医组患者西医治疗基础上结合吴茱萸汤及艾灸百会、三阴交治疗。结果显示，中医组患者治疗总有效率为96.00%，比参照组总有效率（86.67%）高。（出自《中华中医药学刊》）

3. 慢性浅表性胃炎

山东省烟台市某医院运用加味吴茱萸汤联合左金丸治疗慢性浅表性胃炎（寒热错杂型）患者72例，对照组行常规西医治疗，观察组在对照组基础上采用加味吴茱萸汤联合左金丸治疗，两组均连续治疗1个月。结果显示，观察组治疗总有效率（94.44%）高于对照组（77.78%），治疗组的疗效确切。（出自《基层中医药》）

第五节　牡蛎泽泻散证

一、原文赏析

【原文】

大病瘥后，从腰以下有水气者，牡蛎泽泻散主之。（395）

【原文释义】

本条为论大病瘥后腰以下有水气的证治。水气，指水饮邪气，其表现当以小便不利，或肿满为特点。水性易动，或表或里，或上或下，变动不居。本证从"大病瘥后，腰以下有水气者，牡蛎泽泻散主之"看，当属实证。以药测证，当属湿热壅滞，膀胱不利，水蓄于下的水肿。腰以下水气壅积，可见膝胫足跗皆肿，或伴大腹肿满，然必有小便不利，脉沉实等证，治宜逐水清热，软坚散结，方用牡蛎泽泻散。大病瘥后水气内停而见浮肿者，以虚证为多，若头面肢体皆肿，胸腹胀满，大便不实，少气懒言，舌苔白嫩，口淡不渴，脉沉细无力，则为脾肾阳虚所致，治宜温阳利水，禁用本方。

【方剂组成】

牡蛎（熬），泽泻，蜀漆（暖水洗去腥），葶苈子（熬），商陆根（熬），海藻（洗去咸），栝楼根，各等分。

【煎服法】

上七味，异捣，下筛为散，更于臼中治之，白饮和，服方寸匕，日三服。小便利，止后服。

方用散剂而不用汤剂，乃急药缓用，速达水所而不助水气。以"白饮和服"，意在保胃气、存津液而不伤正气。本方逐水之力较猛，恐过服有伤正气之弊，故方后云"小便利，止后服"，乃中病即止之意也。将7味药分别粉碎过筛后混匀，用白米汤送服。每日3次，每次服3~5g。得小便通利则停服，以免过服伤正。

【方剂解析】

牡蛎泽泻散由7味药组成，方中泽泻、商陆根泻水利小便以治水肿；蜀漆、葶苈子开凝逐饮；牡蛎、海藻软坚以消痞；栝楼根滋润津液而利血脉之滞。**诸药合用，共奏逐饮清热利水之功效。**

【名家诠释】

唐宗海《伤寒论浅注补正》：牡蛎、海藻生于水，故能行水，亦咸以软坚之义也；葶苈利肺气而导水之源；商陆攻水积，而疏水之流；泽泻一茎直上，瓜蒌生而蔓延，二物皆引水液而上升，可升而后可降也；蜀漆乃常山之苗，自内而出外，自阴而出阳，所以引诸药而达于病所。又散以散之，欲其散布而行速也。但其性甚烈，不可多服，故曰小便利，止后服。此方用散，不可作汤，以商陆水煮服杀人。

成无己《注解伤寒论》：大病瘥后，脾胃气虚，不能制约肾水，水溢下焦，腰以下为肿也……咸味涌泄，牡蛎、泽泻、海藻之咸以泄水气。

尤在泾《伤寒贯珠集》：大病新瘥，而腰以下肿满者，此必病中饮水过多，热邪虽解，水气不行，浸渍于下，而肌肉肿满也。是当以急逐水邪为法，牡蛎泽泻散，咸降之力居多，饮服方寸匕。不用汤药者，急药缓用，且不使助水气也。若骤用补脾之法，恐脾气转滞而水气转盛，宁不泛滥为患耶？

二、辨证拾遗

【原文证候】

腰以下有水气。

【证候拾遗】

根据牡蛎泽泻散逐饮清热利水的功效，结合《伤寒论》其他条文，以方测证，还应包括以下证候：

腰膝困重，腹胀满，口黏而干，尿少，大便黏腻不爽，舌红胖大，苔白腻，脉滑。

【辨证分析】

凡大病愈后，气虚者则头面皆肿；脾虚者则胸腹胀满；肾虚者则腰以下水肿，故此证为肾虚湿热，膀胱不能气化，水蓄于下焦；腰为肾之府，故而出现腰膝困重，腹胀满；湿性黏滞，故而出现口黏，大便黏腻不爽；膀胱气化无力，出现尿少；舌红胖大，苔白腻，脉滑，均为湿热壅滞，水气不化之象。

【证候总录】

腰以下有水气，腰膝困重，腹胀满，口黏而干，尿少，大便黏腻不爽，舌红胖大，苔白腻，脉滑。

三、古方今用

牡蛎泽泻散在现代临床应用中较为广泛，主要应用于以下几种疾病：

1. 糖尿病肾病水肿

黑龙江省某中医院使用牡蛎泽泻散治疗糖尿病肾病水肿患者 50 例，纳入患者采用随机数字表法分为观察组与对照组，结果显示观察组总有效率为 72%，对照组总有效率为 40%。（出自《中国中医药科技》）

2. 慢性肾病

沈阳市某医院运用牡蛎泽泻散对慢性肾病 60 例患者进行治疗，通过双色球法将患者随机分组。对照组采用常规西药进行治疗，观察组在此基础上给予牡蛎泽泻散进行治疗。结果显示，观察组的有效率为 96.67%，明显高于对照组 80.00%，观察组疗效优于对照组。（出自《实用中医内科杂志》）